保健医療福祉のための

臨床推論

チーム医療・
チームケアの
ための実学

北島 政樹 総編集

丸山 仁司 編集
糸山 泰人
谷口 敬道

朝倉書店

刊行にあたって

　21世紀の医療は患者中心のチーム医療が基本的理念であり，国際医療福祉大学に於いては平成11年度より，在学中にこの理念を体験するために学科横断チームを構成し先進カリキュラムによる関連職種連携教育（Interprofessional Education, IPE）を開始した．

　平成26年には過去13年に亘るIPE教育の実績と成果を基盤として，問題解決型の講義と実習に基づく学習のレベルアップを図るべく刊行した『医療福祉をつなぐ関連職種連携』に続き，今回は新たに各専門職の臨床推論過程を教授することにより，さらにチーム医療の立場から他職種間の連携能力とその理解力を高めることに焦点を当て本書を企画，立案した．

　高齢化が進む中，その重要性が増す保健医療福祉に於いて他職種連携を学ぶ学生および医療機関や福祉施設，在宅などのさまざまな分野で活躍されている専門職の人々が，患者や家族，介護が必要となった人や障害のある人に対面したときに，それぞれの人々の状況を把握するとともに，何を基準に考えて治療・支援・援助・指導・介助を行っていくのか，その思考の過程を明確に伝え習得させていくことが重要と考える．そのような意味から本書は思考過程をどのような専門職に於いても理解しやすくⅠ〜Ⅲ章に分類し編集した．

　本書は，「Ⅰ．臨床推論に必要な情報とその理解」，「Ⅱ．治療・支援計画のための臨床推論」，「Ⅲ．事例検討」の3部構成となっている．

　「Ⅰ．臨床推論に必要な情報とその理解」では，1．一般情報，2．医学情報，3．社会保障制度について，専門職が共通して理解しなければならない知識を記載した．また，各項目の先進的な情報を専門職がどのように整理し，それを分析，統合，解釈していくのか，その思考過程を明確に述べた．

　「Ⅱ．治療・支援計画のための臨床推論」では，それぞれの専門職が適切な治療を推進していく考え方，思考プロセス，すなわち臨床推論を扱っている．専門職が，検査・診断・治療・リハビリテーション・支援・援助・指導・介助などの様々な臨床的役割を実践するために「何が最善の方法かを考える」その思考過程が示されている．

　「Ⅲ．事例検討」は，各専門職の臨床的役割を検討するために活用できる重要な医学情報や医学知識が詳細に記載されている．この章では，日常の臨床に於いて診療する頻度の高い5症例の医学情報を理論的に理解した上で，各専門職がそれらの情報を思考過程のなかでどのように整理し，分析，統合，解釈してその事例に対応するか，明確な目標を立て，臨床計画を立案し，実践していくのかその思考過程が包含されている．

　本書は，保健医療福祉に携わる各専門職に必須の臨床推論の本質的な考え方を学び，自らの専門領域のみならず，他の専門職の思考過程や実践方法も合わせて学ぶことにより，チーム医療・チームケアの一員としてより安全で安心な保健医療福祉を提供するための実践能力を身につけるように企画されている．

　本書が高齢化社会という実社会に於いて，保健医療福祉を支える人間性豊かな将来を担う人材の育成と，本学の建学の精神でもある"共に生きる社会の実現"を目指す礎になれば，企画者の一人として望外の喜びと感じる次第である．

2016年2月

国際医療福祉大学学長　北島政樹

本書の使い方―ガイドライン―

1. 本書を用いたアクティブラーニングの目標

　保健医療福祉の領域でチーム医療・チームケアを学ぶ皆さんや医療機関や福祉施設，在宅などの様々なフィールドで活躍している専門職の皆さんを対象にこの本を作成しました．

　皆さんは，患者や家族，介護が必要となった人や障害のある人に出会ったときに何をどのように考えて治療・支援・援助・指導・介助を行いますか．本書では，「何をどのように考えていくか」その思考のプロセスを明確に伝えていきたいと考えています．このような思考過程を臨床推論と言います．学生中は，臨床実習や臨地実習でそれぞれの指導者からスーパーバイズを受けながら学修し，卒業後，様々なフィールドでの経験を積み重ねていく中で身についていくスキルです．

　臨床推論とは，患者や対象者への治療・支援・援助・指導・介助を実践するために必要な情報を整理，分析，統合，解釈する思考過程です．本書では自分の職種はもちろんですが，連携を図る他の職種の思考過程を理解することが目標です．その理解を通して他職種を理解し自職種の役割を深く理解していきましょう．

　読み進め方の基本は，批判的思考すなわちクリティカル・シンキングです．本書の記載内容について，「本当にそうなのだろうか？」と疑問を投げかけ，最終的には自分の頭で判断するように心がけてください．このように考える習慣は，皆さんが臨床で得る様々な情報や他者の結論を客観的に理解するために必要となります．自らこのような視点に立ちアクティブラーニングすることを期待します．

2. 本書の構成と学修のポイント

　本書は，「Ⅰ．臨床推論に必要な情報とその理解」，「Ⅱ．治療・支援計画のための臨床推論」，「Ⅲ．事例検討」の3部構成になっています．

　「Ⅰ．臨床推論に必要な情報とその理解」では，1．一般情報，2．医学情報，3．社会保障制度について，専門職が共通して理解しておかなければならない知識を記載しました．このように一般的に用いられる用語の意味を皆さんが共通理解していくことは，チーム医療・チームケアを円滑に推進していく一歩になると筆者らは考えています．また，各項目の情報を専門職がどのように整理し分析，統合，解釈していくのか，その思考過程を記載しました．専門職間を比較すると，同じ項目であったとしても患者や対象者を治療・支援・援助・指導・介助するために必要となる情報の量や質が異なる場合があります．学修にあたっては，各項目の用語の一般的意味を理解しながら各専門職が必要としている情報の量や質を理解するように心がけましょう．

　「Ⅱ．治療・支援計画のための臨床推論」では，それぞれの専門職の臨床推論を記載しました．各専門職が，検査・診断・治療・リハビリテーション・支援・援助・指導・介助などのさまざまな役割を実践するために「何をどのように考えていくか」その思考過程を示しています．学修のポイントは，それぞれの専門職の実践までに系統立てられた筋道があることを理解し，他

職種のその筋道について理解していくところにあります．そして，各専門職の思考過程を理解しながら，共通項を自分なりに考え，それぞれが独立した存在ではなく，補い合いながら存在していることを自ら学修していきましょう．

「Ⅲ．事例検討」は，各専門職の役割を検討するために必要となる医学情報が詳細に記載されています．この医学情報は医師が症例検討するレベルを目指しています．記載してある内容をすべて理解することは難しいかもしれません．しかし，高度な医学情報に接し理解するように努めることは，チーム医療・チームケアを学修し実践する皆さんにとって，患者や対象者を適切に理解するために重要です．学修のポイントは，各事例の一般情報，医学情報を理解し，各専門職がそれらの情報をどのように整理し分析，統合，解釈してその事例にあった目標を立て，計画を立案し，実践していくのかその思考過程の理解にあります．

本書のサポートページ（https://www.asakura.co.jp/books/isbn/978-4-254-33505-7/）に自己学習用の教材を用意しました．教材は順次拡充されていく予定ですので，学修時にチェックしてみてください．

すべてにわたる本書の学修のポイントは，保健医療福祉の領域においてチーム医療・チームケアを実践する17職種の専門性を理解することです．本書を通してそれぞれの専門職の実学である臨床推論に着目しましょう．共通する思考過程と高い専門的な思考過程を学修者自ら理解に努めることで，自職種の大切な役割の理解を深化させることができると考えます．それでは，興味をもったところから学修を進めてください．

執筆者一覧

■ **総編集**

北島 政樹　国際医療福祉大学・学長

■ **編　集**

丸山 仁司　国際医療福祉大学・副学長
糸山 泰人　国際医療福祉大学・副学長
谷口 敬道　国際医療福祉大学・保健医療学部作業療法学科長

■ **編集協力**

関連職種連携教育教科書検討ワーキンググループ

谷口 敬道（主査）　　金子純一朗　　糸数 昌史
小渕 千絵　　　　　　樋口 清孝　　　内山 仁志

■ **執筆者**（収載順）

小林雅彦	林 和美	四之宮佑馬	大田喜孝	小森規代
前田眞治	山本康弘	江口雅彦	内山仁志	大谷喜美江
百瀬泰行	小嶋章吾	久保 晃	藤山由紀子	桜澤邦男
前澤佳代子	白井明美	藤本 幹	森田正治	滝澤雅美
樋口清孝	佐藤信也	池淵歓斗	原口健三	永山正雄
永沢善三	黒澤和生	深浦順一	畦上恭彦	小山一憲
新井田孝裕	渡邉観世子	坪倉繁美	蔵谷範子	浅野 哲
望月浩志	藤田 亘	郷間悦子	洲崎好香	八木秀樹
谷 浩明	阿部晶子	松江暁子	木村 秀	石坂正大
多賀 誠	糸井裕子	佐藤祐樹	亀口憲治	横地正之
城間将江	二木恵子	小野寺敦志	谷口敬道	天野 託
今村桃子	小畠秀吾	杉山奈津子	福井康之	下井俊典
荒木田美香子	福田八寿絵	吉田 明	石川雅之	鈴木 裕
山口佳子	池田俊也	室井健三	堀本ゆかり	
長竹教夫	金場敏憲	福喜多博義	五味幸寛	
藤江慎二	宇治義則	橋本光康	小賀野 操	

（2016年3月現在）

目　　　次

I　臨床推論に必要な情報とその理解

1. 患者・対象者の理解（1）：一般情報　…………………………………………2

1-1　一般情報とは　2
(1)保健医療福祉専門職の業務領域と情報の必要性　/　(2)一般情報の取得と留意点　/　(3)一般情報の内容

1-2　一般情報の整理と活用　7

A　医　師　7
(1)年齢　/　(2)性別　/　(3)家族構成　/　(4)住所　/　(5)学歴　/　(6)職歴　/　(7)経済状況

B　薬剤師　8
(1)年齢，性別，身長，体重　/　(2)学歴，職歴　/　(3)家族構成，宗教　/　(4)嗜好品，食品の摂取状況　/　(5)経済状況，その他

C　診療放射線技師　10
(1)氏名，年齢，性別　/　(2)身長，体重

D　臨床検査技師　11
(1)遺伝的要因(性別，人種など)　/　(2)時間的要因(年齢など)　/　(3)生活習慣的要因(食事，嗜好など)　/　(4)個体内変動　/　(5)検査値の基準範囲

E　視能訓練士　12
(1)年齢，性別，職業，家族情報　/　(2)家族情報，居住地域，経済状況

F　理学療法士　13
(1)年齢，性別，職業—機能を予測するための手掛かり—　/　(2)家族構成，自宅の環境，ホープ—日常生活をイメージするための拠りどころ—　/　(3)一般情報を軽視した場合の弊害

G　作業療法士　14
(1)一般情報の内容　/　(2)一般情報を活用した作業療法

H　言語聴覚士　15
(1)情報の収集　/　(2)情報の内容・利用

I　看護師　17
(1)看護ケア計画のための一般情報の収集　/　(2)一般情報の共有

J　保健師　18
(1)個人の情報　/　(2)家庭の情報　/　(3)地域の情報　/　(4)集団の情報

K　社会福祉士　20
(1)個人への視点　/　(2)権利擁護の視点　/　(3)地域・社会への視点

L　精神保健福祉士　21
(1)「語り」を大切にした患者・利用者理解　/　(2)精神科領域の特性

  M 介護福祉士 22
    (1)情報をもとに利用者の生活を考える ／ (2)情報と情報の関連づけを行い，生活課題を予測する
  N ケアマネジャー 23
    (1)一般情報の項目 ／ (2)ケース目標
  O 診療情報管理士 24
    (1)診療録の記載事項 ／ (2)診療録「様式第一号」
  P 医療ソーシャルワーカー 27
    (1)情報の収集
  Q 臨床心理士 29
    (1)臨床心理とはどのような職業か ／ (2)臨床心理士の一般情報の収集の特徴 ／ (3)臨床心理的なスタンスで一般情報を役立てるための支援者の工夫

2. 患者・対象者の理解（2）：医学情報　　31
2-1　医学情報とは　　31
    (1)診断 ／ (2)病歴の問診 ／ (3)身体診察 ／ (4)臨床検査
2-2　医学情報の整理と活用　　38
  A 医　師 38
    (1)医師における医学情報の捉え方 ／ (2)専門職における医学情報の捉え方
  B 薬剤師 39
    (1)診断名，主訴，現病歴 ／ (2)既往歴，合併症 ／ (3)投薬歴 ／ (4)臨床検査値データ ／ (5)画像，その他
  C 診療放射線技師 40
    (1)感染症の有無 ／ (2)基礎疾患 ／ (3)アレルギー ／ (4)既往歴（手術歴など） ／ (5)妊娠の有無 ／ (6)カルテ情報
  D 臨床検査技師 42
    (1)採血 ／ (2)生理検査 ／ (3)血液検査 ／ (4)尿検査 ／ (5)生化学検査 ／ (6)免疫検査 ／ (7)細菌検査 ／ (8)細胞診検査
  E 視能訓練士 43
  F 理学療法士 45
    (1)医学情報と国際生活機能分類 ／ (2)事例（症例）を受け持ったら考えること（リスク管理） ／ (3)評価・治療を行ううえで考えること（目標設定）
  G 作業療法士 47
    (1)疾患名・障害名 ／ (2)発症日および経過期間 ／ (3)投薬，各種検査，画像 ／ (4)リスク管理 ／ (5)面接，観察，検査測定
  H 言語聴覚士 48
    (1)医学的診断名 ／ (2)現病歴 ／ (3)既往歴 ／ (4)神経学的所見 ／ (5)画像所見 ／ (6)その他
  I 看護師 50

(1)医学情報と看護過程 / (2)生活者を分析するための枠組みと具体例

  J **保健師** 52
    (1)個人や家族に関する医学的・看護学的情報の整理の視点 / (2)コミュニティに関する医学的・看護学的情報の整理の視点

  K **社会福祉士** 53
    (1)役割 / (2)実践過程

  L **精神保健福祉士** 54
    (1)患者・利用者への対応 / (2)安心・安全な現実的方法の検討

  M **介護福祉士** 55
    (1)診断名(病態・主訴), 既往歴, 現病歴 / (2)要介護度, 認知症高齢者の日常生活自立度判断基準, 障害高齢者の日常生活自立度判断基準 / (3)薬物療法 / (4)家族構成 / (5)生活歴, 個人歴

  N **ケアマネジャー** 57
    (1)医療従事者との連携 / (2)医学情報の項目

  O **診療情報管理士** 58
    (1)医療記録の記載方法 / (2)問題解決手順とPOMR / (3)問題解決の過程を示す車輪 / (4)POMRの構成要素としての基礎データ(Data Base)

  P **医療ソーシャルワーカー** 60
    (1)診断名 / (2)社会的背景の理解

  Q **臨床心理士** 62
    (1)精神科医療機関における臨床心理士 / (2)総合病院における臨床心理士

3. 社会保障制度の理解 ……… 64

3-1 社会保障制度とは 64
    (1)社会保障制度とは何か / (2)社会保障制度の機能 / (3)我が国の社会保障制度 / (4)社会保障の体系と給付方法

3-2 専門職と社会保障制度 69
  A **医 師** 69
    (1)医療保険 / (2)介護保険 / (3)障害者総合支援法によるサービス

  B **薬剤師** 70
    (1)薬剤師の業務と薬剤師法 / (2)医療保険と薬剤師 / (3)診療報酬, 調剤報酬と薬剤師

  C **診療放射線技師** 72
    (1)診療放射線技師が知るべき社会保障制度 / (2)チーム医療での役割 / (3)関連する主な法規

  D **臨床検査技師** 73
    (1)健康増進と検診 / (2)遺伝子検査

  E **視能訓練士** 74
    (1)小児の治療用眼鏡の保険適用 / (2)ロービジョンケア

  F **理学療法士** 75

　　　　　(1)社会保障制度と業務 ／ (2)地域完結型医療への参画
- **G　作業療法士**　76
　　　　　(1)社会保障制度と作業療法業務 ／ (2)社会保障制度の活用場面
- **H　言語聴覚士**　78
　　　　　(1)医療保険制度 ／ (2)介護保険制度 ／ (3)障害者福祉制度
- **I　看護師**　79
　　　　　(1)看護活動の進展 ／ (2)生活を成り立たせる看護 ／ (3)社会保障制度と看護
- **J　保健師**　80
　　　　　(1)健康を守る活動 ／ (2)健康と社会保障制度
- **K　社会福祉士**　82
　　　　　(1)生活と社会保障制度 ／ (2)社会福祉士と社会保障制度
- **L　精神保健福祉士**　83
　　　　　(1)精神障害者と社会保障制度 ／ (2)医療を受けるための社会保障 ／ (3)生活を支えるための社会保障
- **M　介護福祉士**　84
　　　　　(1)介護保険法 ／ (2)障害者総合支援法 ／ (3)保健師助産師看護師法 ／ (4)健康保険法 ／ (5)学校教育法
- **N　ケアマネジャー**　85
　　　　　(1)介護保険に関する情報 ／ (2)医療保険に関する情報 ／ (3)年金制度に関する情報 ／ (4)市町村民税課税状況 ／ (5)障害者手帳などの発行状況 ／ (6)福祉制度などの利用情報
- **O　診療情報管理士**　87
　　　　　(1)我が国の医療制度 ／ (2)医療保険制度と診療情報管理業務
- **P　医療ソーシャルワーカー**　88
　　　　　(1)経済的問題への援助 ／ (2)療養生活の場の確保 ／ (3)就業・就学・社会参加への援助 ／ (4)日常生活への援助 ／ (5)虐待，DVへの対応
- **Q　臨床心理士**　90
　　　　　(1)関連法規 ／ (2)倫理綱領 ／ (3)公認心理師法

II　治療・支援計画のための臨床推論

1. 臨床推論の実践　94

- **A　医　師**　94
　　　　　(1)役割 ／ (2)実践過程
- **B　薬剤師**　98
　　　　　(1)役割 ／ (2)実践過程
- **C　診療放射線技師**　103
　- **C-1　画像診断部門**
　　　　　(1)役割 ／ (2)実践過程
　- **C-2　核医学検査**

　　　　　　(1)役割 / (2)実践過程

　　　C-3　放射線治療
　　　　　　(1)役割 / (2)実践過程

　　D　臨床検査技師　109
　　　　　　(1)役割 / (2)実践過程

　　E　視能訓練士　113
　　　　　　(1)役割 / (2)実践過程

　　F　理学療法士　118
　　　　　　(1)役割 / (2)実践過程

　　G　作業療法士　123
　　　　　　(1)役割 / (2)実践過程

　　H　言語聴覚士　128
　　　　　　(1)役割 / (2)実践過程

　　I　看護師　131
　　　　　　(1)役割 / (2)実践過程

　　J　保健師　135
　　　　　　(1)役割 / (2)実践過程 / (3)中小企業における臨床推論の事例

　　K　社会福祉士　138
　　　　　　(1)役割 / (2)実践過程

　　L　精神保健福祉士　142
　　　　　　(1)役割 / (2)実践過程 / (3)ネットワーキング / (4)その人らしく生活していくために

　　M　介護福祉士　147
　　　　　　(1)役割 / (2)実践過程

　　N　ケアマネジャー　151
　　　　　　(1)エントリー / (2)アセスメント / (3)ケアプランの作成 / (4)ケアプランの実施 / (5)モニタリング

　　O　診療情報管理士　157
　　　　　　(1)役割 / (2)実践過程

　　P　医療ソーシャルワーカー　162
　　　　　　(1)役割 / (2)実践過程

　　Q　臨床心理士　166
　　　　　　(1)役割 / (2)実践過程

2. 専門職による臨床推論過程の共通性と独自性　　171

　2-1　保健医療福祉の領域になぜこのように多くの専門職が必要か？　171
　2-2　各専門職の臨床推論過程の共通性と独自性はなんだろう？　173
　　　　　　(1)各専門職の臨床推論過程の共通性について / (2)各専門職の臨床推論過程の独自性について

Ⅲ 事例検討

事例1　脊椎損傷 ……………………………………………………………… 176
診療放射線技師 ／ 視能訓練士 ／ 理学療法士 ／ 作業療法士 ／ 言語聴覚士 ／ 看護師 ／ 保健師 ／ 診療情報管理士 ／ 介護福祉士 ／ 相談援助職

事例2　脳卒中 ………………………………………………………………… 183
診療放射線技師 ／ 視能訓練士 ／ 理学療法士 ／ 作業療法士 ／ 言語聴覚士 ／ 看護師 ／ 保健師 ／ 診療情報管理士 ／ 介護福祉士 ／ 相談援助職

事例3　糖尿病 ………………………………………………………………… 191
薬剤師 ／ 診療放射線技師 ／ 視能訓練士 ／ 理学療法士 ／ 作業療法士 ／ 言語聴覚士 ／ 看護師 ／ 保健師 ／ 診療情報管理士 ／ 介護福祉士 ／ 相談援助職

事例4　アルツハイマー病 …………………………………………………… 200
薬剤師 ／ 診療放射線技師 ／ 視能訓練士 ／ 理学療法士 ／ 作業療法士 ／ 言語聴覚士 ／ 看護師 ／ 保健師 ／ 診療情報管理士 ／ 介護福祉職 ／ 相談援助職

事例5　食道がん ……………………………………………………………… 212
薬剤師 ／ 診療放射線技師 ／ 視能訓練士 ／ 理学療法士 ／ 作業療法士 ／ 言語聴覚士 ／ 看護師 ／ 保健師 ／ 診療情報管理士 ／ 介護福祉職 ／ 相談援助職

索　　引　219

I

臨床推論に必要な情報とその理解

1 患者・対象者の理解（1）：一般情報

1-1　一般情報とは

(1) 保健医療福祉専門職の業務領域と情報の必要性

1) 一般情報とは

　私たちの支援する対象者の年齢層は乳児から高齢者まで幅広く，それぞれの置かれている生活環境も抱えている課題も異なります．これらの人に対する適切な支援には，本人の置かれている環境や周囲との関係，生活の様子，就学や就労の状況，生活歴や職業歴，経済的状況など，さまざまな情報が必要です．支援に必要な情報のうち，本書ではこれらの情報を総称して「一般情報」と呼び，医学情報と区別します．

2) 保健医療福祉専門職の業務と一般情報

　情報の必要性は支援の対象者の状況によって異なります．急性期では医学情報だけで対応する場合がありますが，障害や後遺症が残る場合，慢性疾患などであれば就労や就学や家族関係に支障が生じたり，環境改善が必要だったり，周囲の協力が不可欠だったりします．そのような場合には，とくに一般情報の収集が不可欠です．

　保健医療福祉専門職にとって，一般情報と医学情報のいずれも不可欠である対象者としては，入院患者やその患者が退院する場合が想定されます．そのため本章では主に入院患者を想定して一般情報の必要性や内容を解説します．

3) 一般情報が必要な場面

　一般情報が必要な理由は，支援方法を検討したり，状況の変化に応じて柔軟に支援を進めたりするためですが，とくに次のような場面では詳細な一般情報が必要とされます．

　第一に，治療方針や支援目標を決めるときです．保健医療福祉専門職が最適だと思う提案をしても患者や家族から拒否されることがあります．この場合，経済的な理由，それまでの保健医療福祉専門職とのかかわりのなかで生まれた不信感など，さまざまな理由が考えられます．その理由や背景を明確にするためには，経済的状況やこれまでのサービス利用状況などの詳細な一般情報が不可欠です．

　第二に，本人のようすが変化したり不安定になったときです．たとえば，医学情報の内容には特段変化がないにもかかわらず患者のようすや態度が変化することがあります．この場合，経済状況や家族関係など一般情報の何らかの部分で変化が起きている可能性が考えられます．

　第三に，入院患者の退院後の生活を考えるときです．たとえば，高齢者で骨折や脳梗塞や脳出血などによる入院治療が行われた後に，直接自宅に戻れる場合など，必要に応じて自宅の環境を整備する必要があります．病院はただ退院させればよいわけではなく，諸条件を勘案して最適な生活場所や環境を一緒になって考え，必要な手配や紹介をする必要が

あるため，このようなときにも詳細な一般情報が不可欠です．また，自宅療養で通院をする場合，通院の送迎や日常的な見守りができる家族の有無，交通手段やそれに伴う費用などといった一般情報も不可欠です．

4）一般情報の共有

一般情報は通常，医療ソーシャルワーカーなどの福祉関連の相談専門職が収集することになりますが，配置されていない場合は他の職種がその役割を担うことになります．誰が中心になって情報を収集しても，一般情報を支援に当たるすべての専門職が共有できる仕組みが必要です．

(2) 一般情報の取得と留意点

1）情報取得の方法

一般情報は医療情報と違い，検査によってデータが得られるわけではありません．性別や生年月日などの客観的な情報は資料から得られますが，各種の生活歴のような情報は本人や家族などからの聞き取りによって入手します．通常は面接を行いますが，それ以外に，生活場面で自然な会話をしながら必要な一般情報を入手することもあります．リハビリ中の患者が側にいる理学療法士に，支援にとって大事な情報をぽつりと話す場合もあり，そのような場合の情報の共有化も大切です．

また，退院後の生活環境を検討するために患者の自宅を実際に訪問して情報を得る場合や，入院前に在宅で介護保険サービスを使っていれば担当の介護支援専門員（ケアマネジャー）から情報を取得する場合など，患者の状況に応じて多様な方法で一般情報を入手します．

2）情報の解釈の留意点

一般に，情報には身長，体重，年齢や生年月日のように誰かの主観や解釈が入り込む余地のない客観的情報と，それ以外の情報，たとえば「Aさんは『夫婦関係が良い』と言った」というような情報があります．後者の場合，Aさんがそう言ったことは事実ですが，そもそもそれがAさんの本心かどうかはわかりません．また，介護放棄を受けていて周囲からみたら到底「夫婦関係が良いとはみえない」状況であっても，本人は認知症のために「良い」と思っている場合もあります．

このように，客観的な情報は正しいかどうかがすぐわかりますが，それ以外の情報は判断が難しいことが少なくありません．そのなかで，患者の真意を知るためには，支援する専門職と患者本人との間に信頼関係を構築することが必要です．その関係ができて初めて本人の気持ちに近づくことができ，よりよい支援が可能になります．

3）個人情報の守秘義務

保健医療福祉専門職はもともと刑法，各専門職の資格を定める法や，病院や施設などの事業者を規制する法などによって個人情報の守秘義務が課せられており，とくに2005年4月施行の個人情報保護法によって国民全体に個人情報保護に関する意識が高まっています．なかには過剰だと思われる例もありますが，少なくとも患者にとって一般情報も医療情報も最も他人に知られたくない情報であることは確かです．一方では，保健医療福祉専門職が適切な支援をするためには，関係者による患者情報の共有が不可欠です．所属する機関の服務規定や個人情報保護マニュアルなどを十分理解しながら，業務に当たる必要があります．

(3) 一般情報の内容

　一般情報は次のような情報で構成されますが，このうち⑧〜⑩はとくに退院支援の際に必要になります．

表1　一般情報の項目

①基本情報（氏名，生年月日，性別，住所と連絡先） ② ADL（activities of daily living）と日常生活上の支障 ③家族・親族 ④生活歴（生育歴，結婚歴，職業歴） ⑤経済状態 ⑥成年後見制度や日常生活自立支援事業の利用 ⑦生活維持管理能力 ⑧公的サービスやインフォーマルな支援の利用状況 ⑨住まいや地域の環境 ⑩近隣住民との関係

　以下，各情報の内容や必要性を説明します．

1）基本情報（氏名，生年月日，性別，住所と連絡先）

　医学情報とも共通する必須の情報です．

2）ADLと日常生活上の支障

　これは医療情報と重なる部分もありますが，日常生活において，どのようなことがどの程度できるか（できないか）ということや，その結果どのような支障が生じているかということです．患者が入院前に自宅で「トイレで自然排便していた」「食事は自分で食べることができた」という情報があれば，入院中の支援に生かす必要があります．

3）家族・親族

　入院中は，費用の支払いや日用品などの調達，患者に対する心理的サポート，手術の際の同意など，家族に求められるさまざまな役割がありますが，それだけでなく，退院後に自宅療養する場合，服薬や変化の確認のために家族の協力が不可欠です．また，家族で送迎ができるか・薬を取りに来ることができるかなど，家族の有無によって在宅療養にさまざまな制約が生じます．仮に同居家族はいなくても，それに代わる支援を患者側で自ら用意できればいいわけですが，不可能な場合は，その制約条件から出発して最適な在宅での支援方法を検討することになります．

　一方，同居家族がいても支援が期待できない場合もあります．むしろ，入院前に患者が同居家族から経済的な搾取や暴力を受けていたなどという場合もあり，場合によっては関係機関への通報の必要が生じます．なお，患者の家族の構成や年齢，離婚・死別などの状況を視覚的に理解する図としてジェノグラムがあり，福祉専門職は通常このジェノグラムを作成して家族状況を理解したり情報共有に活用します．また，家族に着目するときには，支援において重要な役割を果たすキーパーソンを見つけることも大切です．

4）生活歴

　①生育歴　どこで，どんな家庭環境で生まれて育ったのか，そしてどのような経験を経てきたかということを生育歴といいます．たとえば，小さい頃の虐待経験や貧困生活の体験，戦争体験，災害体験などが現在の生き方やこだわりにつながっている場合もあります．

　②結婚歴　現在の配偶者の有無は前述の家族・親族の現状でわかりますが，現在は単

身でも過去に結婚歴があれば，当時の配偶者から情報や協力を得られる場合もあります．

　③**職業歴**　アスベストへの曝露など，職業によっては職業歴が直接病気の原因の手がかりになることもあり，この場合は医療情報に直結します．一方，病気の原因ではなくても，職業歴によって，食生活や生活習慣，社会サービスの利用に対する意識などを推測できることもあります．

5）経済状態

　我が国には国民皆保険制度があり，とりあえず誰でも医療を受けられることになっているため，通常は最初から経済的な状況を気にする必要はありません．しかし，生活に余裕がないため，患者が自己負担分を払えずに必要な医療を受けることをためらうことがあります．そのような場合には，生活保護や貸付などを紹介することで解決することもあります．逆に，経済的に余裕がある患者は公的な給付やサービスだけでなく全額自費でサービスを購入することもでき，それだけ在宅での療養の可能性が高まるので，通院の負担が軽減できます．

6）成年後見制度や日常生活自立支援事業の利用

　①**成年後見制度の利用**　知的障害や精神障害，認知症などによって患者の判断能力が低下している場合，権利を擁護するために民法に定められている成年後見制度を利用する場合があります．成年後見制度には，判断能力の低下の程度に応じて，3つの類型（後見，保佐，補助）があり，それぞれ後見人などに与えられる権限が異なります．たとえば判断能力の低下の程度が最も著しい後見類型であれば，成年後見人が患者の代わりに病院との契約や費用の支払いを行います．通常，初診の段階で後見人などが同行してきますが，緊急の場合などは念のためあとからでも確認する必要があります．

　②**日常生活自立支援事業の利用**　社会福祉協議会が行っている日常生活自立支援事業は，支援が必要な人の日常的な金銭管理や費用の支払いなどを代行するサービスです．前記の成年後見制度は，後見人の独自判断で各種の法的な手続きなどを行えますが，日常生活自立支援事業は患者本人の判断に基づいて社会福祉協議会が手続きを代行します．在宅でこのサービスを利用していた人が入院してもそのまま利用し続けることが一般的ですので，その場合，費用の支払い名義は患者本人でも実際の振り込み手続きなどは社会福祉協議会の職員が行うということになります．

7）生活維持管理能力

　自分で自分の生活の在り方を考えて計画を立て，それを実行する能力のことです．たとえば，病気で働くことができず生活保護を利用しながら自宅で療養生活を続けている一人暮らしのAさんとBさんがいたとします．Aさんは毎月どのようにお金を使うかあらかじめ計画を立てて実行し，節約しながら毎月本を何冊か買って読み知識を増やしています．一方，Bさんはお金が入るとギャンブルやお酒ですぐに全額を使い果たしてしまい，周囲に借金をしています．

　在宅での療養生活の場合，とくに一人暮らしでは，ホームヘルパーなどのサービスがあるといってもやはり自己管理が重要になります．物差しがあるわけではないので「生活維持管理能力」を点数化することはできませんが，このような能力の有無は支援が実現するかどうかに大きく影響します．もちろん，Bさんのような場合でも，Bさんを責めるのではなく，どうしたら生活維持管理能力を高めることができるかを考えることも支援の重要

な役割です．

8）公的サービスやインフォーマルな支援の利用状況

これまでどのような公的サービスやインフォーマルな支援などを利用してきたか（してこなかったか）も，退院後の生活を検討するうえで大切な情報です．利用経験があればサービス自体は知っているわけであり，あとは現状でそれらが利用できるかどうか（本人の状態やサービスの整備状況による），また，利用する意思があるかどうかの確認や調整をすればよいことになります．

一方，サービスの利用経験があり使える権利もあるのに使わない場合があります．その場合，経済的な心配や過去のサービス利用時に嫌な体験をしたなどの理由が考えられ，その理由に応じた支援が必要になります．

9）住まいや地域の環境

この情報は，とくに退院後の支援を検討する際に不可欠です．

①自宅の環境　自宅療養する場合には，生活環境のバリアフリー化や安全性の確保が重要になります．室内や玄関，浴室，トイレなどの状況を正しく把握し，必要な改修や取り付け工事などを無駄なく効果的に行うためには，正確な情報が必要です．自宅が集合住宅の2階以上にあれば移動の問題も生じますし，賃貸住宅では勝手に改修できないという問題も生じますが，それらの問題を解決するうえでも，現状の正確な把握が必要です．

②地域の環境　自家用車がない場合，患者は地域の公共交通機関を使うことから，バス停や駅までの距離や運行本数は通院に大きな影響を与えます．また，毎日の栄養確保が必要な場合で近所に食料品店がない場合，栄養の確保が課題になります．退院支援にあたっては，これらの生活に直結する地域の環境に関する情報も入手し，可能な限り支援策を検討する必要があります．

10）近隣住民との関係

退院後，患者と近隣住民との関係が良ければ，周囲の励ましや協力を得られることで療養やリハビリテーションなどへのプラス効果が期待できます．また，災害時などの避難についても一定の役割を近隣に期待することができるわけですが，そのような良い関係とは逆に地域から孤立している場合，患者が引きこもることも考えられます．このように，近隣との関係も支援を検討するうえで必要な一般情報になります．

また，意味合いはやや異なりますが，たとえば「○○病患者会」のような当事者組織が地域に組織されている場合であれば，そこに加入することで患者でなければわからない悩みを相談できたり，実用的な情報を得ることができます．そのため，とくに難病などでは患者会への参加の有無なども支援に必要な一般情報に位置づけられます．　　　［小林雅彦］

1-2 一般情報の整理と活用

A 医師

　一般的情報は患者情報の導入部分であり，その後の見通しを良好にするため，詳細な部分に入る前に全体像を明確にします．その導入にあたっては，年齢，性別，家族構成，住所，学歴，職歴，経済状況の把握が重要です．

(1) 年齢

　年齢からは，まず疾患の好発年齢，外傷などとの関連性をみていくことになります．
①胎児期（生まれるまで）：母親の子宮にいる時期になりますが，母体からの影響，先天性の疾患など
②新生児期（～1か月）：先天性疾患，未熟児，奇形など
③乳児期（～1歳）：腸重積，川崎病，熱性けいれん，手足口病などのウイルス感染症など
④幼児期（～6歳）：1型糖尿病，ネフローゼ，各種ウイルス感染症（はしか，おたふくかぜなど）など
⑤学童期（～12歳）：骨折・捻挫などの外傷，インフルエンザなどの各種感染症など
⑥思春期（～およそ18歳）：交通外傷，骨折・捻挫などの外傷，鉄欠乏性貧血，統合失調症など
⑦成人期（～40歳）：不安神経症，ストレス性胃十二指腸潰瘍，仕事中の事故など
⑧壮年期（～64歳）：糖尿病，脂質異常症，関節リウマチなど
⑨老年期（65歳以上）：認知症，脳血管障害，交通外傷，変形性骨関節症，悪性腫瘍など

(2) 性別

　性別では，男女でかかりやすい疾患と生活状態や家庭内での役割の違いを考慮します．
①男性：痛風，ベーチェット病，強直性脊椎炎，肺がん，腎臓がん，前立腺がん，ドゥシェンヌ型筋ジストロフィーなど
②女性：バセドウ病，橋本病，関節リウマチ，全身性エリテマトーデス（SLE），アルツハイマー型認知症，片頭痛，鉄欠乏性貧血，骨粗鬆症，乳がん，子宮がん，卵巣がんなど

(3) 家族構成

　医師が診断結果や今後どのようになるのかなどを説明する際に，誰がキーパーソンなのかという点を明確にします．今後の治療を進めるうえで，インフォームドコンセントを取りながら診断治療を進める際の重要な点です．

　思春期までの年齢であれば両親，成人期以降は本人あるいは配偶者が，高齢者では子やその配偶者といったことになるのかもしれません．

　さらに，家庭内の役割分担がどのようになっているかを知ることができるので，その役割に合わせ，心身状況をどのように導くかの計画を立てることができます．

　また家族の中で同じ疾患が生じていれば，その疾患の起こりやすさを示してくれます．

遺伝的疾患ばかりでなく，同じ環境（生活習慣など）にいることによってある種の疾患が起こっている場合もあります．詳細な家族内での情報は，他の家族の健康状態にも資する可能性があります．

(4) 住　所

住所からは，医療施設からの距離や交通機関の状況，今後予定される通院の負担などがわかります．またその地域の生活習慣などがわかったり，退院後や復職時，在宅生活支援，介護福祉施設の選択などを判断する材料を集めることができたりするなど，今後の治療内容の選択に関与します．

(5) 学　歴

学歴は，これまで患者が過ごしてきた教育環境を表すものですが，インフォームド・コンセントなど患者の疾患内容や今後の治療方法に対する説明に際し，理解度が深まるかどうかなどが反映されます．また看護師などの医療専門職などでは，学歴が職歴に影響するものです．

(6) 職　歴

患者がどのような職業に就いているかで，身体的・精神的にどの程度の負担がかかるような仕事であるとか，日常の過ごし方をある程度推察することができます．労働災害などでは，その仕事内容に直結した原因も把握できます．また，仕事内容からある程度の家庭の経済状況なども推測できます．

さらに，会社員など企業に勤めていれば社会保険などに，自営業なら国民健康保険に加入していることが一般的なので，医療保険がどこから給付されるか，その後の医療費負担などが把握できます．

(7) 経済状況

国民皆保険の我が国では，ほとんどの医療費は保険から支払われます．しかし，一部負担金なども生じることから，患者の経済状況によっては治療法を選択しなければならない場合があります．治療方針の説明にあたり医療費の支払い能力や暮らし方に応じた情報を伝える必要があります．

［前田眞治］

B　薬剤師

(1) 年齢，性別，身長，体重

小児の薬物治療では，小児に適した剤形（錠剤がよいか，粉薬やシロップがよいかなど）や成長（年齢，身長，体重）に対して適正な薬剤投与量かどうかなどを考慮する必要があります．また，小児に対して投与してはいけない薬剤もあります．

高齢者は，一般的に加齢に伴い臓器の機能が低下していきます．薬物の代謝・排泄を担っている肝臓や腎臓のはたらきも若年や中年成人に比べ低下するため，薬剤投与量を考慮する必要があります．その際，腎臓の働きを推測する一般的な計算式には年齢・体重・性別が必要となります．さらに，高齢者に投与量制限が設けられている薬剤もあります．

一般成人においても，若年成人か中年か壮年かなど，年齢によってライフスタイルが変化し，薬物治療時の支援内容（薬剤の服用時間，1日1回の薬剤考慮など）も変わってきま

す．抗がん剤治療では薬剤投与量を患者個々の体表面積を用いて算出します．体表面積は身長と体重から求められます．

女性では，妊娠の可能性のある年代またはそのような状況にあるかどうかによって，催奇形性（薬物などが胎児に奇形を生じさせる性質）をもつ薬剤などにも注意が必要となります．催奇形性をもつ薬剤のなかには，女性だけでなくパートナーの男性も注意すべきものもあります．また，男性，女性それぞれに特有（前立腺，乳腺，各生殖器など）の薬剤もありますので性別もしっかり把握します．

(2) 学歴，職歴

患者の理解力や病気・薬に対する認識を判断して，服薬支援や薬剤情報提供を行う必要があります．その際，学歴や職歴が参考となる場合があります．

また，年齢の項にもあるように，ライフスタイルを考慮した支援では，患者が今現在，就学者か現職者か退職者か，現職者の場合はどのような職業なのかも重要な情報となります．ライフスタイルに合わせて，できるだけ無理のない服薬や治療が選択できるような支援を行います．

(3) 家族情報，宗教

患者自身による薬剤管理が難しい場合，家族などの支援が必要となります．家族に支援を相談する際，家族の同居状況やキーパーソンを把握しておくことも重要となります．

宗教上の理由で輸血が許されない患者もいます．場合によっては，あらかじめ医師やほかの医療スタッフへ代替薬の情報を提供する必要があります．よって，該当する患者であるかどうかを確認しておく必要があります．

(4) 嗜好品，食品の摂取状況

飲酒習慣の情報は，薬剤とアルコールとの同時摂取による相互作用を回避し，服薬アドヒアランス（患者自身が治療に積極的にかかわり，自分で責任をもって服薬を遵守するという態度）を維持するためにも必要です．

喫煙習慣の情報は，タバコ自体の有害作用を防ぐための禁煙指導にも必要です．また，喫煙は薬の効き目にも影響します．たとえば，喫煙によって肝臓での薬物代謝が速まる（すなわち効き目が低くなる）薬剤がありますが，そのような薬を服用している患者が禁煙した後，同じ量の薬剤を服用していると副作用が出てしまう場合があります．

食品のなかには，摂取により臨床検査に影響を与えたり，薬剤と相互作用を起こすものがあります．よって，処方された薬剤によっては食事に関する指導も行う必要があります．また，健康食品（サプリメントも含め）と薬剤との相互作用が報告されているものも少なくありません（p.39参照）．したがって，これらの情報も確認しておく必要があるのです．

(5) 経済状況，その他

慢性疾患の薬物治療では，長期にわたる服薬で患者の治療費負担も増加します．また，近年の薬物治療では，1回の薬代が大変高額になるものもあります．一方，薬剤によってジェネリック医薬品（後発医薬品）という安価な同一成分の薬が販売されているものもあります．患者の経済状況・要望に合わせて，より安価に治療を進めていくための選択肢の1つとしてジェネリック医薬品を提案することがあります．医療ソーシャルワーカーなどと情報共有し公的援助の利用を促すことも必要です．ただし，罹患している疾病によっては，疾患名などの個人情報が他人に漏れることを懸念し援助を拒む患者もいるので，他の

医療スタッフと連携して各患者に最適な支援をしていくことが大切です．

［百瀬泰行，前澤佳代子］

C 診療放射線技師

　　　　診療放射線技師が従事する検査業務の特徴は，外来や入院など1日に多くの患者と接していますが，一人ひとりの患者と接している時間は比較的短いことにあります．そのため，患者に関する一般情報をすべて理解してから業務を遂行することは現実的には不可能なのです．そのため，患者に対して安心，安全で最良の放射線診療を提供するためにも必要な一般情報は何であるのか，的を絞っておくことが必要です．

(1) 氏名，年齢，性別

　　　　診療放射線技師が取り扱う診断および治療装置には，放射線を利用したものが多くあります．そのため，検査や治療を受ける方の年齢や性別といった一般情報は，放射線被ばく防護の観点からも重要です．

　　　　放射線の感受性は幼若で分裂が盛んな細胞ほど高いとされています．すなわち，成人よりも成長段階にある小児では被ばくによる身体的影響が大きいのです．また，妊娠している女性では，放射線による胎児への影響も懸念されます．

　　　　このように，診療放射線技師は患者の年齢や性別に応じて，放射線によるリスクを最小限に抑え，病気の診断や治療に最大限の効果を得るために日々努力しています．

　　　　被ばく以外にも，年齢に応じた注意が必要です．たとえば，高齢者では貼付剤やパップ剤などを体表に貼っている人も多く，それが画像診断の障害陰影になることもあります．さらに，磁石入り絆創膏などの金属（磁性体）は，強力な磁場を用いるMRI検査においては持ち込みが厳禁になっています．よって，検査前の同じ確認事項でも年齢に応じていっそう注意すべき点は異なることを念頭に置いておくべきです．

　　　　また，検査を始める前に患者本人に直接氏名を確認する行為はもちろん重要ですが，大病院などではまれに同姓同名の患者が外来を訪れている場合もあります．さらに，意識障害のある救急患者などでは，直接本人確認することが困難なことも多々あります．診療放射線技師は放射線情報システム（RIS）の検査オーダー画面にある年齢と性別の情報を基に撮影する患者の外見と不一致がないことを確認し，患者取り違え防止に努めます．

(2) 身長，体重

　　　　技術的な面では，身長や体重といった体格に関する一般情報が検査結果の良し悪しに関係する場合があります．X線撮影では体格に応じてX線量などを調整する必要がありますが，単に見た目の被写体厚だけで撮影条件が決まるものではありません．その厚さが筋肉によるものなのか，脂肪によるものなのかによってもX線の透過性は異なるのです．すなわち，見た目の体厚に比して体重が軽い場合は，脂肪が多いことが想定されます．

　　　　また，体重は静脈内へ注入する造影剤の投与量を決定するうえでも重要です．投与量や注入速度の決定は医師が行いますが，それに従って造影剤注入装置を操作するのは診療放射線技師です．造影剤を投与する前に，指示された投与量と体格の不一致に気づくためにも，体重を把握しておくべきです．

［樋口清孝］

D　臨床検査技師

臨床検査技師は血液・生化学検査，免疫検査，微生物検査，病理検査，輸血検査，生理検査などを迅速かつ正確に実施し，医師に対し診断や治療方針の決定に有用な検査情報を提供しています．これらを適正に実践するためには，一般情報（性別，年齢，生活習慣など）や臨床情報（身体所見，発熱，炎症反応など）が必要です．これらの情報により検査方法の選択や基準範囲などの考え方が異なります．本項では主に検査値に影響を及ぼす生理学的変動要因と検査の基準範囲について紹介します．

(1) 遺伝的要因（性別，人種など）

①性　差　　検査成績が男女間で最も異なる生理的変動要因です．
- 男＞女：赤血球数（RBC），ヘモグロビン（Hb），ヘマトクリット（Ht），クレアチニン（Cr），尿酸（UA），血清鉄（Fe）など．
- 女＞男：黄体形成ホルモン（LH），卵胞刺激ホルモン（FSH），赤沈（ESR），HDLコレステロールなど．

②人種差　　総コレステロール（T-Cho）やUAなどは欧米人に比べ日本人では低値を示す傾向があり，この差は生活習慣，とくに食習慣に起因しています．

(2) 時間的要因（年齢など）

①小児・成人　　小児と成人では多くの検査項目にて基準範囲が異なります．
- 小児＞成人：アラニンアミノトランスフェラーゼ（ALT），アスパラギン酸アミノトランスフェラーゼ（AST），乳酸脱水素酵素（LD），クレアチンキナーゼ（CK），γ-グルタミルトランスフェラーゼ（γ-GT），コリンエステラーゼ（ChE），無機リン（IP），ビリルビン（BIL），末梢血白血球リンパ球比率など．
- 成人＞小児：総蛋白（TP），アルブミン（Alb），アミラーゼ（AMY），尿素窒素（UN），カルシウム（Ca），白血球数（WBC），T-Choなど．
- 思春期高値：アルカリホスファターゼ（ALP）など．

②加　齢　　加齢とともに低下する代表的な項目としては内分泌機能があり，その程度は各ホルモンによって異なります．とくに女性では閉経後の性腺機能の低下が目立ちます．

(3) 生活習慣的要因（食事，嗜好など）

①食　事　　食事が与える影響には，一過性の場合と長期にわたる場合があります．食後数時間ではグルコース（Glu），中性脂肪（TG）は上昇しますが，遊離脂肪酸（NEFA）は低下傾向にあり，この変動も個人差があります．これらの変動を抑制するには早朝空腹時の採血が推奨されます．

②飲　酒　　飲酒歴が長い人では，γ-GT，TG，UAなどで高値が認められます．

③喫　煙　　WBC，C-反応性蛋白（CRP），がん胎児性抗原（CEA）などで高値がみられ，HDL-コレステロールでは低値を示す傾向にあります．

④運　動　　過激な運動をする人は，CK活性の上昇がみられ，1週間前後で運動前の値に戻りますが，変動に関しては個人差が認められます．

(4) 個体内変動

①日内変動
- 朝＞夜：副腎皮質ホルモン（ACTH），コルチゾール，Fe など．
- 昼＞夜：TP，UA，カリウム（K）など．
- 夜＞昼：AMY，UN など．

②日差変動
検査する日によって TG，BIL，Fe などは変動幅が大きく認められます．

③妊　婦
- 上昇：ALP，凝固因子，甲状腺ホルモン，脂質，CRP など．
- 低下：TP，Alb，Hb，RBC，Fe など．

④その他
性周期や季節差でも検査値に変動がみられます．

(5) 検査値の基準範囲

基準値範囲とは，一定の基準を満たす健常者の検査値分布の 95％信頼区間を指し，検査成績を判断する指標となります．以前は正常値と呼ばれていましたが，検査値が"正常"かのような誤解を生むことにより，現在では基準値と呼ぶようになりました．　　［永沢善三］

文　献
1) 金井正光監修，臨床検査法提要（改定第 34 版），金原出版，2015．

E　視能訓練士

視能訓練士が業務を遂行する際に患者の一般情報を把握することは大変重要です．とくに視力検査や視野検査などの眼科検査や小児に多い斜視（視線のずれ）や弱視（視力の発達不良）の矯正訓練，視覚に障害のある方々の日常生活上の視的環境を整えるロービジョンケアにおいて，一般情報の把握は重要な位置を占めます（表 E1）．

(1) 年齢，性別，職業，家族情報

表 E1　視能訓練士が一般情報を活用する場面

項　目	活用場面	一般情報
年　齢 性　別 職　業 家族情報	眼科検査	各年代に多い疾患 男性に多い疾患，女性に多い疾患 職業により引き起こされる疾患 遺伝性疾患
家族情報 居住地域 経済状況 職　業	斜視・弱視の訓練や ロービジョンケア	キーパーソンの把握 頻繁な通院が可能であるか 頻繁な受診が可能であるか ケアのゴールをどこに設定するか

眼科検査の場面で，疾患に関する知識は必須です．その知識をもとに，一般情報から疾患を絞り込み，医師が正確な診断と適切な治療を行うための正確な検査結果を提供することが大切です．たとえば，「見づらい」という訴えがある場合，年齢が高ければ白内障（水晶体が濁る疾患）や糖尿病網膜症（糖尿病の合併症で網膜に出血などが起こる疾患），緑内障（目の中の圧力が高まることで神経が障害される疾患）などの高齢者に多い疾患が推測されます．低年齢であれば，弱視や成長に伴う近視の進行などが考えられます．性別で

は，視神経萎縮が生じるレーベル病やぶどう膜炎の一種であるベーチェット病などの男性に多い疾患，甲状腺機能異常であるバセドウ病や急激に目の中の圧力が上昇する急性緑内障発作などの女性に多い疾患を考えるうえで大切です．その他に，職業からは有機リンを含む農薬やシンナーによる視神経障害や電気溶接で発生する紫外線による眼障害など，家族情報からは夜盲を伴い視細胞の変性をきたす網膜色素変性や色覚異常などの遺伝性疾患が推察されます．

(2) 家族情報，居住地域，経済状況

斜視や弱視の矯正訓練やロービジョンケアの場面においても，一般情報を活用します．終了までに長い期間を要する訓練やケアを効果的に行うために一般情報の把握が必要です．訓練やケアを行う際に，日常生活で患者の身近にいる人たち，とくに同居家族の協力が必要不可欠であるため，家族情報などから協力が得られる方（キーパーソン）を把握し協力を求めることが大切です．さらに，訓練やケアでは，一般的な眼科疾患の受診間隔よりも短い期間で頻繁に来院する必要があったり，眼鏡やロービジョンケアに関する器具の購入の必要が出てくるなど，経済的な負担が発生する可能性があります．そのため，居住地域や経済状況を把握し，社会福祉制度などを利用しながら，訓練やケアを進める必要があります．とくに，ロービジョンケアにおいては，仕事復帰や読書などケアの目標をどこにおくかを判断するために，職業などの日常生活の状況を把握することも大切です．

このように，視能訓練士が検査や訓練，ケアを行う際に問診などを通して患者の一般情報を把握することは，後の正確な診断や適切な治療や満足度の高い訓練やケアを提供するために必要不可欠です．したがって，視能訓練士が適切に一般情報を把握することは，眼科における医療の第一歩ともいえます．

［望月浩志］

F 理学療法士

理学療法士は，身体の機能を運動・動作からみていく専門家です．その理学療法士にとって一般情報はどんな意味があるでしょうか．ここでは，2つの観点から理学療法士がどのように一般情報を用いているか考えてみましょう．

(1) 年齢，性別，職業 —機能を予測するための手掛かり—

一般情報のなかでもまず，年齢，性別，職業といった基本的なことは，その後，行われる身体機能の評価と深く関係します．たとえば，一般に筋力は70代になると20代のときの30％以上低下するといわれています．つまり，その年齢や性別によって健常な値というものは変わってくるのです．職業についても肉体労働が主体なのか，事務作業が主体なのかによっても筋の発達の程度が異なります．理学療法士はこれらの情報からその人の基準となりそうな身体機能のレベルを予測します．敏捷性，平衡性，柔軟性，瞬発力，持久力といった運動機能についても同様です．それ以外にも，高齢者であれば，若年者と異なり，握力をみるだけでおおよその全身の筋力を把握できるといったことから，その後，行う評価の内訳や段取りが変わることもあります．

(2) 家族構成，自宅の環境，ホープ —日常生活をイメージするための拠りどころ—

家族構成，家屋構造，ホープといった情報は，専門的な評価によって予測される身体機

能の到達レベルと，退院した後の生活が合致するようにするためのデータとなります．たとえば，もともとの居住空間が2階の場合，安全に階段昇降ができるようにするのか，もしくは居住空間そのものを1階にしてしまうのかといったことがあります．これに家族構成や職業が絡むと，日中は職場にいるのか，家に1人でいるのか，など具体的な生活のスタイルがみえてきます．このイメージと身体機能の評価をすり合わせながら，最終的な到達レベルをどこに設定し，どんな治療を優先していくかを決めていくことになります．

また，ホープについては，本人と家族間で大きなずれがある場合は家族関係に，本人のホープがあまりにも現実とかけ離れている場合は，病気に対する理解度や受容に問題がないかに注意を払いながら評価を進めることがあります．

(3) 一般情報を軽視した場合の弊害

最後に，評価において一般情報を軽視した場合の弊害を考えてみます．図F1(a) は評価が身体機能に偏ったイメージです．山の頂点はその評価で考えられる理想の最高到達点です．図(b) の山は，同じ対象に一般情報を加味したことで，図(a) より最高到達点が低くなっています．ところが，図(a) は思ったほど実際の到達点が伸びないのに対し，図(b) はより高い到達点に達します．実は，一般情報を考慮することは，他部門との情報共有や，一緒に知恵を出し合うことにつながるということも評価においては重要な要素の1つなのです．

［谷　浩明］

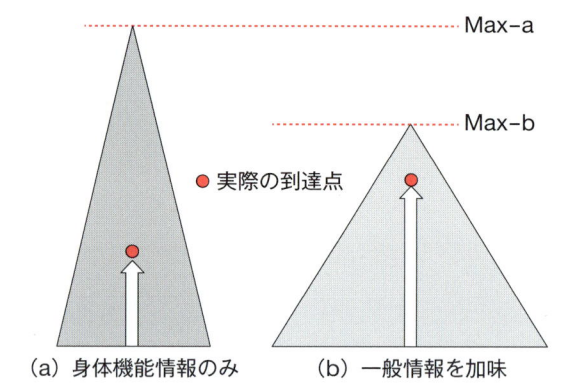

図F1　身体機能のみ考えた場合 (a) と一般情報を加味した場合 (b) の到達点の違い

G　作業療法士

作業療法士の視点から対象者の一般情報を整理し，治療に役立てていくためには，まず一般情報がどのような位置づけにあるのかを理解する必要があります．図G1 に示すように，国際生活機能分類において一般情報を説明してみましょう．

(1) 一般情報の内容

作業療法は主に対象者の生活上の課題に対してアプローチを行っていきます．生活上の課題とは応用的能力や社会的能力で，国際生活機能分類（ICF）においては主に活動（活動制限）や参加（参加制約）に属し，医学情報と理解できます．

一般情報の大部分は国際生活機能分類において，背景因子に属しています．背景因子と

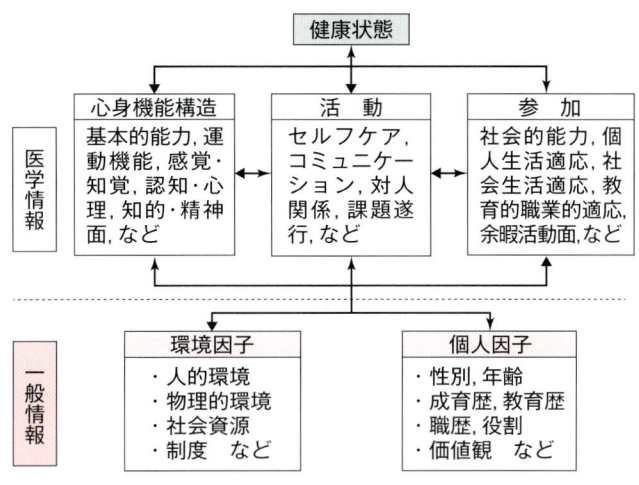

図G1 国際生活機能分類
［2013年度版 作業療法ガイドライン実践指針を一部改編］

は個人の生活・人生に関する背景全体を構成する因子のことで，環境因子と個人因子に分類されます．環境因子には人的環境や物理的環境，社会資源や制度・政策などが含まれ，対象者の家族情報や家屋の状況，生活する地域環境などが含まれます（社会資源や制度・政策はⅠ編3-2節参照）．個人因子には性別や年齢，成育歴，職歴，役割，価値観などが含まれます．

(2) 一般情報を活用した作業療法

　想像してみて下さい…．タクシー運転手の男性が勤務中に交通事故を起こしました．頭部外傷後，後遺症にて利き手側に麻痺が残ってしまいました…．

　作業療法士はこの男性患者に，病院において利き手交換を行いADLが可能な限り自立できるよう治療を行いました．しかし，麻痺が残っているため家族の介助や自宅の改修も必要となりました．また，以前の仕事であるタクシーの運転はできそうにありません．

　作業療法士は対象者自身へのアプローチを行いながら，対象者を取りまく環境も把握し，退院後にどうすれば役割を遂行し満足いく生活を送っていけるのかということを考えています．

　従来の国際障害分類の視点に立てば，医学情報をもとに対象者の評価，治療が主体でしたが，現在の国際生活機能分類においては対象者自身へのアプローチは当然行っていきますが，同時に一般情報を把握しながら，対象者の家族環境や住環境に着目しています．また，対象者が自らの役割を遂行していくにはどうすればよいのかということを考えています．

　このように，一般情報を把握することで対象者へより良い作業療法が実施されます．

［多賀 誠］

H　言語聴覚士

(1) 情報の収集

　基本的情報の収集は通常は初診時に行います．多忙な医療現場ではアンケート用紙で済

ませることが多く機械的になりやすいといわざるを得ません．しかし，対象者が抱える問題背景を理解するには，情報収集は対面で行うほうが対象者の言語・コミュニケーション行動やコミュニケーションパートナーとの関係性についても観察でき，具体的な支援方法を考案しやすいと思われます．

情報収集源は，対象が小児の場合は保護者・養育者である親や家族，あるいは保育園・幼稚園・学校などの教育関係者で，対象が成人だと本人や家族となります．情報提供者によって内容に矛盾が生じることがありますが，専門家は対象者および情報提供者と適切にラポール形成し，かつ客観的な姿勢で情報収集することが求められます．

(2) 情報の内容・利用

必要となる情報の内容は療育・教育施設か医療施設かによって多少異なりますが，下記の個体要因や環境要因に関する基本的情報を収集し整理することによって，その後の医学情報の収集（p. 48 参照），評価・診断法の選択，指導・訓練の目標設定や実施などについても適切に行うことができます．

1）個体要因：氏名・年齢・性別など

対象が「小児」か「成人」かにより，小児言語発達領域と成人言語領域に分類できます．また，小児でも乳幼児期と学童期以降では言語・コミュニケーションおよび社会的機能などの発達段階が異なり，年齢差が1〜2歳だとしても知的・認知・運動・社会性・言語発達能力などの評価が変わることもありますので，年齢情報は重要です．一方，成人はおおまかに青年期・壮年期か老年期に分けます．成人期の言語障害や摂食嚥下障害は脳血管障害や神経系の疾患が原因であることが大半を占めますが，加齢に伴う言語・コミュニケーションの問題として，難聴や認知症なども考えられます．

2）環境要因

①家族構成，コミュニケーションパートナー　コミュニケーションは送り手と受け手による相方向性のものですから，家族あるいはコミュニケーションパートナーに関する情報は欠かせません．とくに小児期の言語発達には，言語環境を整えて，子どもとかかわる大人の存在が最大の環境因子となりますので，主たる養育者および養育環境に関する情報が必要になってきます．対象者が成人の場合でも，家族の協力がコミュニケーション障害のリハビリテーション効果を左右する鍵となります．養育者や家族は言語聴覚士の協働者であり，（リ）ハビリテーションの一員であるといっても過言ではありません．

②生育歴，教育歴，職業歴　通常の生育歴に含まれる内容は，発達歴，教育歴，既往歴，現病歴，家族歴，環境などがあります．言語発達は，運動（粗大運動・微細運動），生活習慣，対人関係，遊びなどの側面の発達状況と相補的な関係にあり，それらの発達の遅れや特異性が言語・コミュニケーション障害の背景因子を示唆することも少なくありません．運動面では定頸・座位，ハイハイ，初歩，などの情報が必要です．生活習慣では食事や排泄，衣服の着脱，睡眠などが重要な情報です．対人関係では母子関係や人見知り，他者とのかかわり方などについて尋ねます．遊び方も重要な指標であり，遊びの種類やおもちゃへの興味・こだわり，遊び方（ひとり遊び・集団遊び，ルール遊びなど）に着目します．

教育歴は，通常学校か特別支援学校・学級か，また学校での様子などをたずねると，家庭とは違った子どもの活動状況が理解できます．

対象が成人の場合も生育歴は重要な意味合いをもつことがありますが，通常は教育歴や

職業歴などの情報はリハビリテーション素材の選択や社会復帰支援に活用する程度です．

家族歴については，言語・コミュニケーション障害を起こす原因が遺伝によるものか否かで，（リ）ハビリテーションの方法や予後の検討事項が変わってきます．

これらの基礎情報の収集は，対象者との信頼関係を構築する第一歩ですので，全人間的に捉える視点が大切です．

[城間将江]

I　看護師

近年，医療記録に POS（problem oriented system：問題思考型診療記録システム）が用いられ，患者記録として各専門職が同一のものを共用するようになってきました．基礎情報は，医学データのほかに生活像が加えられ，患者記録の基礎情報は初診時や入院時に，全体的・系統的に収集したデータであり，医療チーム間で活用し合い，次の活動への根拠となるものです．

（1）看護ケア計画のための一般情報の収集

看護師は看護ケアの計画を立案するための情報として，基礎情報（data base）となる①患者の生活像（patient profile），②病歴（health history），③診察所見，④検査データなどを把握し，得た基礎情報をもとに対象を統合的に捉えて看護の実践を行います．

基礎情報は患者の個人的な情報です．我が国においても個人情報保護法が制定され，その観点から情報収集量を必要最低限にすることが重要といわれています．情報収集の目的はどのような人にどのようなニーズがあるかを把握し，健康上の問題に対して解決する方向性を明らかにするとともに，個別性のあるケアを行うことです．このように情報を得る目的を患者や家族に説明し，了解を得たうえで客観的事実のみを記載するようにします．

次に，看護師が患者の基礎情報として生活像を捉えるために看護師として，必要な項目を示します．

1）基本属性

氏名，年齢，性別，職歴，家族．

①**年　齢**　基本的な欲求に影響する因子として，新生児，子ども，青年，成人，中年，老年，臨終と各健康レベルや発達段階に応じた援助を検討する材料として必要です．

②**性　別**　性別による身体機能の変化や役割について，ライフサイクルからみた対象の理解に必要な情報です．

③**職　歴**　これまでの職種や勤務体制が健康に与える影響の有無，職業意識や習慣は療養生活の援助に役立つ材料となります．

④**家族構成と家族の役割関係**　家族構成は，ジェノグラムを描き，家族の構成員や同居の有無を把握します．なお，入院中にケアを進めるなかで患者の家族内の役割，患者と家族の関係，家族員の関係，キーパーソン，家族全体のニーズをまとめて把握することが重要です．

2）過去および継続中の健康問題

既往歴，治療内容と現疾患，現病歴，疾病の受け入れ具合，ADL（activities of daily living），IADL（instrumental activities of daily living），障害の程度，医療処置の内容．

3）入院までの経過，患者および家族がいま一番困っていること

必要とするケアや患者の問題を判断・アセスメントするため，ケアを計画し実行するために必要です．

4）身体的状況・病状など総合的な健康状態の評価

全身状態の観察および入院理由になった病気，身体状況，病状に関する情報．

5）患者，家族の理解力

これまでの生活歴から大切にしていることや思いを知り，病気の受容やインフォームド・コンセントに対する理解力を把握します．

6）経済状況

入院費の支払いや生計の維持，金銭管理者は治療や早期の在宅復帰につながる情報として必要です．

7）地域性（住所）

受診する行動は時間や距離的な要因が関係しています．そのため，受診行動を促進するためには自宅からの距離や手段の情報が重要です．また，地域のインフォーマルな社会資源の状況を把握し，早期に在宅での支援につなげる必要があります．

8）住居環境

退院後，安全で安心して暮らすための住環境の状態，屋内の生活空間・屋外周辺について把握します．病状によっては，居宅では住宅改修が必要になることもあります．

(2) 一般情報の共有

現在，医療制度改革においては，病院から在宅への円滑な移行と，医療および介護への継続が重視されています．施設から在宅において切れ目のない継続した看護を行うためには情報の共有が重要となります．在宅では情報収集の範囲が広く在宅療養者の療養生活には，疾患や心身の状態のみでなく，家族や家庭環境，経済状況，介護者の状況，療養に対する考え方，これまでの生き方，趣味などが重要となります．とくに住宅環境はADL機能やセルフケア能力の支援には欠かせない情報であり，現在利用しているサービスは，在宅で療養するためには最も必要な情報となります．

これらの情報収集には，患者，利用者，家族を含めたかかわりを通して信頼関係のなかで行われ，患者が主体的に健康問題解決のために参加できるように，関連職種が共有する情報を精選し支援することが重要となります．　　　　　　　　　　　　　　　　［今村桃子］

J 保健師

保健師が対象とするのは個人や家族だけでなく地域，集団，組織などのコミュニティがあります．また，保健師は「普通に生きることを守る職業」であり，健康で働く人から終末期にある人まであらゆる年齢の，またあらゆる健康レベルの人々を対象とします．そのために個別の情報だけでなくコミュニティの情報も活用して保健師活動を進めます．

(1) 個人の情報

保健師は母子保健の領域では，母親が妊娠届を出す段階からかかわり，出産後も継続的に幼児健診などを行いながらかかわっていきます．成人期においては，健康診断などの結

果と生活状況や保健行動の状況から，必要な保健指導を行います．そのために個人家族に関する情報を活用します．
①生活や発達に関する情報：性別，年齢，学歴，出産状況，生育歴，発達課題の達成状況など，職業，趣味，生活時間など
②保健行動に関する情報：喫煙，飲酒，睡眠，健康診断の受診状況などの保健行動に関する情報など

（2）家庭の情報

保健師の重要な活動の1つとして家庭訪問があります．新生児の家族や高齢者のいる家族を家庭訪問して，必要な保健・福祉サービスをアセスメントし，サービスの紹介や導入をします．そのためには家族構成だけでなく，幅広く家庭の状況を観察します．
①家族構成：構成員，家族の年齢・職業，家族内のリーダーの存在，構成員の関係性
②家族の教育歴・家族の経済的情報：家屋の広さ，所在地，生活保護受給などの経済的な情報，家族の教育歴やパソコンなどの活用状況，家庭内の危険箇所や整理整頓されているかなどの情報

（3）地域の情報

人々が住んでいる地域の状況は，人々の生活に影響してきます．そして人々の生活は人々の健康に影響します．また交通機関が発達していれば病院にかかりやすい，スーパーマーケットがあれば健康的な食品を手に入れやすいなど，健康の維持には地域の状況は大きく関係しています．
①地域の歴史的・文化的背景：新興団地，城下町など歴史的な背景
②地域の経済的な状況：大規模な工場や企業の有無，地元の産業，公共交通機関の状況
③地域の社会資源：保健所・保健センター，病院・医院，訪問看護・訪問介護ステーション，介護保険関係の施設，図書館，公民館，学校，買い物ができるような商業施設など
④自治体組織や地域の凝集性や安全に関する情報：地域の転入・転出の状況，各種NPO，犯罪の認知率（届け出られている数），アパートやマンションの状況

（4）集団の情報

集団には自治体組織や学校や企業などの機能集団があります．集団の特性によって必要となる情報は異なります．
①自治体組織の場合：自治会長などの組織のキーパーソン，組織体制に関する情報，組織の目的やミッション，組織の規約の有無，組織の活動状況
②学校などの場合：所在地，学校区の状況，対象者の発達段階の情報（幼児・学童・生徒・学生など），学校区の経済状況，学校区内の文化的・商業施設の有無（図書館，博物館，プールなどのスポーツ施設，繁華街，歓楽街など），保護者の経済状況や単身家庭の割合などの情報，学校や学区の学力，地域の交通安全・防犯対策の状況，災害リスクなどの情報
③企業などの場合：所在地，災害リスクなどの情報，支所や研究授業グループ企業などの状況，経営状況，従業員の数，従業員の性比，年齢構成，外国人の割合，組織体制，業種・業務の内容，交代勤務の有無，有害業務の有無，会社の企業ポリシー，医療保険や社会保険の加入状況，産業医や産業保健師など産業保健スタッフの配置状況　［荒木田美香子］

K 社会福祉士

(1) 個人への視点

個人は一人の人間として尊重される必要があります．生活・人生の主人公であり，問題解決の主体であり，専門職はそれを支える立場にあります．個人の生活状況を多角的に把握するのみならず，価値観，文化などを理解することにより問題の背景を理解することができます．その上で支援方法・支援内容を検討します．

1) 主 訴

主体である本人が状況について主観的にどう捉えているかを把握し，問題の所在や優先順位を検討します．専門職による客観的な評価のみで推し進めるのではなく，本人主体で解決できるよう支援内容を検討します．

2) ライフヒストリー（教育歴，職歴含む）

これまでの人生，それらにより培われた価値観や文化を理解することで個人として尊重し，これらを分析することにより問題の背景を理解し，今後の支援を検討します．

3) 経済状況

生活の基盤であり，問題発生の要因にもなりえます．医療・介護・教育などの費用負担については，減免・助成制度や生活保護制度の利用を検討します．

4) 居住環境

住宅改修や住み替えなどに加え，必要に応じて家屋の掃除，整頓などの生活援助を行い，生活環境整備を行います．

5) キーパーソン，介護者

主介護者の能力，協力者の有無によって，介入の頻度と量を検討します．ともに個人を支える体制を整えます．

(2) 権利擁護の視点

個人や特定層が何らかの不利益を受けていないかを検証することは，専門職の倫理として常に心がける必要があります．

1) 意思表示の機会，手段

自ら表示できない場合は意識的に機会を設ける，手段を確保するなど，適切な意思表示支援が必要となります．問題解決の主体である個人が自ら選択・決定することで，要望や苦情を表出する権利を尊重します．

2) 意思決定のプロセス

支援の提供においては，事前に十分な説明がなされる必要があり，その内容や及ぼす影響について本人が十分理解したうえで決定されている必要があります．これらが不十分であると権利侵害につながりかねません．各段階・各場面で各専門職により確認，検討されていること，また組織としての体制が求められます．

3) 虐待，消費者被害などの有無

これらの権利侵害は潜在化しやすいため，行政，専門機関，専門職のみならず地域住民も含めた連携による多くの視点での予防，早期発見，早期対応が求められます．問題発生に至る背景には貧困や孤立などの環境要因が存在することも多く，適切な支援により発生

予防に努めます．

(3) 地域・社会への視点

自立生活，社会参加を実現するためには地域・社会の状況を把握し，より良い環境にしていく必要があります．

1）社会参加の状況

疾病や障害などによる参加制約を避けなければなりません．情報，教育，就労などにおける合理的配慮がなされるよう働きかける必要があります．

2）社会資源

医療，介護などの公的サービス・制度のみならず，住民組織やボランティアなどのインフォーマルな資源を把握し，ニーズに応じて活用します．不足していれば創設，改良する必要があります．

3）ネットワーク

住み慣れた地域で安心して生活し続けられるよう，地域包括ケアや地域自立支援のシステム，住民による互助システムなどを把握し活用します．不足していれば創設する必要があります． [山口佳子]

L　精神保健福祉士

(1)「語り」を大切にした患者・利用者理解

精神科臨床現場におけるソーシャルワーカー（精神保健福祉士，PSW）は，患者・利用者がどのような障害を抱えていても，その人らしく生活していけるよう多面的に支援することが求められています．そのため，精神保健福祉士は患者・利用者との良い関係をつくり，信頼関係へと発展させていくという支援の基盤を形成しなければなりません．そして，患者・利用者が抱える苦悩や問題を明らかにし，ともに取り組んでいく課題を共有することが必要になります．そのためには，できる限り患者・利用者自らがどのように暮らしてきたかという経緯や，病気・障害をどう捉えているかなどを語ってもらえることが求められます．つまり，客観的な情報として収集された「一般情報」に加えて，患者・利用者自身の主観的な「語り」を大切にすることで患者・利用者を深く理解していきます．

たとえば，一般情報としての「職歴」について「会社員」ということを把握することでさまざまなイメージが湧いてきます．その職種や労働時間，仕事への取り組みややりがい，職場内での人間関係などをどのように患者・利用者が捉えているか，自身に語ってもらうことで，その人ならではの職業生活やその人柄など深く理解できるようになります．そして，少なくとも現実として支援者の前にいる患者・利用者は勤務を休んでいる可能性があるわけですから，「会社員」として必要な職場への手続きや対応があるのだろうか，収入はどうなっているのだろうか，などさまざまな生活上の問題に近づいていくことができるのです．

(2) 精神科領域の特性

精神科領域で支援者の1人である精神保健福祉士と患者・利用者との出会い方は，患者・利用者の主体的な意思と病気・障害の認識を指標にすると図L1のように示されます．患者・

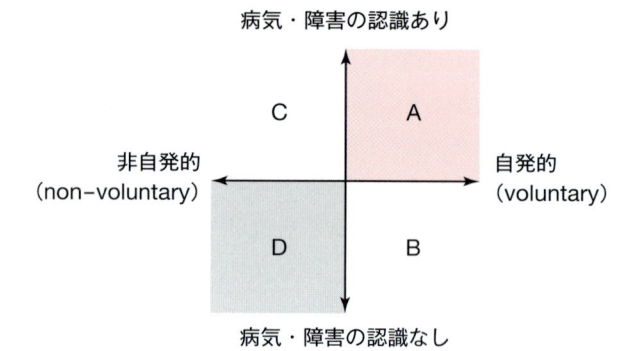

図 L1　患者・利用者の病識と受療行動　[筆者作成]

利用者に病気や障害の認識があり，受診や援助を受ける意思があって本人自身と支援者が出会う場がA領域です．患者・利用者が自ら相談室や相談事業所へ来所する場合がこの領域になります．一方で，病気や障害の認識がなく，受診や援助を受ける意思がないけれども支援者と出会う領域がD領域です．たとえば，精神科病院へ強制的（非自発的）に入院になった「措置入院」された患者・利用者との出会いもこのD領域が少なくありません．このように患者・利用者との出会い方によって，精神保健福祉士は自らの専門性や役割を適切に伝える方法を考え，専門的援助関係を構築していかなければなりません．そして，患者・利用者が精神保健福祉士を「力になってくれる存在」として認識し，問題に取り組むモチベーションをもつことができるよう，精神保健福祉士としてのかかわりを踏み出していくのです．

[長竹教夫]

M　介護福祉士

　　介護福祉士は一般情報（年齢，性別，生活歴など）をどのように整理，分析，統合，解釈して，日常生活上で困難を感じている人々（利用者）に対して，生活支援を実施しているのでしょうか．ここでは，①情報をもとに利用者の生活を考える，②情報と情報の関連づけを行い，生活課題（ニーズ）を予測する，という2つの段階に分けて説明します．

（1）情報をもとに利用者の生活を考える

　　まず，介護福祉士が利用者の一般情報を把握した際，利用者の生活を想像していくことが必要になります．介護福祉士は日常生活に何らかの困難を抱える利用者に対して生活支援を実施していく対人援助職ですので，利用者が生活上の何に困難を抱えているのか，どのような生活を望んでいるのかなどを理解していなければ，その利用者の状態・状況に即した生活支援は実施できません．ですから，一般情報をもとに利用者の生活を想像し，情報の意味を考えていきます．

　　たとえば「80歳」という利用者の年齢の情報を把握したとします．この情報からどのような身体的な動作が可能で，どのような時代を生きて生活してきたのかなど，利用者の生活を想像していきます．また，「○○県出身」といった情報では，利用者がどこで，誰と，どのような生活をして，どのような思いで生きてきたのかという生活が想像できるかもしれません．ここで大切なことは，この段階はあくまでも思考の初期の段階であり，この一

般情報だけを解釈して生活支援を実施するわけではないということです．利用者の生活を想像しながら，次の段階である「情報と情報の関連づけを行い，生活課題を予測する」ことの前の考える土台を形成している作業だと考えて下さい．

(2) 情報と情報の関連づけを行い，生活課題を予測する

次に，介護福祉士は利用者の情報と情報を関連づけたり，統合化したりする過程のなかで，利用者の生活課題を予測し，その課題に対してどのように生活支援を実施すればよいのかについて考えていきます．

たとえば「80歳」「職業は農業」という情報の関連をみると，「定年のない農業の仕事をしてきたため日常生活内での活動性や地域性が高く，一般の80歳の高齢者に比べれば身体機能は良い状態かもしれないが，年齢的に今までのように活動ができないというストレスや今後に対する不安を感じているかもしれない」と考えることができるかもしれません．これらはたとえであるため少々単純ですが，介護福祉士の思考過程としては，情報と情報を関連づけて利用者の生活課題を考えて予測していきます．そして，その予測が正しいものなのか，実際の利用者にかかわりながら課題の明確化をしていきます．利用者に対して介助をしたり生活場面での面接をしながら，予測した課題が正しいのか判断していきます．援助者の価値観や先入観で生活支援をしないようにするためにも，予測した利用者の状態像や生活課題が利用者に即したものになっているのか見きわめることが重要です．また，課題が明らかになっていくと同時に介護福祉士の頭の中では，どのように生活支援を実施すればよいのかといった方法論についても思考したりしている段階になります．

ここでは「一般情報」という制限のなかでの説明でしたが，実際の介護福祉実践では一般情報だけではなく，生活上のさまざまな情報を収集し関連づけしていくなかで，利用者の生活課題を明らかにし，生活支援の方法を検討していきます．

［藤江慎二］

N　ケアマネジャー

ケアマネジャーは，クライエントについてのアセスメント（課題分析）によって，「ケアプラン」原案を策定していく役割があります．さらにアセスメントにあたっては，クライエントに関する「身体機能的状況」，「精神・心理的状況」，「社会環境的状況」について把握し，これらを総合的に判断し，クライエントが生活していくうえでの課題（ニーズ）を確定していくことが最も重要なこととなります．

(1) 一般情報の項目

この過程において，一般情報の整理は，基本的には「フェースシート」に記載されることになります．その内容については，①年齢，②性別，③住所，④家族構成，⑤職歴，⑥学歴，⑦成育歴，⑧経済状況，⑨住居の状況，⑩キーパーソンの状況，⑪主訴などの情報を収集・整理することが求められます．ちなみに介護保険法では，介護支援専門員が客観的な課題分析を行うための目安として「課題分析項目」が提示されていますので，そのうち一般情報にあたる事項について表N1に示します（医療情報項目はp.57参照）．

(2) ケース目標

これらの一般情報によって，ケアマネジャーは「総合的な援助方針」を定めることにな

表 N1　課題分析項目のうち一般情報項目

No.	標準項目名	項目の主な内容（例）
1	基本情報（受付，利用者等基本情報）	居宅サービス計画作成についての利用者受付情報（受付日時，受付対応者，受付方法等），利用者の基本情報（氏名，性別，住所，電話番号等の連絡先），利用者以外の家族等の基本情報について記載する項目
2	生活状況	利用者の現在の生活状況，生活歴等について記載する項目
3	利用者の被保険者情報	利用者の被保険者情報（介護保険，医療保険，生活保護，身体障害者手帳の有無等）について記載する項目
4	現在利用しているサービスの状況	介護保険給付の内外を問わず，利用者が現在受けているサービスの状況について記載する項目
5	障害老人の日常生活自立度	障害老人の日常生活自立度について記載する項目
6	認知症老人の日常生活自立度	認知症老人の日常生活自立度について記載する項目
7	主訴	利用者及びその家族の主訴や要望について記載する項目
8	認定情報	利用者の認定結果（要介護状態区分，審査会の意見，支給限度額等）について記載する項目
9	課題分析（アセスメント）理由	当該課題分析（アセスメント）の理由（初回，定期，退院退所時等）について記載する項目
15	社会との関わり	社会との関わり（社会的活動への参加意欲，社会との関わりの変化，喪失感や孤独感等）に関する項目
21	介護力	利用者の介護力（介護者の有無，介護者の介護意思，介護負担，主な介護者に関する情報等）に関する項目
22	居住環境	住宅改修の必要性，危険個所等の現在の居住環境について記載する項目
23	特別な状況	特別な状況（虐待，ターミナルケア等）に関する項目

［「介護サービス計画書の様式及び課題分析標準項目の提示について」平成 11 年 11 月 12 日老企第 29 号　厚生労働省老人保健福祉局企画課長通知］

ります．これは一般的には「ケース目標」と呼ばれるもので，基本的にはクライエントが「地域でどのような生活をしていく」かについて「ケース目標」を定めることになります．

とくに「どのように生活をしていきたいのか」については，クライエントの潜在能力が十分に発揮されたり，クライエント自身の希望や意欲がかなえられたり，生活の質を向上させていくなどといった基本的な視点となります．さらにこの「ケース目標」はクライエント本人のみならず，ケアマネジャーやケアプランに基づいてサービスや支援を提供していく事業者が共通の目標として，共有の目標としてチームアプローチを行うにあたって大切なものとなります．

そのためには，クライエントの主訴を十分に汲み取ることのできるコミュニケーション技術が重要であることはいうまでもありません．　　　　　　　　　　　　　　　［林　和美］

O　診療情報管理士

（1）診療録の記載事項

診療録の記載は医師法第 24 条（診療録の記載及び保存）において「医師は，診療をしたときは，遅滞なく診療に関する事項を診療録に記載しなければならない」とされており，保険医療機関及び保険医療養担当規則第 8 条（診療録の記載及び整備）「保険医療機関は，第 22 条の規定による診療録に療養の給付の担当に関し必要な事項を記載し，これを他の

診療録と区別して整備しなければならない」，また，第22条（診療録の記載）「保険医は，患者の診療を行った場合には，遅滞なく，様式第一号又はこれに準ずる様式の診療録に，当該診療に関し必要な事項を記載しなければならない」と規定されています．

さらに，診療録の記載事項は医師法施行規則第23条（診療録の記載事項）において次のように定められています．

> 1. 診療を受けた者の住所，氏名，性別及び年齢
> 2. 病名及び主要症状
> 3. 治療方法（処方及び処置）
> 4. 診療の年月日

具体的な記載事項は，日本診療情報管理学会における「診療録記載指針（2007年1月）」に示され，入院時の記載事項は次のようになっています．

> ・患者基本情報：患者氏名，性別，生年月日，住所，ID番号，保険情報等
> ・主訴・現病歴・既往歴・家族歴・生活歴等
> ・紹介の有無，紹介状で提供された診療情報
> ・現症・理学的所見等
> ・精神・心理的状況，社会的状況等
> ・入院時診断名，医療上の問題点（プロブレム）等
> ・入院診療計画：入院目的，医療目標，予定入院期間等
> ・特記事項：禁忌薬剤，アレルギー，感染情報，血液型等の所定事項
> ・選択肢の設定された所定事項の確実な選択
>   ※入院経路，入院種別（予定・緊急・再入院）等

診療情報管理士は診療情報の記載事項に対し法的に義務付けされているものであるかを常に意識し，その法的根拠を確認することが重要です．診療録において性別や年齢など一般情報は，患者基本情報として整理されており，外来診療受付や入院手続き時に情報を収集し，管理しています．

（2）診療録「様式第一号」

保険医療機関及び保険医療養担当規則により定められた様式第一号は次の3種類から構成されています．様式第一号（一）の1は，患者基本情報と共に保険請求に必要となる事項が記載されており，診療記録の表紙として運用しているケースが多い．また，入院診療記録としては，入院日，退院日，入院時病棟，診療科などを追加項目として記載します．様式第一号（一）の2は，症状や経過，処方や処置などを記載し，様式第一号（一）の3は診療報酬点数の算定に関する記載がされています．様式ごとの記載事項を表O1および図O1に示します．

昨今，医療機関においてはIT化が進み，紙媒体の診療録からオーダーシステムや電子カルテシステムの導入など電子化された運用形態を取り入れています．診療情報管理士は病院実務上のメリットを理解するとともに，システム化に関する法的要件を確認しておくことが重要な業務となります．

［山本康弘］

表 O1　記載事項

様　式	記載事項
様式第一号 （一）の 1	・受診者の氏名，生年月日，性別，住所，電話番号，職業，被保険者との続柄 ・傷病名，診療開始年月日，診療終了年月日，転帰（治癒・死亡・中止） ・保険者番号，被保険者証の記号・番号，有効期限 ・被保険者の氏名，資格取得年月日 ・保険者の名称・所在地・電話番号
様式第一号 （一）の 2	・既往歴・原因・主要症状・経過等 ・処方・手術・処置等
様式第一号 （一）の 3	・診療の点数等（月日毎の種別等） ・負担金徴収額 ・食事療養算定額 ・標準負担額

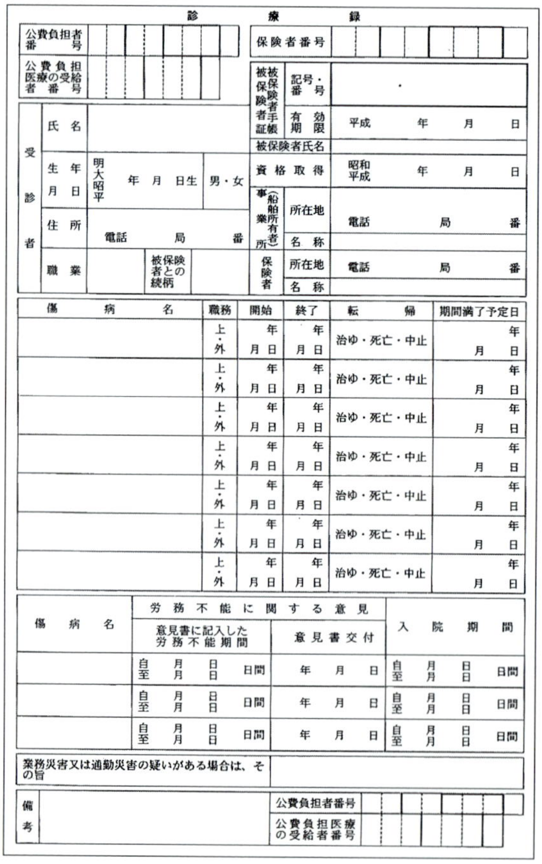

図 O1①　様式第一号（一）の 1[4]

文　献

1) 武田隆久総監修，診療情報管理士テキスト　診療情報管理Ⅲ　専門・診療情報管理編（第 6 版），一般社団法人日本病院会，2014.
2) 日本診療情報管理学会，診療録記載指針（2007 年 1 月），http://jhim.jp/rinri/sisin.html（閲覧日 2015 年 10 月 26 日）
3) 大井敏夫ほか，診療情報学，日本診療情報管理学会，医学書院，2010.
4) 医療六法（平成 23 年度版），中央法規出版，p. 2569-2571.

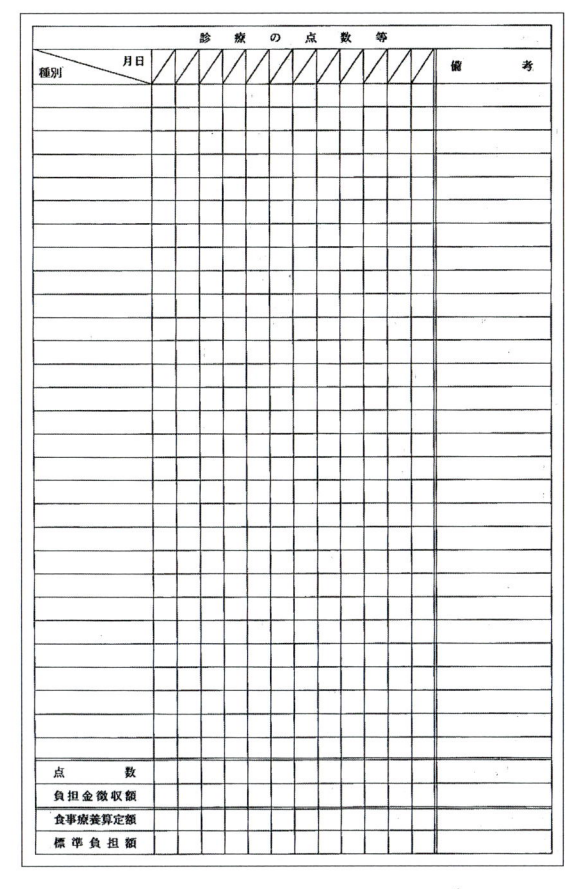

図O1② 様式第一号（一）の2⁴⁾　　　　図O1③ 様式第一号（一）の3⁴⁾

P 医療ソーシャルワーカー

(1) 情報の収集

　　一般情報は，相談申込書，関連職種からの連絡票，他機関からの紹介状，関連職種や他機関からの提供，カルテの閲覧などによって事前に得られる場合もありますが，直接の来談や救急外来での対応など，事前の情報収集ができない場合もあります．前者の場合であっても，ラポール（専門的援助関係）の形成，クライエントの主体性尊重，取り扱う情報の限定化のために，基本的に既知のこととせず「無知の姿勢」でクライエントとの面接に臨み，質問や観察によって一般情報を収集します．

1) 氏　名
　読みや表記，同姓同名のクライエントの存在の可能性に留意します．

2) 性　別
　カルテなどであらかじめ判明している場合であっても，性の多様化を背景に，相談申込書にあえて記入を希望しない場合もあることに配慮します．

3) 生年月日，年齢
　社会保障制度の活用にあたって不可欠な場合があります．年代によって，生活問題の背

景となる社会変動（たとえば，戦争，大災害，大恐慌など）の影響，発達段階や人生周期に特徴的な生活課題について理解することができます．

4）国籍・在留資格
医療費負担，出身国への帰国・転院の手配などが必要になる場合があります．使用言語や日本語の習得状況への配慮とともに，文化，習慣，宗教などの尊重が大切です．

5）住　所
通院の交通手段・所要時間，通院費，在宅療養時の利便性，地域における社会問題，社会資源の布置状況などを理解することができます．住所不定，路上を居所としている場合，シェルターや仮設住宅へ避難している場合などの取り扱いには十分に注意します．

6）連絡先
本人のほか，家族，後見人，その他関係者の連絡先が必要となる場合があります．連絡先の取り扱いは，被虐待の立場にある場合には特に配慮します．

7）紹介経路
紹介者，紹介理由，意志（自発的，非自発的，拒否的）に留意します．

8）家族・親族
療養生活への協力や支障を知るうえで，氏名，性別，年齢，職業，家族歴，家族構成，家族関係，キーパーソン，家庭内の役割（介護者，養護者など），クライエントの療養生活への理解，クライエント以外の要援助者の存在など．

9）住　居
在宅療養の条件を知るうえで，持家，借家，一戸建て住宅，集合住宅，間借，住み込み，寮，下宿，階，部屋数，玄関・廊下・風呂・トイレの構造，エレベーターの有無，改造の可否，立地条件（日常生活上の利便性，車の出入り，採光，騒音，降雪など）など．
ホームレスなど居所が一定しない場合があることに留意します．

10）経済状況
医療費や生活費などの負担能力を知るうえで，収入（給与，自営，年金，手当，扶助，借入金など），支出（家賃，借金返済，医療費の支払いなど），滞納，負債，預貯金など．

11）職業・学業など
療養生活との両立や社会復帰を検討するうえで，職業（業種，職種，雇用形態，勤務形態，人間関係，労働災害・職業病の背景など），学業（学費負担，人間関係，学習状況など），社会活動（町内会，患者会など）．

12）関与するシステム
グループ，近隣・地域，職場・学校・施設，行政など．

13）生活問題[1]
生活問題は個人と環境との相互作用によって規定されます．生活問題をアセスメントするうえで必要な一般情報は，次のとおりです．

［小嶋章吾］

個人	①クライエントにとっての問題（主訴），②クライエントによる問題のとらえ方（問題の発生時期，継続期間，発生頻度，発生場面を含む），③感情・思考・行動，④価値観・人生目標，⑤発達段階・人生周期，⑥生活歴（成育歴，結婚歴，職業歴など），⑦生活障害（日常生活上の支障），⑧対処能力，⑨意欲・動機づけ，⑩ニーズ，⑪ストレングス
環境	①ストレッサー，②関与するシステムとの関係，③活用している社会資源，④必要とする社会資源，⑤ストレングス

文 献

1) 渡部律子，高齢者援助における相談面接の理論と実際，p.62-69，医歯薬出版，2011.

Q 臨床心理士

（1）臨床心理士とはどのような職業か

　　臨床心理学に基づいた知識と技術による支援を行う専門職種として，(財）日本臨床心理士資格認定協会の認定の「臨床心理士」があります．現在臨床心理士の有資格者は約3万人にのぼり，医療機関，学校，福祉施設などの多様な領域で活動を行っています．

　　主な業務は，①相談者（患者，利用者を含む）に対する心理面接（心理療法・カウンセリング），②心理アセスメント（心理テストを含む），③臨床心理的地域支援（医療福祉，教育などの関連職種への臨床心理学的視点による助言，協働）があります．

　　臨床心理士は主として面接法を用いて対象者の情報を聴取し，対象者の心理特性や家族や周囲との関係のあり方，問題解決への動機付けなどを明らかにしていきますが，そこには臨床心理士独自の視点と工夫を含めた豊かな専門性が含まれているのです．

（2）臨床心理士の一般情報の収集の特徴

1）非言語的な情報をキャッチする

　　視点の合わせ方，身だしなみ，口調，うなずき，姿勢などの本人が意識していないときの表情を観察することから，すでにスタートしています．親子で来所している場合は，待合室にいるときの雰囲気をみて，親子同室での面接か，個別に対応したらよいかなどを検討することがあります．

2）心理的な背景に注目する（精神医学的症状，性格，発達的視点，動機付け，意欲，認知）

　　1つのエピソードが語られた場合，事実関係だけではなく，そのことで本人がどんな気持ちになったのか，どんな考えや願望が浮かんだのかといった心理的な情報にも重視します．また，本人が問題と考えていること（主訴）や周囲の人が困っていることについて，どのくらい回復に向けた意欲や見通しがあるかを聴くことは，本人の現実検討能力を確認するのに役立ちます．心理検査の客観的指標を併用すると，さらに多角的な情報が得られるでしょう．

3）環境内の相互作用を重視する

　　心理面接では個人の内面に深く入り込んだ質問を多くしますが，それだけでは不足です．人は環境（家庭，職場など）によって支えられることもあれば，傷つけられること（虐待や暴力被害，不適切な養育など）もあるからです．とくに家族関係についての聴取は，家系図を作成し，その力動を把握します．さらに職場，学校，友人などの二者関係，三者関係の中での本人とのかかわりを把握することで，今後本人を支えるキーパーソンを探し，環境の変化による影響を明らかにすることができます．

4）傾聴と共感をスキルとして用いる

　　話を聴く側の態度や聞き方によっては，得られる情報量や質は大きく異なります．臨床心理士は，専門技術として「傾聴」（相手の話を批判せず誠実に聴き取る）と「共感」（想像や推察を用いて相手の話を理解する）を用いて面接を行います．情報を得るときには「つ

らいですね」「頑張ってこられたのですね」といった，相手をねぎらい，いたわる言葉かけを挟みながら，不明な部分を確認していきます．

(3) 臨床心理的なスタンスで一般情報を役立てるための支援者の工夫

　　患者や対象者の多くは現状に苦しみ，悲しみ，苛立ちを抱えながら来所し，その状態を支援者に理解してほしいと願っています．本人の行動や意思決定の背景にある心情，信条を支援者が想像する努力は常に必要です．それには支援者自身が実生活での苦労や葛藤を経験したことが，患者，対象者の置かれた辛さを思いやる（共感する）ことに通じるとも考えられます．

　　支援者が中立的で偏見のない態度で臨むことはいうまでもありませんが，さらに自分の行動，心理状態，ストレス負荷の程度を客観的にモニターし，対処できることも求められます．一般情報によって得られた情報を，随時更新し，仮説を常に検証する柔軟性も必要になります．

　　　　　　　　　　　　　　　　　　　　　　　　　　　　　　　　　　　　［白井明美］

2 患者・対象者の理解(2)：医学情報

2-1　医学情報とは

　患者や対象者の課題を解決するには全体像を把握する必要があり，そのためには，診断，病歴の問診，診察，検査・画像所見，投薬内容など医療の中核をなす医学情報が重要です．

(1) 診　　断

　診断は患者・対象者が，どのような原因で現在の状態になっているかを表す根本的な情報です．

　疾病や病名・外傷名は，その患者の異常について的確に表したものですが，患者の診察にあたっては，その異常状態を正確に表現することが何よりも大切です．これが診断であって，単に病名をつけているのではありません．正しい診断をするために，異常状態の把握を正確に行いながら，どの疾患グループのどの臓器あるいはどの病因によるのかを推測し，さらにどの疾患に一致するのかを検討していく過程です．そしてその一致の状態によって診断名や病状などを決めていくのです．

　このプロセスには，確かにこの診断名であるという必要条件と，ほかの診断名ではないとする逆の根拠の2つの面があります．たとえば，手足の麻痺などの自覚症状や頭部CT画像などから脳梗塞である可能性が高いとすることと，ほかの臨床検査や画像所見からほかの病気の可能性が低いことを合わせて，正しく診断につなげます．

　また，よく似た症状が出現しやすい状態や疾患をいくつかあげ，それらのいずれであるかをほかの症状や検査所見から鑑別していく診断方法があり，これを鑑別診断といいます．このプロセスは，熟練した医師の診察技術と，これまでの経験に基づく知識の蓄積によって統合され判断されます．これを体系化したものが診断です．

　診断は，患者の自覚症状を聞く問診から始まり，診察により他覚的所見を得，その情報から必要に応じた臨床検査を組み立て，その結果から診断と鑑別診断を行います．それをもとに有用な治療が開始されます．治療開始後も，その効果を監視し，合併症などに注意して経過観察します．

(2) 病歴の問診

　患者が話すことができれば，正確に話せるような環境で問診を行います．

　聴取する内容は一般情報の確認をまず行い，患者本人であるかどうかを確認します．

　①現病歴　　次に，現病歴の問診が行われます．いつ，どこで，どのような症状が生じたのか，起こった時間の順に記載するのが普通です．現病歴では，症状の部位，性質，程度（強さ），時間（いつ始まって，どのくらい持続し，どのくらいの頻度で起こるか，経過はどうなっているか），症状が起こる状況（環境，活動，感情など）と増悪・改善因子，随伴症状などの情報も含めます．鑑別診断上重要な症状は，陰性の症状でも記載されます．

さらに病状の内容とその推移，随伴症状，治療による病状の変化など，疾病の主な流れが記されます．また前医で受けた検査結果や治療もここに記載されます．加えて，患者がどのように疾患を理解しているかなどが書かれています．

　②**主　訴**　　患者がいかなる訴えで来ているか，現病歴のなかから推察して端的に書かれています．

　③**既往歴**　　現在かかっているものを含めて，今までにかかった病名や外傷，その時期や治療方法などが記載されています．アレルギーや予防接種状況，とくに問題となる感染症の有無や薬剤などにアレルギーがある場合は，カルテの表紙など，誰もが目につく場所にも赤字などで書かれる場合もあります．

　④**家族歴**　　ある疾患の遺伝的な疾患，生活習慣を含めた環境的な起こりやすさを示してくれます．詳細な家族歴は，ほかの家族の健康状態にも反映される可能性があります．さらに，家族へのアプローチのために，家族について詳細な情報をとることはとても重要です．家族歴を示すには，家系図または家族図を書くのが一般的です．3世代くらいまで記載した方がよいでしょう．家族に病気がある場合，病名とともに罹患した年齢も記載されており，起こりやすさも反映されます．

　⑤**個人歴**　　嗜好（喫煙，飲酒など），ストレス（家庭，学校，職場など），常用薬，結婚歴・妊娠・出産歴，職業，海外渡航歴などの情報が記載されています．

　⑥**生活歴**（個人歴と重複することもあり，いっしょに書かれることも多い）　個人の生活環境が記載されており，疾病の理解に重要な情報を与えてくれます．1日の生活リズム，日課，食生活，睡眠状態，運動習慣，趣味活動など，疾病の発症やその経過に関与する生活環境についての情報が得られます．

　⑦**職業歴**　　内容によって疾患と関連するような仕事に就いている場合があります．粉塵作業，高熱環境，騒音，特殊な化学物質を使用する環境での仕事，さらに，不規則な時間勤務，昼夜逆転などがあり，これらが誘因となって発症する疾患の情報も与えてくれます．また，リハビリテーション関連専門職にとって，職業歴を聴くことは職業復帰などを前提とする場合，目標とする仕事内容を把握するためにも，詳細な記載が必要となります．

(3) 身体診察

病歴の記述の後，頭の先から足の先までの各部の身体所見を記入していきます．①視診 → ②触診 → ③打診 → ④聴診 → ⑤神経学的診察の順に診ていきます．

　①**視　診**　　まず全体像として，患者と会ったとき，見た目でどのような状態であるか判断します．顔色が悪い，赤い，黄色い，おなかを押さえている，胸に手を置いているなどです．全体像を見たあとは各部位の視診に入ります．

●全体像：体格（身長，体重，分布など），栄養（肥満，るいそうなど），姿勢（片麻痺姿勢，円背など），運動（不随意運動など），移動（歩行異常，車いす使用など），顔貌（仮面様，無欲状など），意識状態（Japan Coma Scale，Glasgow Coma Scaleなど），精神状態（不安，抑うつなど）など．全体像とともにバイタルサイン（脈拍，呼吸，血圧，体温）が同時に記載されています．

●各部位の視診：
- 皮膚：蒼白，黄疸，紅潮，浮腫，発疹など
- 頭部・顔面：毛髪，顔面神経麻痺など

- 眼：斜視，眼瞼下垂など
- 耳，鼻，口唇：酒さ，チアノーゼなど
- 頸部：筋性斜頸，頸動脈怒張，甲状腺腫大など
- 胸郭・乳房：呼吸運動，樽状胸，鳩胸など
- 腹部：クモ状血管腫，腹部陥凹，腹部膨満など
- 筋骨格系・四肢：手の変形（猿手，下垂手），スワンネック変形，ヘバーデン結節など．足の変形：下垂足，内反足．筋萎縮部位，脊柱の変形など

②触　診　　患者に触れてその状態を知ることです．発熱，発汗状態，腹部圧痛点など．

- 胸部：心尖拍動，女性化乳房など
- 腹部：腹部の緊張，腹部腫瘤，圧痛点など

③打　診　　身体のある部位を叩いて振動させ，その振動の状態で内部の状況を知る方法です．

- 胸部：肺肝境界（肺気腫，胸水，腹水など），心濁音界（心拡大など）
- 肺：肺炎（濁音），肺気腫（鼓音）など
- 腹部：腸内ガス（鼓音），腹水（濁音）

④聴　診　　体表に聴診器を当てて，体内から生じる音を耳で聴いて診察する方法です．

- 心臓：不整脈（心房細動，期外収縮など），心雑音（心弁膜症，中隔欠損など）
- 腹部：グル音低下（麻痺性イレウスなど），グル音亢進（下痢，絞扼性イレウスなど）
- 頸部：頸動脈雑音（頸動脈狭窄），前頸部雑音（バセドウ病）など

⑤神経学的診察　　以上の一般的診察に加え，疑われる疾患をより的確に診断するために，神経学的診察（運動・知覚麻痺検査，筋緊張，筋萎縮，表在反射，深部腱反射，病的反射）など，疾患に応じた診察もなされます．

(4) 臨床検査

内科診療において，問診や診察から得られた情報から診断を進めたり，経過を観察するための客観的指標として臨床検査があります．診察と臨床検査結果を総合して，どのような疾患かを推測して，さらに詳細な臨床検査へと進め，確定診断を行っていきます．診断したら治療を行い，その経過の指標として臨床検査が並行して行われます．

1) 血液検査

診察に応じて必要な検査を行います．その際に基準値という数値がありますが，これは健康であると判断された個人の測定された値の上限と下限の間の95%を示しています．よって健常者でも上限と下限を超えるのが各2.5%程度あります．

赤血球数，白血球数，血小板数などをまとめて血算（表1）といい，総蛋白，肝機能，腎機能などを検査するのに主に血清を使うことから血清検査（表2）といいます．その他，免疫検査（表3），ウイルス検査（表4），免疫グロブリン検査，内分泌検査（表5），腫瘍マーカー（表6）などがあります．

腫瘍マーカーは悪性腫瘍の際に血液検査で増加する場合があり，悪性腫瘍の可能性や経過観察の指標に役立つことがあります．

2) 尿・便検査

尿の性状（蛋白尿や尿糖，尿潜血など），便の性状（潜血など）（表7）．

表1 血算，凝固系検査

検査名	略語	基準値	異常を示す主な病気
赤血球数	RBC	男性：400～550万個/mm³ 女性：350～500万個/mm³	[低] 鉄欠乏症貧血，悪性貧血，巨赤芽球性貧血，再生不良性貧血，溶血性貧血など．[高] 多血症，血栓症．
ヘモグロビン	Hb	男性：13～17g/dL 女性：12～16g/dL	[低] 貧血．ただし，妊娠中の女性や高齢者はやや低値となる傾向があるが，最低値が11g/dL以上なら問題ない． [高] 多血症．ただし，新生児や生理前の女性にみられる高値は，病気ではない．
ヘマトクリット	Ht	男性：39～52% 女性：34～46%	[低] 貧血．[高] 多血症．ただし，新生児や生理前の女性に見られる高値は例外であり，多血症に結びつかない．脱水が原因の場合もある．
赤沈（赤血球沈降速度）・血沈	ESR	1～7mm/h	炎症で亢進．
白血球数	WBC	4000～8000個/mm³	[高] 感染症，リウマチ，中耳炎，白血病など．
血小板数	PLT	15～40万個/mm³	出血や止血の機能を調べる．＜10万で止血機能低下．[低] 特発性血小板減少性紫斑病，急性白血病，再生不良性貧血，肝硬変．[高] 原発性血小板血症，慢性骨髄性白血病，多血症．

表2 血清検査

検査名	略語	基準値	異常を示す主な病気
総蛋白	TP	6.5～8.3 g/dL	血液中の蛋白質の量．腎疾患，肝疾患，栄養不良，老化などで下降．
総ビリルビン	Bil	0.2～1.0	肝炎，肝臓がん，胆嚢炎などの診断に用いられる．2＜で黄疸．
直接ビリルビン	DBL		肝疾患などの診断に用いられる．
AST（GOT）	AST(GOT)	9～32	肝臓の機能が破壊されると増える．肝臓機能障害．
ALT（GPT）	ALT(GPT)	5～35	肝臓，胆道系の診断．肝炎，肝硬変，アルコール性肝炎など．
乳酸脱水素酵素	LDH	180～430	[高] 肝・肺疾患などの診断．5種類に分けられ病気が特定できる．
アルカリ性ホスファターゼ	ALP	68～220	胆道や骨の異常を調べる．[高] 肝炎，肝硬変，骨軟化，がんなど．
ロイシン・アミノペプチダーゼ	LAP	12～56	胆道・肝臓の障害を調べる．肝炎，肝硬変，膵臓がんなど．
γ-GTP	γ-GTP	男：13～82 女：9～43	アルコールによる肝臓機能の障害を調べる．
アミラーゼ	Amy	血清：26～115	膵臓の病気の診断．膵炎，膵臓がんなど．
アルドラーゼ	ALD		筋ジストロフィー，多発性筋炎，心筋梗塞，急性肝炎などを診断．
クレアチンキナーゼ	CK, CPK	男：57～197 女：32～180	心筋梗塞や筋肉の病気の診断．[高] 狭心症など．[低] 甲状腺機能亢進症など．
血糖（グルコース）	BS, Glu	74～118	空腹時，食後の血糖値，血液中のブドウ糖の濃度を調べる．
グリコヘモグロビン	HbA1c		2か月分血糖値の変動．
総コレステロール	T-Cho	128～219	[高] 動脈硬化，狭心症，心筋梗塞，脂質異常症などの診断．
HDL-Cho（善玉コレステロール）	HDL-Cho	男：38～64 女：43～77	動脈硬化による病気の診断．脂質異常症，高血圧，心筋梗塞など．
LDL-Cho（悪玉コレステロール）	LDL-Cho	58～166	動脈硬化症による危険性を知る．脂質異常症，糖尿病など．
中性脂肪（トリグリセライド）	TG	40～150	動脈硬化症による脂質異常症，糖尿病，心筋梗塞などの診断．
尿素窒素	BUN	8～20 mg/dL	腎炎，腎不全などで高値．脱水時や高蛋白食の摂取などでも上昇．
クレアチニン	Cr, Cre	男：0.5～1.1 女：0.3～0.8	腎臓の機能を調べる．[高] 腎炎，腎不全など．[低] 筋ジストロフィーなど．
尿酸	UA	男：2.9～8.8 女：2.3～6.8	痛風で高値，アルコール多飲，肥満（過食）でも上昇．
血清鉄	Fe		成人の血清中にある鉄分（貧血）の診断に用いられる．

表3 免疫検査

検査名	略語	基準値	異常を示す主な病気
C反応性タンパク	CRP	<0.2	感染症，関節リウマチ，肺炎，肺結核，心筋梗塞など．
RAテスト	RF	陰性（－）	リウマトイド因子を調べ，関節リウマチの診断．
抗CCP抗体		陰性（－）	早期リウマチの診断（ACPAともいう）．
抗核抗体	ANA		膠原病，SLEなど．
梅毒血清反応	STS	陰性（－）	梅毒の感染の有無を診断．

表4 ウイルス検査

検査名	略語	基準値	異常を示す主な病気
B型肝炎ウイルス	HBV	陰性（－）	B型肝炎ウイルスの感染の有無を診断．
C型肝炎ウイルス	HCV	陰性（－）	C型肝炎ウイルスの感染の有無を診断．
ヒト免疫不全ウイルス	HIV	陰性（－）	エイズの感染の有無を診断．

表5 内分泌検査・ペプチド検査

検査名	略語	異常を示す主な病気
ナトリウム利尿ペプチド	BNP	［高］心不全，腎不全などの診断に用いる．
甲状腺刺激ホルモン	TSH	血液中のホルモンで甲状腺の機能をみる．
抗利尿ホルモン	ADH	尿崩症（下垂体後葉ホルモン）．
卵胞刺激ホルモン	FSH	卵巣異常（下垂体前葉ホルモン）．
成長ホルモン	GH	巨人症，小人症（下垂体前葉ホルモン）．
副腎皮質刺激ホルモン	ACTH	血液中のホルモンで視床下部，下垂体，副腎の病気を診断．
酸性ホスファターゼ	ACP	前立腺がん，肝臓がん，白血病，がん転移などの診断．

表6 腫瘍マーカー

腫瘍	腫瘍マーカー	腫瘍	腫瘍マーカー	腫瘍	腫瘍マーカー
食道がん	SCC	大腸がん	CEA	乳がん	CA15-3
胃がん	CEA	前立腺がん	PSA	子宮頸がん	SCC
肝臓がん	αFP, PIVKA-Ⅱ	肺がん	SLX	卵巣がん	CA125
胆道がん	CA19-9, CEA	肺がん：扁平上皮がん	CYFRA	神経芽細胞がん	NSE
膵臓がん	CA19-9	肺がん：小細胞がん	ProGRP		

表7 尿・便検査

検査名	略語	基準値	異常を示す主な病気
尿潜血	UB	陰性（－）	腎臓の外傷，腎炎，膀胱炎などの診断に用いられる．
尿蛋白	UP	陰性（－）	腎炎，ネフローゼの診断に用いられる．
尿糖	UB	陰性（－）	糖尿病，腎性糖尿などの診断に用いられる．
便潜血	便潜血	陰性（－）	大腸がん，大腸ポリープ，大腸の炎症・潰瘍など．

3）培養検査

感染していると思われる検体を培養し，原因菌などを同定します（尿，便，咽頭，喀痰，血液培養など）．

4）生理検査

- 心電図：心臓の活動電位の時間的変化を記録し機能評価を行います．不整脈，心筋梗塞，心筋虚血，心筋肥大などの診断を行います．

- 心音図：心臓とその周囲の血管が発する音から評価する検査．先天性の心臓病や後天性の心臓弁膜症などが診断できます．
- 脳波：脳神経細胞の電気的活動変化を頭皮に装着した電極でとらえて脳機能を評価する検査．てんかん，脳代謝疾患の診断ができます．
- 筋電図：筋肉や神経の電位変化で，筋肉や末梢神経の機能評価を行います．筋ジストロフィーや進行性筋萎縮症，筋無力症，パーキンソン病などの診断ができます．
- 呼吸機能検査：肺活量や1秒間に吐き出す最大呼気量などを計り，慢性閉塞性肺疾患（COPD），肺線維症などの肺機能を評価します．
- 超音波画像検査：超音波を身体に入射して，肝臓や腎臓・心臓・その他の「身体の中の臓器」から反射する超音波で情報を得て，視覚的に診断・評価する検査です．

5）画像診断——単純X線撮影

a. 胸部単純X線撮影

胸部X線写真では，心臓，肺，肋骨，縦隔，気管，気管支などが見えますので，以下のような手順でみるとよいでしょう．

①撮影条件の評価　まず撮影時の姿勢が立位，座位，仰臥位のどれか，またポータブル撮影かどうかをチェックします．立位P-A撮影で心胸郭比（CTR：胸郭に対する心臓の大きさの比：正常では50％以下）を計測します．次に肋骨横隔膜角（CPA）が左右下肺野に確認し胸水の有無を調べます．

②軟部組織の評価　厚い皮下脂肪や乳房などの軟部組織を肺野陰影に大きな影響を与えるので注意してみます．

③骨の評価　骨と骨に重なる病変の違いを鑑別し，骨折，石灰化，骨浸潤などの所見をみます．

④上縦隔の評価　高齢者の動脈硬化では下方気管がやや右に変位することもあり，気管の変位の有無を調べます．

⑤心臓の評価　心陰影の重要な所見にCTRがあり，心不全の指標などになります．それ以外の所見は心臓，大血管の走行も想定して読影します．

⑥横隔膜の評価　正常の横隔膜の高さは後方第10肋間くらいで，肝臓があるので右側横隔膜は左側横隔膜よりも高くなります．

⑦肺門の評価　右肺門は中心静脈（右上肺静脈）と中幹肺動脈の中点であり，左肺門とは左肺動脈上縁と左主気管支の上縁の中点です．正常では左肺門部が右肺門部より高く見えます．肺動脈拡張や肺門リンパ節腫脹，肺門と重なる肺病変など肺門部の異常は，鑑別困難で疑ったらCTなどで確認するとよいでしょう．

⑧心陰影

- 右第1弓（上大静脈の影）：動脈硬化や高血圧では右方へ突出します．
- 右第2弓（右心房の影）：右心不全などで拡大します．
- 左第1弓（大動脈弓の影）：高齢者，動脈硬化，高血圧で拡大します．
- 左第2弓（肺動脈本幹と左肺動脈の影）：心房中隔欠損症，心室中隔欠損症，肺動脈狭窄症，肺高血圧で拡大します．
- 左第3弓（左心耳の影）：左房の拡大で膨隆します．
- 左第4弓（左心室の影）：大動脈弁狭窄症，肥大型心筋症，僧帽弁閉鎖不全症で拡大します．

b. 腹部単純X線撮影
右上方に肝臓，その下に右腎臓，左側には胃胞，その下に左腎臓，上方の脊柱から斜め左右方向に伸びる大腰筋の直線状の影がみることができます．ほかに肝臓，脾臓，大腰筋，腸管ガス，横隔膜，ときに胆嚢結石や腎臓・尿管・膀胱結石などがみられることがあります．

c. ほかの部位のX線検査
頭部，顔面，脊椎，上肢，下肢など必要に応じてX線撮影を行います．

6) 画像診断──X線CT検査，MRI検査，RI検査
a. X線CT検査
X線を用いて人体を輪切りのようにするもので，頭部，脊椎，四肢，胸部では肺や心臓，縦隔などが，腹部では，肝臓，膵臓，脾臓，腎臓，骨盤内臓器など全身の検査ができます．

b. MRI検査
磁場を用いた画像検査で，詳細な情報が得られます．全身の詳細な検査ができます．

c. 核医学検査（ラジオアイソトープ（RI）検査）
ごく微量の放射性物質を含む薬を用いて病気を診断する検査です．この放射性薬剤が体内に入ると，特定の臓器（骨や腫瘍など）に集まりそこから放射線が出て，その分布を画像にして診断します．核医学検査には，骨シンチ，ガリウムシンチ（腫瘍や炎症），心筋シンチ，脳血流シンチ，肺シンチ，肝機能シンチ，腎臓シンチ，甲状腺シンチなどがあります．がんなどの早期発見や転移の検査に使われるPET検査も核医学検査の一つです．

7) 投 薬 内 容
疾患の診断が決まれば，また外傷などの状態が把握されれば創傷処置などに引き続き投薬がなされることがあります．薬物を患者に投与することで，病態の改善や安定，病気の治癒，あるいは患者のQOLの改善を目指します．種々の薬物療法がありますが，がんに対して行う薬物治療をとくに化学療法といいます．

薬物の効果には目的とする主な効果と，目的以外の副作用があります．効果薬物は安全性と効果が確認されたものを用いますが，薬物は人体に投与すれば異物であり，治療効果以外の生体反応を来すこともありますので注意が必要です．

また，薬剤の名前を表すのに，我が国では厚生労働省の医薬品名称調査会が決定している医薬品一般的名称と，製薬企業が独自に名付けた商品名があり，カルテの中の記載は商品名での記載が多くなっています．
[前田眞治]

文　献
1) 前田眞治ほか，標準理学療法学・作業療法学．内科学　第3版, p.6-36, 医学書院, 2014.

2-2 医学情報の整理と活用

A 医師

(1) 医師における医学情報の捉え方

　　　医師は診断名から，基本的な疾病や外傷の状態像を知ることができます．その診断名に応じた問診，診察内容を照合し得られた検査情報を確認します．そのうえで鑑別診断を行い，確定診断に至る経緯を再検討し，正しい診断であることを確認します．さらに，開始した治療内容を見直しながら，その効果を監視し，合併症などに注意して経過観察します．医師はその診断の特異性に応じ，どのような専門職種の介入が必要かを判断します．

(2) 専門職における医学情報の捉え方

1）看護職

　　　看護職は，あらゆる医療現場において，診察・治療などに関連する業務から，患者の療養生活の支援に至るまで幅広い業務を担っており，医学的治療を医師とともに行う重要な職種であります．現場の安全性の確保から快適な療養生活を得るための援助が期待されます．身体状況だけでなく心理的変化など看護職から得られる情報も，治療を進めるうえで重要なものです．このように幅広い患者情報を得て，ほかの医療職との十分な連携をとり円滑なチーム医療のもと包括的な医療を展開していきます．

2）臨床検査技師

　　　臨床検査技師には，診断治療を進めるうえで必要な検査が迅速にかつ正確にできることが要求されます．診断するには客観的根拠が必要であり，診断を確定することに大きく貢献する職種です．診断は早期に確実に行い，その後の有効な治療につなげるためにも迅速さと正確さが期待されます．また，超音波検査や呼吸機能検査などの生理検査では一定の検査結果を得るために熟練した技能も必要となり，診断が正確に行われるうえで欠かすことができません．

3）診療放射線技師

　　　放射線技師も，必要な検査が的確に行われることが要求されます．チーム医療の立場からは，検査するだけにとどまらず，放射線画像の専門職として医師と協働して診断治療の意見を述べることも期待されます．

4）薬剤師

　　　医療進歩に応じ薬物療法が高度化し，チーム医療において，薬剤の専門職である薬剤師が主体的に薬物療法に参加することが，治療の有効性を高めるとともに，医療安全の確保のうえから非常に有益となっています．

　　　薬物治療を行う際に薬剤選択，投与量，投与方法，投与期間，副作用などの薬理学的作用をはじめ薬物同士の相互作用など，詳細な薬物に対する知識と経験が要求されます．また，後発医薬品の種類も近年増加し，薬剤の幅広い知識が必要となります．さらに，居宅患者の薬剤管理など在宅医療を始めとする地域医療においても，薬剤師の介入が必要とされます．

5) リハビリテーション専門職

リハビリテーションの専門職とは理学療法士（PT），作業療法士（OT），言語聴覚士（ST），視能訓練士（ORT）などです．

種々の障害に応じて，リハビリテーション関連専門職が関与しますが，より高度で専門的な知識と技能が治療上要求されます．また，疾病や外傷の急性期だけでなく，在宅生活に至るまでの機能を改善・維持向上させ，患者のQOLと人間性を高めることが期待されます．医師と連携をとるうえでの専門的な評価や治療技術の実践はもとより，チーム医療において医師や各専門職と円滑な連携をとる技能も必要になります．

6) ソーシャルワーカー

病院内で社会との橋渡しをする医療ソーシャルワーカー，地域社会での社会福祉士は，患者・障害者を取り囲む社会的環境を熟知する必要があり，その経済状況，職業的環境，家庭的環境などの把握とその利用選択についての専門的知識が期待されます．病院内での生活ではなく，これから暮らす家庭・社会の情報をチームに反映することで，病院・施設後の明確な目標が設定できるので，的確な情報収集能力が要求されます．

7) 介護福祉士

介護を実践する職種として，快適で安全な療養生活が確保されることが期待され，身体的介護のみならず，生活する環境の保全に関する知識と実践が要求されます．看護職とは異なり，より身体的介護専門職としてその技能が要求されます． ［前田眞治］

B 薬剤師

医学情報と薬学的知見を統合し，患者への薬剤投与の妥当性を判断し，個々の身体機能に合わせた薬剤選択や投与設計，治療効果と副作用モニタリングなどの支援を行う必要があります．患者の治療効果を最大限に引き出し，副作用を最小限に抑え，投与してはならない薬剤を見落とさないためにもこれらの情報の確認を怠ることはできません．

(1) 診断名，主訴，現病歴

投与薬剤が当該患者にとって必要または適正かを判断するための最初に必要となる情報です．また，その薬剤が保険診療の適応範囲内で使用されているかどうかの判断にも必要です．

(2) 既往歴，合併症

主たる病状に対する薬物治療を行う際，合併・併存する病態や既往歴によって投与してはならない（投与禁忌），または注意して投与すべき（慎重投与）薬剤が多数あるため注意が必要です．主診断名を把握しただけでは，適切な処方チェックを行うことはできません．

また，過去に使用した薬剤による過敏症，副作用の既往がある患者には，類似薬の投与に注意を促さなければなりません．よって，当該患者の薬剤アレルギー歴・副作用歴も必要な情報となります．

(3) 投薬歴

当該施設以外の複数施設から処方を受けていたり，同一院内の複数診療科から処方を受

けている場合があります．また，医療機関から処方されている薬剤以外に，患者自身が購入し，常用している市販薬，サプリメント（健康食品も含む）などがある場合も考えられます．患者が服用・使用しているすべての薬剤やサプリメントを把握することによって，同種同効薬の重複，相互作用（併用禁忌薬，併用注意薬など），副作用発現を適正に管理することができます．

　参考として 薬物と相互作用を起こすことが知られている食品，嗜好品および健康食品を以下にあげます．

①食品，嗜好品：牛乳・乳製品，納豆，グレープフルーツジュース，柑橘系ジュース，ミネラル含有品，カフェイン含有飲食物，タンニン含有飲食物，アルコール，タバコなど

②サプリメント・健康食品：セントジョーンズワート（セイヨウオトギリソウ），クロレラ，イチョウの葉エキス，ビタミン含有品など

　また，内服薬だけではなく，注射薬の投薬情報にも注意を要します．たとえば，抗がん剤などの体に負担がかかる治療では，薬を投与せずに休まなければいけない期間 "休薬期間" が設けられていたりします．それらを監視することも必要です．

(4) 臨床検査値データ

　薬剤の治療効果や副作用発現を検査値データで確認することがあります．臨床検査値に変化が起こっている場合，病態に起因するものなのか，使用薬剤によるものなのかを判断しなくてはなりません．薬剤に起因する可能性が考えられる場合，薬剤の開始時期と検査値の変化時期の相関に注目し評価します．またその変化が薬剤によるものと判断された場合でも，薬剤の作用として変化している場合と，検査の測定系に影響を与えている場合もあることを念頭においておきます．

　薬剤投与によって肝毒性，腎毒性，血液毒性が出ていないかは，副作用確認として最低限チェックすべき項目です．薬剤による肝機能障害，腎機能障害，造血障害の兆候が認められた場合は，要因の排除や支援を検討する必要があります．とくに肝臓と腎臓は薬の代謝・排泄器官としてのはたらきがありますので，障害により機能低下が推測される場合は，薬剤の変更・中止・投与間隔や投与量の調節などを医師へ提案することが必要となります．

(5) 画像，その他

　薬剤の治療効果や副作用発現を画像や心電図で確認する（たとえば，間質性肺炎による胸部X線のすりガラス陰影，重篤な不整脈を示す心電図；QT延長やTorsades de pointesなど）ことがあります．また，重篤な副作用を防ぐ目的で，定期的な検査（臨床検査および放射線・画像検査などを含む）の実施が必要な薬剤が多くあります．それらの検査を怠らず実施しているかどうかを確認することも薬剤師として必要な支援です．

［百瀬泰行，前澤佳代子］

C　診療放射線技師

　診療放射線技師が画像検査を行う患者は，まだ診断が確定していないことが多く，検査前にカルテから入手できる医学情報は多くありません．だからこそ，検査に必要な情報は患者に直接確認したり，担当医やほかの医療従事者に聞いたりすることも必要になります．

一方，放射線治療を受ける患者は，すでに確定診断されているため，カルテで確認できる医学情報も多くあり，なかにはとても重要な情報があります．

（1）感染症の有無

診療放射線技師が取り扱う検査機器は多くの患者に使用するため，検査機器を介した接触感染に十分注意しなければなりません．院内における感染拡大を防止するためにも，検査前に患者の感染症の有無や可能性を把握しておく必要があります．なお，救急医療の現場などでは，患者の事前情報が乏しいことも多く，感染防止についてはスタンダード・プリコーションの考えに基づき，対応することも重要です．

（2）基礎疾患

画像検査のなかには患者にさまざまな体位変換を行ってもらう場合があり，基礎疾患のために立位保持が困難であるとか，関節可動域に制限があるといった情報が必要になります．このような情報が事前にあれば，患者に苦痛の少ない，かつ安全な撮影方法を工夫することが可能になります．

また，患者が恐怖性障害など精神的不安の強い状態にあることが事前情報としてわかっていれば，検査や治療時に患者がパニックに陥ることを回避できる可能性もあります．とくにMRI検査では大きな音がする狭い空間に入った状態になるため，狭所恐怖症や閉所恐怖症の患者がちょっとしたパニック発作を起こすケースも珍しくありません．

これらの情報はカルテなど記録媒体からの情報だけでなく，看護師などほかの医療従事者から直接伝言される話のなかで得られる場合も多々あります．

（3）アレルギー

造影剤を体内に投与する検査では，患者にアレルギーがあるか否かの情報確認が必須です．アナフィラキシー様症状など重篤な場合は，検査中に死亡するケースもあります．そのため，検査依頼医よりアレルギーの有無に関する問診が的確に行われているかについて確認する必要があります．なお，検査室で造影剤を投与する前に患者に直接再確認することも重要です．

（4）既往歴（手術歴など）

手術により臓器の一部が摘出されていたり，体内に治療器具が装填されていたりする場合，検査によっては画像にアーチファクトが出現し，画像診断に影響を及ぼす可能性があります．事前に情報があれば，撮影条件などを工夫して，診断に最適な画像の提供が可能になることもあります．

また，MRI検査では強力な磁場の影響があるため，体内に金属や治療器具が埋め込まれていないかを確認するためにも，事前に手術歴などの情報把握が必要となります．

（5）妊娠の有無

診療放射線技師が行う画像検査にはX線などの放射線を用いるものが多くあり，患者が妊娠しているか，または妊娠している可能性があるかを検査前に知っておくことが重要です．

（6）カルテ情報

放射線治療を受ける患者は，化学療法や免疫療法などを併用していることもあり，身体的にも精神的にも治療期間中で日々変化してきます．その際に，看護記録にある前日の病棟での様子やほかの治療記録などが事前にわかれば，その日の患者の体調がどうなのかを

想定して対応することができます．

また，患者自身が病期をどこまで理解し，納得しているかを把握しておく必要があります．場合によっては担当医から患者本人に未だ十分に説明されていないこともあります．患者に対して不用意な発言をしないためにも，担当医や担当看護師との情報共有が重要です．

[樋口清孝]

D 臨床検査技師

臨床検査技師の業務は細分化されています．検体提出時での感染性の有無などの医学情報不足も多く，取扱いには厳重な注意が必要です．ここでは各分野での検査の理解と情報整理について紹介します．

(1) 採　血

検体採取の基本業務で，臨床検査技師の職域拡大により，看護師とともに多くの施設で携わっています．肥満者では血管が見えにくいこと，高齢者では血管壁硬化で針刺しが困難な場合があることも理解しておく必要があります．

(2) 生理検査

心電図検査では，電極を取り付ける場合の金属アレルギーの有無は注意が必要です．また，筋硬直は検査に影響を及ぼすので，安静が肝要です．脳波検査での光反応反射試験では状態の悪化を想定し医師との連携も必要です．超音波検査は，臓器の形状・性状・腫瘍の有無などを描出しますが，患者の検査所見や病歴，推定病変などの情報を踏まえて，描出部位を的確に選択する技術が必要です．

(3) 血液検査

白血球数が異常値を示す場合は感染症や炎症性疾患，白血病などの血液疾患が考えられます．赤血球数の多寡や血色素量，ヘマトクリット値の高低では多血症や貧血が推測されます．また血球の種類を顕微鏡下で分類し，細胞出現比率や形態異常を調べ，各種血液疾患の鑑別も想定しながら細胞分類を行います．

(4) 尿　検　査

尿定性検査では，尿の濃さ，酸・塩基平衡状態，尿蛋白・尿糖異常で腎臓疾患が推定されます．尿潜血反応は腎臓を含む尿路系の疾患を疑いますが，過度の運動などでも出現する場合があるので注意が必要です．尿沈渣では，尿中の血球，上皮細胞，円柱や細菌などの出現状態や形態変化を顕微鏡下で観察し，腎疾患の程度やその他泌尿器系疾患を判断します．

(5) 生化学検査

血清中物質を化学的に分析し，診断や治療の判定，経過観察に用いる多項目検査です．なかでも AST/GOT，ALT/GPT，γ-GTP は肝機能検査，尿素窒素，尿酸，クレアチニンは腎機能検査に必須です．ただクレアチニンは腎機能だけではなく，筋肉代謝の指標にも関与します．糖化ヘモグロビン（HbA1c）検査は採血時期に関係なく安定しているため血糖値のコントロール指標となります．

(6) 免疫検査

　　C-反応性蛋白（CRP）検査は感染症や組織障害で高値を示すため急性感染の有無や術後の経過に役立ちます．HBs，HBe抗原陽性例では，B型肝炎ウイルス感染が示唆され，後者は感染性が高く，またHCV抗原陽性例はB型ウイルスに比較し重症化する危険性もあります．抗原の力価も感染力に影響するので注意が必要です．HTLV-1抗体は成人T細胞性白血病の起因，HIV抗体はエイズ発症の起因となりますが，感染の有無の検査であり発症の指標ではありません．

(7) 細菌検査

　　喀痰や血液，その他の採取内容液などから細菌の有無や菌の同定を行います．培養液の種類別あるいは顕微鏡下での形態分類，遺伝子検査などで判断します．培養環境を整えるためには経過や臨床症状などの情報が正しく検査室に届けられる必要があります．また，検出された菌に対してどのような抗菌薬が有効かを調べる薬剤感受性検査では，治療薬を選択するうえで重要となるため臨床医との連携が必要となります．

(8) 細胞診検査

　　喀痰や尿・体腔液などの液状検体，穿刺吸引やその他の採取法で検体が提出されます．検体処理後，顕微鏡下でスクリーニングし，異常細胞を捉える検査です．適切な標本作製と異常細胞を見落とさないことが重要です．採取部位や臨床側の推定病変を十分踏まえて診る必要があります．種々の疾患あるいは腫瘍による特徴的形態像を把握しておけば，病変を診断に導くことが可能となります．

■おわりに

　　臨床検査技師の職域は幅広く，本項ですべての分野を紹介したわけではありませんが，どの領域においてもそれぞれの分野で専門的知識や技術を活かし，日々正確な結果を迅速に提供しています．そのなかで，検査結果が患者に起因する異常か，検体不具合あるいは検査機器の問題によるものかの推察ができることも重要な点です．これを担保するためには，内部精度管理や外部精度管理を怠らず，世界基準に合った結果の信頼性を維持する努力が必要です．また，解剖学的・病理学的知識をもとに疾患名と検査結果，鑑別点などを総合的に推論できることが精度の高い検査提供につながると考えています．　　　［佐藤信也］

E　視能訓練士

　　視能訓練士は主な活動場所である眼科外来において，乳幼児から高齢者まですべての年齢層の症例を対象に視機能検査を実施し，その結果をもとに訓練や装用練習を計画しQOV（quality of vision）の向上に努めます．内科，脳神経外科など他科からの依頼患者を数多く扱うため，全身病の眼への影響を常に念頭においた情報整理の視点が必要となります．

　　医学情報のなかでとくに診断名と既往歴が重要です．図E1は疾患別に頻出する 診断名 と想定される視機能障害（徴候，所見，眼科疾患名），〔　〕は障害の主訴や症状を箇条書きで示したものです．一例として，頭部疾患のなかでは脳血管障害，頭部外傷，脳腫瘍が重要であり，MRIやCT画像を参照して病変部位と障害の関連を考えることが大切です．想定される視機能障害には視野欠損（後述①），半側空間無視，眼球運動障害・麻痺性斜

診断名

- **頭部疾患** → 脳血管障害・頭部外傷・脳腫瘍 ← MRI・CT画像を参照して病変部位と障害の関連を考える

  想定される視機能障害
  - 半盲[1]・半側空間無視
  - 眼球運動障害・麻痺性斜視[2]
  - 後天眼振[3]，調節障害[4]

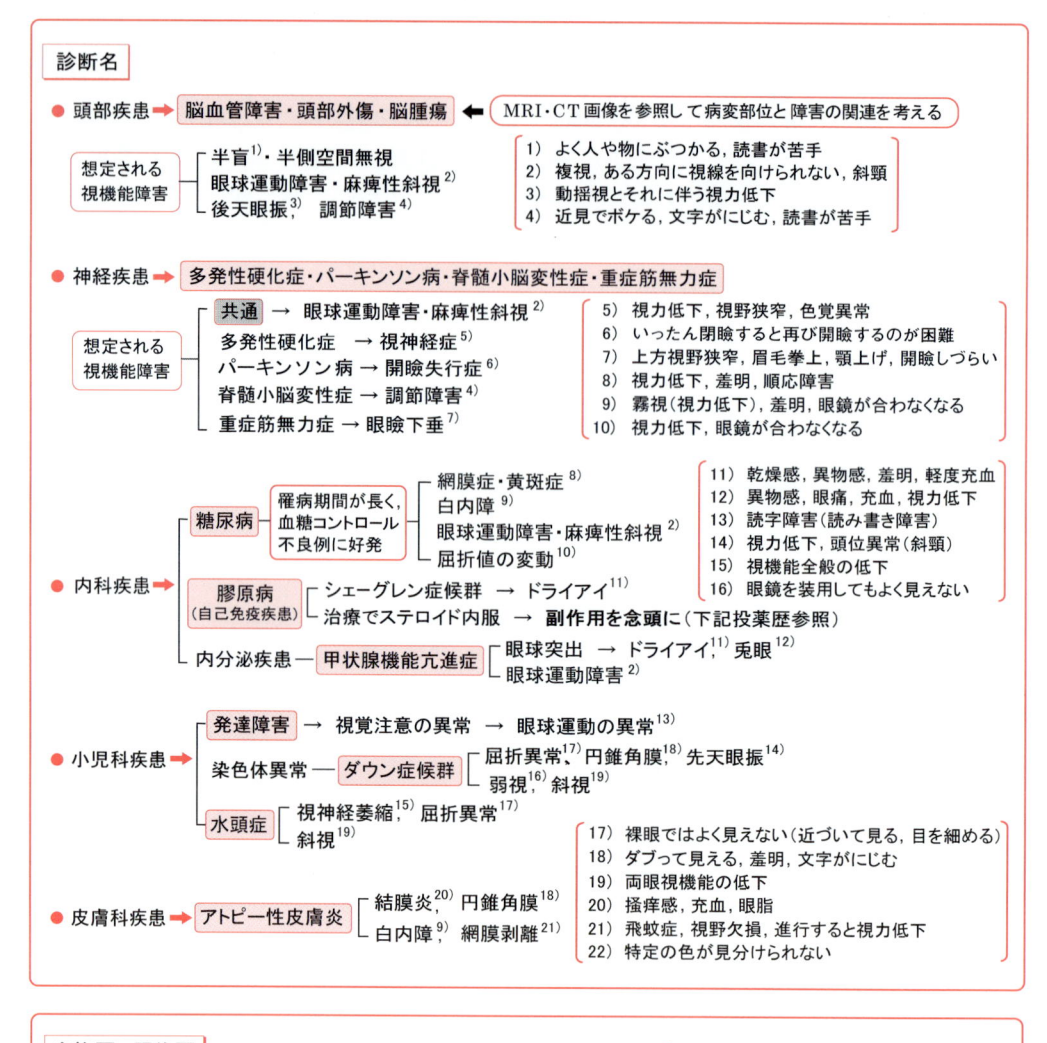

  1) よく人や物にぶつかる，読書が苦手
  2) 複視，ある方向に視線を向けられない，斜頸
  3) 動揺視とそれに伴う視力低下
  4) 近見でボケる，文字がにじむ，読書が苦手

- **神経疾患** → 多発性硬化症・パーキンソン病・脊髄小脳変性症・重症筋無力症

  想定される視機能障害
  - 共通 → 眼球運動障害・麻痺性斜視[2]
  - 多発性硬化症 → 視神経症[5]
  - パーキンソン病 → 開瞼失行症[6]
  - 脊髄小脳変性症 → 調節障害[4]
  - 重症筋無力症 → 眼瞼下垂[7]

  5) 視力低下，視野狭窄，色覚異常
  6) いったん閉瞼すると再び開瞼するのが困難
  7) 上方視野狭窄，眉毛挙上，顎上げ，開瞼しづらい
  8) 視力低下，羞明，順応障害
  9) 霧視（視力低下），羞明，眼鏡が合わなくなる
  10) 視力低下，眼鏡が合わなくなる

- **内科疾患**
  - 糖尿病（罹病期間が長く，血糖コントロール不良例に好発）
    - 網膜症・黄斑症[8]
    - 白内障[9]
    - 眼球運動障害・麻痺性斜視[2]
    - 屈折値の変動[10]
  - 膠原病（自己免疫疾患）
    - シェーグレン症候群 → ドライアイ[11]
    - 治療でステロイド内服 → 副作用を念頭に（下記投薬歴参照）
  - 内分泌疾患 — 甲状腺機能亢進症
    - 眼球突出 → ドライアイ[11] 兎眼[12]
    - 眼球運動障害[2]

  11) 乾燥感，異物感，羞明，軽度充血
  12) 異物感，眼痛，充血，視力低下
  13) 読字障害（読み書き障害）
  14) 視力低下，頭位異常（斜頸）
  15) 視機能全般の低下
  16) 眼鏡を装用してもよく見えない

- **小児科疾患**
  - 発達障害 → 視覚注意の異常 → 眼球運動の異常[13]
  - 染色体異常 — ダウン症候群
    - 屈折異常[17]，円錐角膜[18]，先天眼振[14]
    - 弱視[16]，斜視[19]
  - 水頭症
    - 視神経萎縮[15]，屈折異常[17]
    - 斜視[19]

- **皮膚科疾患** → アトピー性皮膚炎
  - 結膜炎[20]，円錐角膜[18]
  - 白内障[9]，網膜剥離[21]

  17) 裸眼ではよく見えない（近づいて見る，目を細める）
  18) ダブって見える，羞明，文字がにじむ
  19) 両眼視機能の低下
  20) 掻痒感，充血，眼脂
  21) 飛蚊感，視野欠損，進行すると視力低下
  22) 特定の色が見分けられない

家族歴・既往歴

- **家族歴** → 糖尿病，高血圧，がん，遺伝性疾患
  - 先天色覚異常[22]
  - 夜盲性疾患[23]
  - Leber病[24]
- **高血圧・腎不全** → 眼底出血[25]
- **周産期の異常**
  - 分娩時仮死 → 脳室周囲白質軟化症 → 脳性麻痺[26]
  - 未熟児網膜症 → 屈折異常[17] 斜視[19]
- **眼鏡・コンタクトレンズ（CL）歴**：いつから，どのように使用（※）
- **投薬歴** 眼に影響を及ぼす薬剤
  - 抗結核薬 → 視神経症[5]
  - 向精神薬 → 視力障害[27]，調節障害[4] 眼瞼痙攣[28]
  - 抗がん剤 → 角膜障害[29] 涙道障害[30]，黄斑浮腫[31]
  - ステロイド薬 → 白内障[9]，緑内障[32] 中心性漿液性脈絡網膜症[31]

23) 暗いところでものが見えにくい
24) 視野の真ん中が見えない，視力低下
25) 視野欠損，視力低下
26) 強い屈折異常，斜視，眼振，視野狭窄
27) 霧視（視力低下），ボケる
28) 瞬目過多，瞼が開きづらい
29) 羞明，異物感 視力低下
30) 流涙（涙目），にじんで見える
31) 変視症（歪んで見える），小視症，軽度視力低下，比較暗点
32) 視野欠損（病初期は無自覚）

（※）留意点：眼鏡レンズのキズや汚れ，鼻パッドやフレームの歪みの有無，CLの洗浄や交換状況の把握

図 E1 視機能障害の分類
疾患別に頻出する 診断名 と想定される視機能障害（徴候・所見・眼科疾患名）を示す．〔 〕内は障害の主訴や症状．

視（後述②），後天眼振（後述③）などがあります．

①視野欠損 同名半盲の頻度が高く，半盲側の人や物によくぶつかり，横書き文章では読書困難を生じる場合が少なくありません．右同名半盲でとくに黄斑分割を伴う場合は読書速度が遅くなり，左同名半盲では文章左端の読み飛ばしや行替え困難を生じることがあり，半側空間無視を合併している場合は左半側への注意が向かず，見えづらいという病識がありません．

②麻痺性斜視 特定の方向にのみ両眼の視線を向けられない注視麻痺や，片眼の眼球運動障害では麻痺筋の作用方向に視線を向けるほど二つにダブって見える複視の訴えが強くなります．また，複視を軽減するため代償性の頭位異常（斜頸）が出現する場合もあります．

③後天眼振 外界が揺れて見える動揺視とそれに伴う視力低下を訴える場合があります．視能訓練士に特化した医学情報としては，眼鏡・コンタクトレンズ（CL）歴が重要です．中高年では一般的に「老眼」と呼ばれ，加齢に伴ってピント調節力が減弱する老視により，近方視で細かな文字が見づらくなります．老視の矯正には近用あるいは遠近両用眼鏡が用いられ，最近では老視矯正用のCLも多くの種類が市販されています．いつからどのように使用しているのかという基本情報を確認したうえで，見づらさの原因となる眼鏡レンズのキズや汚れ，鼻パッドやフレームの歪みの有無，角膜障害や結膜炎の原因となるCLの洗浄法や交換状況を把握することが大切です．

さらに，さまざまな薬剤が眼に影響（副作用）を及ぼしますので，投薬歴の情報も重要です．抗結核薬のエタンブトール投与では用量依存性に視神経症が発生します．ステロイド薬には強力な抗炎症・免疫抑制作用があるため，膠原病や腎炎をはじめさまざまな疾患で使用されていますが，白内障や緑内障（高眼圧症），中心性漿液性網脈絡膜症を来す場合があります．向精神薬（ベンゾジアゼピン系）や抗不安薬（チエノジアゼピン系）のなかには視覚異常やピント調節能の低下に加え，眼瞼痙攣を来すものがあります．抗がん剤の詳細については他章に譲りますが，黄斑浮腫を来すものや，涙液中に含まれる抗がん剤のために涙道障害に伴う流涙や角膜障害を来す場合があります． ［新井田孝裕］

F　理学療法士

（1）医学情報と国際生活機能分類

理学療法士はさまざまな医学情報を参考にして，事例（症例）の検査・測定，評価，治療を行います．具体的には，事例（症例）を受け持ったら考えることとして「リスク管理」に関する情報，また評価・治療を行ううえで考えることとして「目標設定」に関する情報があります．事例（症例）の状態を把握するためには，国際生活機能分類（ICF）（図F1）に基づいた視点から必要な医学情報を得ることが必要です．

（2）事例（症例）を受け持ったら考えること（リスク管理）

理学療法では検査・測定，評価，治療の過程で上下肢の運動や，起き上がり・歩行など身体に負荷をかけますので，これらの負荷により症状を悪化させる危険を伴います．そのため起こりうる症状や危険をあらかじめ理解し，評価・治療の計画を立てます．

リスク管理に必要な医学情報（表F1）は，理学療法の施行中に急に病態が悪化する

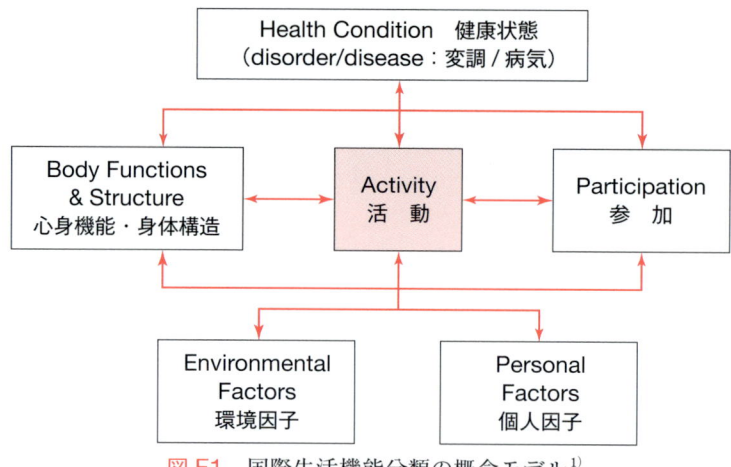

図 F1　国際生活機能分類の概念モデル[1]

表 F1　理学療法に必要な医学情報と目的

	項　目	何に使われるか
リスク管理に必要な医学情報	・診断名　・合併症 ・現病歴　・投薬状況 ・既往歴　・血液データ ・家族歴　・バイタルサイン	・急な病態悪化の可能性 ・運動による心肺機能への影響の予測 ・運動中止基準の予測
目標設定に必要な医学情報	・診断名 ・手術様式 ・血液データ ・MRI・CT・X線の画像所見 ・安静度	・検査・測定および日常生活での姿勢・動作への配慮 ・運動負荷量の設定 ・機能障害の予測・把握
	・家族構成 ・家屋構造 ・社会生活	・介護負担の把握 ・環境整備の必要性の把握 ・補装具の必要性の把握

可能性や運動による心肺機能への影響，さらに運動を中止する基準を予測するために欠かせません．たとえば脳血管障害による左片麻痺の場合（図 F2），合併症である高血圧，糖尿病，心不全の病態やこれらに関する投薬状況，また投薬による症状のコントロールについての情報は事例（症例）を受け持った初期段階で必要な情報といえます．

(3) 評価・治療を行ううえで考えること（目標設定）

　　理学療法では事例（症例）のホープ・ニーズをもとに治療目標を段階的に設定し，目標達成に対して必要な評価・治療を行います．姿勢や動作，運動を治療の対象としている理学療法では，国際生活機能分類のなかでもとくに「活動」・「参加」について検査・測定，評価し，治療へとつなげています．したがって活動・参加に関連する医学情報を把握する必要があります．たとえば左片麻痺の場合（図 F2），CT や MRI などの画像所見，合併症である高血圧や糖尿病，心不全に関する情報は機能障害の予測に有益であり，環境因子（人的・物理的・社会的）の情報と合わせて目標設定に大きくかかわります．このように「活動」に関しては姿勢や動作への配慮，運動負荷量の設定，機能障害の予測のための医学情報，また「参加」に関しては介護負担や環境整備の必要性，補装具の必要性を把握するための医学情報が不可欠といえます．

［黒澤和生，渡邉観世子］

```
           ┌─────────────────────┐
           │      健康状態        │
           │   60歳　男性         │
           │ 診断名：被殻出血     │
           │ 合併症：高血圧，糖尿病，心不全 │
           └─────────────────────┘
```

┌──────────────────────┐ ┌──────────────────────┐ ┌──────────────────────┐
│   心身機能・身体構造   │ │   活　動   │ │   参　加   │
│ ・左片麻痺（BRS Ⅲ-Ⅲ-Ⅳ）│ │ ・T字杖歩行（中等度介助）│ │ ・外出困難   │
│ ・関節可動域制限（足関節）│ │ ・入浴・トイレ動作（中等度介助）│ │ ・車の運転困難   │
│ ・足底の感覚障害   │ │   │ │   │
│ ・左半側空間無視   │ │ ・排泄コントロール自立 │ │ ・自宅での仕事   │
│   │ │ ・車いすからベッドへの移乗動作 │ │ ・他者との交流多い   │
│ ◦意識清明   │ │   軽介助   │ │   │
│ ◦血糖コントロール良好 │ │   │ │   │
└──────────────────────┘ └──────────────────────┘ └──────────────────────┘

┌──────────────────────┐   ┌──────────────────────┐
│   環境因子   │   │   個人因子   │
│ ・玄関まで緩やかな坂道 │   │ ・服薬管理が不十分   │
│ ・トイレ・浴室に手すりがない │   │ ・BMI 30   │
│   │   │ ・せっかちな性格   │
│ ◦妻，長男一家と同居   │   │   │
│ ◦自室（仕事場）が1階 │   │ ◦多趣味   │
│ ◦持ち家   │   │ ◦自宅復帰・社会復帰への意欲が高い │
└──────────────────────┘   └──────────────────────┘

図 F2　国際生活機能分類による左片麻痺の例

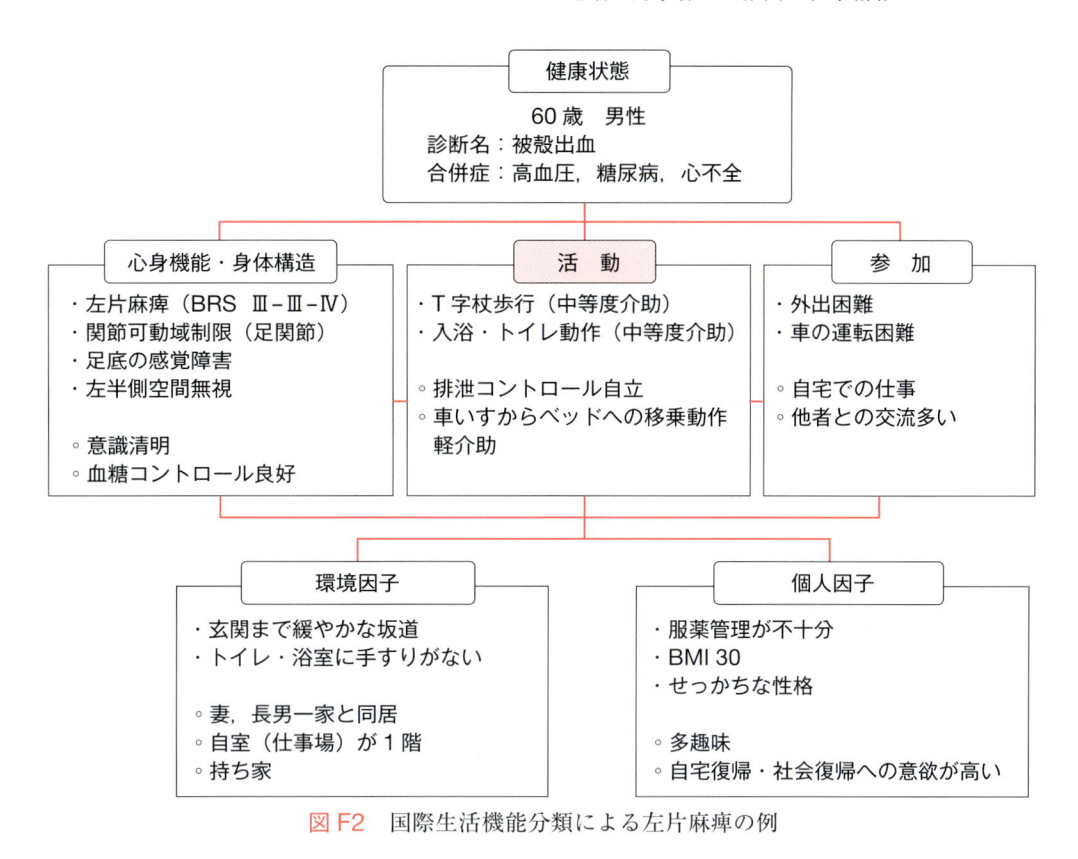

文　献

1）北島政樹総編集，医療福祉をつなぐ関連職種連携, p.23, 南江堂, 2013.

G　作業療法士

　　臨床推論においては，疾患性と事例性の両者の理解が重要です．医学情報からは疾患性を理解し，一般情報からは事例性を理解します．情報整理においては，各要素間の関係性を示す国際生活機能分類（ICF）と実践過程を示す事例報告書の2つの形式で整理します．作業療法では，医学情報と病状・活動との関係性・影響性を重視します．医学情報における作業療法の視点について，表に示して解説します．

（1）疾患名・障害名

　　疾患名・障害名から発症状況，病状，予後を理解します．主要症状・副症状，合併症を把握して，進行度・重症度，機能障害・活動制限・生活制約の状況を理解します．

（2）発症日および経過期間

　　発症日および経過期間から現在の病相期を理解します．つまり，急性期・回復期・維持期のいずれの病相期に該当するのかを理解します．病相期に応じた適切な作業療法を展開します．急性期では，健康状態・病状が不安定なため，状態に合わせた必要最小限の作業療法をします．回復期では，状態安定に伴い機能回復に向けた積極的な作業療法をします．維持期では，機能回復が止まるため喪失した機能を補うための代償的・補完的作業療法を

します．

(3) 投薬，各種検査，画像

投薬からは，投薬目的と投薬計画，各薬剤の作用・副作用，投薬による病状・活動の変化などから疾患進行状況を把握します．投薬治療と病状・活動への影響性を理解して作業療法を展開します．

各種検査からは，検査結果，検査値変化などから疾患進行状況を把握します．検査所見と病状・活動との関係性を理解して作業療法を展開します．

各種画像からは，損傷部位・範囲・程度などの画像結果，画像変化などから疾患進行状況を把握します．画像所見・画像診断と病状・活動との関係性を理解して作業療法を展開します．

(4) リスク管理

現病歴，既往歴，医師の処方などからリスク管理を理解します．安全のための設定リスク基準と基準範囲内活動を理解します．基準範囲内の負荷活動を通して，疲労感などの主観的症状・バイタルなどの客観的症状を評価します．適切な負荷活動量の調整を図り，活動と休息のバランスを指導して，安心・安全な生活を獲得します．

(5) 面接，観察，検査測定

面接・観察・検査測定などから機能障害・活動制限・生活制約状況を評価します．新たな生活の再構築に向けた作業療法支援を展開します．能力と遂行状況の関係性を評価し，生活場面における残存能力の最大限の発揮を目指します．「できる・できない」，「わかる・わからない」の能力状況と「している・していない」の活動・参加の遂行状況を評価します．能力と遂行状況の差を見きわめ，「できる」ことを「している」にします．「できない」，「わからない」ことに対しては，介護を含む代償的・補完的支援をします． ［藤田 亘］

表1 作業療法士の視点

医学情報	作業療法視点
疾患名・障害名	発症状況，病状（主要症状・副症状），予後，進行度・重症度，機能障害
発症日および経過期間	病相期（急性期，回復期，維持期）
投薬	投薬目的と投薬計画，作用・副作用，病状・活動の変化，疾患進行状況
各種検査	検査結果，検査値変化，疾患進行状況
画像	損傷部位・範囲・程度の画像結果，画像変化，疾患進行状況
リスク管理	設定リスク基準，基準範囲内活動，負荷活動量の調整，活動と休息のバランス
面接・観察・検査測定	機能障害・活動制限・生活制約状況，能力と遂行状況，能力の最大発揮

H 言語聴覚士

言語聴覚士が専門的に対応する障害の多くは，疾患が表す症状です．言語聴覚士が評価・訓練を行うためには，以下の医学情報を理解することが求められます（表H1）．

(1) 医学的診断名

言語聴覚障害の原因となっている疾患を把握します．進行性の疾患か否かは重要な情報です．言語障害の原因が脳血管障害の場合，発症後1～2週間の間は病変の周囲の浮腫などによって言語症状が増悪することがあるものの，その後は回復に向かいます．一方，脳

表 H1　言語聴覚士が医学情報を用いるポイント

情報の種類	情報の内容	情報を用いるポイント
医学的診断名	脳梗塞，脳出血，脳腫瘍，変性疾患など	原因疾患，発症からの経過は，予後を予測するための重要な手がかりである．
現病歴	発症日，経過など	
合併症	心疾患，高血圧，糖尿病など	検査や訓練を進めるうえでのリスクを把握する．
既往歴	脳血管障害，肺炎など	初発か再発かは言語機能の回復にかかわる．肺炎の既往は，嚥下障害との関連がないかを確認する．
神経学的所見	運動麻痺，視野障害など	右上肢の麻痺は書字や道具使用にかかわる．半盲や四分盲がある場合は，文字や図版を提示する位置に配慮する．
画像所見	CT，MRI，脳血管撮影など	脳病変の部位と大きさの情報は，言語聴覚障害の種類とタイプを診断するために不可欠である．

腫瘍のような進行性の疾患による場合は，悪性度や外科的治療の内容が言語症状に大きく影響を及ぼします．

(2) 現病歴

　発症日，経過，治療・投薬についての情報を得ます．発症日を把握し，どのぐらいの時間が経過しているかを把握します．たとえば，左半球の脳血管障害後に生じた失語症の場合，最初の1～3週間の間に急速に改善し，症状が消失する場合もありますが，症状が持続する場合には継続的な訓練が必要となります．そのほかには，原因疾患の経過や治療の内容が，言語障害の予後を予測するために重要です．たとえば脳出血の場合，開頭血腫除去術など外科的治療は，血腫が広範囲に及んだ場合に必要となります．このため，外科的治療が行われた場合は，保存的治療が行われた場合に比べ言語機能の回復に時間を要し，また回復にも限界がある可能性を考えます．

(3) 既往歴

　脳血管障害が初発か再発かは，言語障害の予後にかかわる情報です．また肺炎の既往は，誤嚥による可能性があるため確認が必要です．

(4) 神経学的所見

　運動麻痺，感覚障害に関する情報を得ます．利き手の麻痺は，書字や道具使用を困難にします．また，視野障害に関する情報を把握し，半盲や四分盲などが認められる場合には，検査や訓練の際に文字や図版を適切な位置に提示することが必要です．

(5) 画像所見

　言語聴覚障害の種類とタイプを診断するうえで，CT，MRI，脳血管撮影などの画像情報が不可欠です．言語機能は，脳の特定の部位に局在しているため，病変部位と症状の間に対応関係がみられます．たとえば，ブローカ失語は左半球下前頭回弁蓋部，三角部とその周囲の領域（中前頭回後部，中心前回下部）を含む病巣によって生じ，ウェルニッケ失語は左半球上側頭回後半部とその周囲の領域（中側頭回後半部，縁上回，角回）を含む病巣によって生じます．言語聴覚士は，脳画像の情報を得て，起こりうる障害の種類とタイプを推測します．そして，患者に必要な検査を行い，評価・診断を行います．

(6) その他

　合併症（心疾患，高血圧，糖尿病など）によるリスク，感染症の有無，禁忌事項を把握

しておく必要があります．その他，炎症マーカーである CRP や，栄養状態の指標である血清アルブミン値などは，嚥下の状態に関係するため，基準値の範囲内にあるかを確認します．

[阿部晶子]

文　献

1) 長谷川賢一．臨床業務の進め方．標準言語聴覚障害学 言語聴覚障害学概論（藤田郁代編集），p. 249-225，医学書院，2009．
2) 浮田弘美．医学的情報．言語聴覚療法技術ガイド（深浦順一編集主幹），p. 235-236，文光堂，2014．
3) 長谷川賢一．情報収集．言語聴覚療法技術ガイド（深浦順一編集主幹），p. 496-499，文光堂，2014．

I　看護師

(1) 医学情報と看護過程

看護過程は「看護の知識体系と経験に基づいて，対象の看護上の問題を明確にし，計画的に看護を実践・評価する体系的・組織的な活動である」[1]とし問題解決法として定義されています．この問題解決過程は，「アセスメント」「看護診断」「看護計画立案」「実施」「評価」の5つの構成要素で成り立っています．この要素の1つである「アセスメント：情報収集と解釈・分析」において，主に医学情報を役立てています．

看護学で役立てている医学情報は，病態，疾病の経過，検査と診断，治療法，予後，患者や家族へのインフォームド・コンセントなどです．何のためにこれらの医学情報を収集するかというと，患者の健康障害と生活がどのように影響しあっているのかを解釈・分析し，看護の方向性を判断するためです．

とくに病気の診断，症状，治療法は，患者の食事や排泄などの日常生活を妨げる原因となります．この原因を推論し，原因に働きかける看護介入によって日常生活を安寧に過ごせるようにするために重要です．また，患者の病因や症状，治療への理解が患者の日常生活行動や心理に反映されて健康の回復・保持・増進に影響するためインフォームド・コンセントの内容を確認し，正しい知識をもっているか，過度な不安を抱いていないか推論し必要時看護介入するために重要です．

(2) 生活者を分析するための枠組みと具体例

看護は，生活者を分析するための視点として「ヘンダーソンの14の基本的ニードの枠組み」や「ゴードンの機能的健康パターンの枠組み」などを使用します．ここでは，後者の具体例を提示します．「ゴードンの機能的健康パターンの枠組み」は，「1. 健康知覚-健康管理パターン」「2. 栄養-代謝パターン」など11パターンで構成されていますが，このうちの2つのパターン（表I1，I2）で医学情報をどのように使っているかを説明します．

情報の解釈・分析の（B）は，患者の各パターンがうまく機能しているか，機能していないか，今後機能しなくなる可能性があるかを判断します．（A）は，（B）の原因や誘因は何かを分析します．この（A）（B）の原因や誘因を推論するときに，看護学の専門的知識と医学情報が重要になります．そして最後に（A）（B）の結果から看護の方向性（C）を導きます．つまり，解釈・分析は，主観ではなく，専門知識に基づいて行うため看護学の専門的知識に加えて医学情報は重要です．

[糸井裕子]

2. 患者・対象者の理解(2)：医学情報　51

表11　患者の生活と健康障害が影響しあっている例（1.健康知覚-健康管理パターン）

Subjective・Objective 情報	解釈・分析
・2年前に2型糖尿病と診断される．改善せずインスリン導入目的で入院する． 「今回の入院で，少し時間もあるから生活について考えてみたいと思う」 ・合併症あり：下肢の感覚鈍麻（軽度），糖尿病性腎症 ・治療：ヒューマリン®R／朝4単位，昼4単位，夜4単位（自己注射指導） ・入院時の検査結果 　　尿蛋白：微量ALB尿200 mg/g 　　GFR 110 mL/分（Ccr：クレアチニンクリアランス） 　　グリコヘモグロビン8.5% 　　空腹時血糖値250 mg/dL 　　食後2時間血糖値350 mg/dL 　　尿糖＋ 　　症状：口渇，多飲，多尿，下肢の知覚鈍麻 　　血圧値：138/86 mmHg 　　総コレステロール228 mg/dL 　　LDLコレステロール122 mg/dL 　　中性脂肪250 mg/dL 　　HDLコレステロール42 mg/dL ・入院前の生活について「昼は営業で外に出ていたので，ラーメン屋や定食屋ですませることがほとんどだった．」「週3回くらいは，同僚との付き合いや客の接待で外食をしなければならなかった．」「必ず酒は飲むし，酒のつまみは肉や揚げ物が中心になっちゃうんだよ」「外食を減らせば血糖が下がることはわかっているけど，なかなか断れないんだよね…．自分も味付けが濃いのが好きなんだー」「運動は1日1万歩を目安に歩くように言われていて，毎日仕事で半分は歩いているんでいいんじゃないかなぁ」 ・「薬は，飲んでましたよ．食事がだめな分，薬を飲んでいれば悪くならないと思っていたんですよ」	・尿蛋白：微量ALB尿200 mg/g，GFR1正常，血圧正常であることから糖尿病性腎症の進行と病気分類の早期腎症期であると考えられる． ・グリコヘモグロビン，空腹時血糖値，食後2時間血糖値は高値を示し，血糖コントロール指標の不可に対応し，さらに，口渇，多飲，多尿などの随伴症状もあり，コントロールは不良である．血圧値，総コレステロール，LDLコレステロール，中性脂肪，HDLコレステロール値も高く血糖のコントロールが不良である．これらのことから不可逆的な腎症，知覚神経障害の進展の可能性が高い．病態が進行した原因として自己健康管理力の低下が考えられる．（B） ・具体的な原因や誘因として以下のことが考えられる．多忙な仕事を調整しながら正しい食事療法，運動療法，薬物療法を生活に組み込む行動つまり危険因子を減少させる行動がとれなかった． 酒，飲み会，油っぽいもの，付き合いによる外食の非効果的な選択を行っている．運動療法は「カロリー消費のため」という認識のみで，インスリン抵抗性についての知識が不足しているため適度な運動量に至っていないと考えられる．「薬は，飲んでましたよ．食事がだめな分，薬を飲んでいれば悪くならないと思っていたんですよ」との発言から，3つの療法が相互に関連しあって血糖のコントロールがされていることへの知識不足と考えられる．（A） ・よって，「生活について考えてみたいと思う」と改善することに対する意識が芽生えているため，会社関係の問題や嗜好に関する対処法についてともに考え，糖尿病と生活との関連性，インスリン自己注射についての教育により自己管理力を高める必要がある．（C）

表12　健康障害が患者の生活に影響を及ぼしている例（2.栄養-代謝パターン）

Subjective・Objective 情報	解釈・分析
・慢性C型肝炎の治療であるペグインターフェロン＋リバビリン投与後7時間後に体温39.0℃の発熱が出現「筋肉痛のように体が痛い…，とてもだるい」と言う． ・60歳男性，身長166 cm，体重60 kg，BMI指数22，肝臓治療食1900 kcal，蛋白75 g，糖質50 g，塩分10 g以下，全量摂取していたがペグインターフェロン＋リバビリンの治療開始5日目に胃部不快感，食欲不振症状出現，食事摂取量が4割程度に減少した． ・ポカリスエットやお茶などを摂取している． 「熱も出ているけど治療を続けるためにもできるだけ多く食べなくちゃ…．」 ・検査値（入院時と入院7日目（治療開始5日目）の検査データ） 　AST 85→80 IU/L，ALT値125→110 IU/L，WBC（白血球数）7800→7000個/μL，Plt（血小板数）18.6→16.5万個/μL，Hb 14→13.5 g/dL，ALB 5.0→3.8g/dL，TBIL 0.2→0.6mg/dL	・初回ペグインターフェロン＋リバビリン投与後7時間後に39.0℃の発熱，筋肉痛や倦怠感があり治療による副作用であると考えられる．（A） この症状が食欲の低下に影響を及ぼしていると考えられる．（B） ・治療開始後5日目のデータは若干肝機能に改善が認められることから，治療の継続および食欲を促進するための苦痛の緩和ケアや，指示された解熱剤で体温のコントロールを行う必要性がある．（C） ・さらに，胃部不快感と食欲低下もペグインターフェロンの副作用と考えられる．副作用に加えて，「熱も出ているけど治療を続けるためにも食べなくちゃ…．」と，治療を継続するためには食事は重要といった気持ちが精神的な負担（A）となり食欲に影響していると考えられる．（B） ・ALB値の大きな低下はないが必要なエネルギー量を確保するために，栄養士と相談しA氏の嗜好にあった食事の工夫や，食べやすい食品を家族に支援してもらうなどの対処が必要である．（C）

文　献
1) 日本看護科学学会，看護学学術用語検討委員会報告．日本看護科学学会誌，14(4)：68，1994.

J　保健師

　　保健師は個人の疾病を考えるだけでなく，家族の病理，地域社会や組織などのコミュニティ全体の病理をみてどのような対応が適切かを判断していきます．また保健師は地域社会やコミュニティが健康維持や予防に対する社会システムをつくり上げていくことを活動の狙いとしていますので，保健師単独で動くわけではなく，地域社会の医師，歯科医師，看護師，臨床心理士，管理栄養士，運動健康指導士，理学療法士，作業療法士，精神保健福祉士，言語聴覚士などとともに活動します．

(1) 個人や家族に関する医学的・看護学的情報の整理の視点

　　保健師が対応する疾病をもった個人の健康レベルはさまざまです．以下に代表的なケースをあげました．

　①**妊産婦**　　妊婦が母子健康手帳を申請してきたときからかかわります．まず妊婦が妊娠を受け入れているかをアセスメントします．妊娠期の継続的な健診受診と妊娠期に起こりやすい貧血，歯科の問題，乳幼児の世話について教育を行うとともに，育児能力をアセスメントしていきます．

　②**乳幼児**　　出産時の状況に加えて，予防接種状況，身長・体重の増加，感情・精神社会性・運動・言語領域の発達状況を乳幼児健診などの機会に収集し，乳幼児が正常に発育・発達しているのかをアセスメントします．また，う歯の本数は母親の育児の姿勢をみるために重要な情報になります．

　③**乳幼児虐待を起こす可能性のある親**　　虐待された経験のある親はそうでない親に比べ虐待を起こす可能性が高い傾向が知られているので，生育歴や家族歴，妊娠を受容しているか，夫や家族の支援状況をアセスメントします．

　④**生活習慣病などをもつ成人**　　メタボリックシンドロームから糖尿病，高血圧，虚血性心疾患，がん，脳卒中などの生活習慣病を発症するリスクが高くなります．そのため健康診断の情報と食事や運動，喫煙・飲酒，ストレスなどの生活の情報をアセスメントして適切な保健指導を行います

　⑤**結核などの慢性感染症をもつ人**　　結核は空気感染で広がる危険な感染症です．持続する咳や痰，微熱や疲労感などの症状や胸部レントゲン写真による健康診断から発見されることがあります．結核の場合は治療計画に基づく服薬が確実に行われているかどうかを確認しながら，胸部レントゲン写真などで経過をみて療養生活を支援します．

　⑥**精神疾患，難病，障害をもつ人**　　何らかの遺伝的な要素に生育環境がかかわって発症する場合があるため，家族の中に複数の患者がいる場合があります．家族の病歴を確認するとともに，治療状況や医療費の助成など社会資源の活用状況などを合わせてアセスメントします．

(2) コミュニティに関する医学的・看護学的情報の整理の視点

　　コミュニティ全体をみるためには一般情報を含めて医学的情報や疫学的情報，生活習慣

に関する情報など多くの情報を取り扱うことになります．それらの情報を分析，比較，統合して地域診断という考え方に基づいて地域の健康課題を抽出し，どの健康課題の対策をとるのかの優先順位を決めていきます．

健康課題の抽出や優先度を決めるためには次のような情報を活用します．
①地域や組織の構成員のQOL，死因，医療費の状況，有病率，罹患率などを疾病に関する疫学的情報
②喫煙率，飲酒率，食事の摂取状況，運動の実施状況などの生活習慣の情報
③対象とする住民などの風習や習慣，健康を意識や健康に関する知識のレベル
④地域にある医療機関や健康を増進するための運動施設の存在
⑤地域で行われている健康教育や健康教室などの状況
⑥対策にかかわるための専門職の存在やスタッフの状況
⑦対策を行うための予算に加えて，市町村や組織の運営方針

　これらを総合的にアセスメントしていきます．

［荒木田美香子］

K　社会福祉士

(1) 役　割

　患者・利用者本人が問題解決の主体であり，専門職はそれを支える立場にあります．社会福祉士はおもに生活状況を把握し，チーム医療・チームケアに活かします．

　医療情報に関しては，医療専門職から適宜情報を得る必要があります．退院・退所支援においては，各種制度への申請，住宅改修や補装具などの専門職による選定および制度利用の手続き，介護者・協力者との調整，在宅復帰後のチームへの引継ぎが必要となります．地域包括医療・ケアにおいても，医療専門職との連携，医療情報の把握が必須となります．

(2) 実践過程

1) 現病歴，合併症

　今後の治療，看護，リハビリテーションの必要性について把握し，外来受診か在宅診療かの検討，訪問看護や通所・訪問リハビリテーションに関する主治医の指示の有無を確認し，サービス調整を行います．障害者手帳の申請，要介護認定，保健医療サービスの利用に関しては，主治医の意見書，指示書，診断書，療養情報提供書が必要となります．看護・リハビリテーションからの情報提供書により円滑な連携が行われます．

　健康管理，服薬管理に関しては，自己管理および家族の協力の範囲を確認し，必要に応じて支援を行います．

2) 主　訴

　現在の状態について，患者本人が主観的にどう捉えているかを把握します．現在の治療の内容，予後について本人や家族がどの程度理解しているかを確認し，各段階における意思決定において適切な支援を行う必要があります．

3) 生活歴

　日常生活の状況，生活パターンなどを把握し，病歴を踏まえ，今後の生活を想定して支援方針・方法を検討します．これまでの人生，それらにより培われた価値観を理解するこ

4）職業歴

身に付いている知識や技術を，リハビリテーションなどに活用したり，今後の就労について検討する際の参考にします．

5）家族関係

過去から現在に至る家族・親族との関係性が，問題の背景であったり，健康状態へ影響を与えている場合があります．支援体制を整えるにあたり現在のキーパーソン，介護者，協力者を確認し，意思決定の方法，介護や協力の内容や量を把握することが必要となります．

6）経済状況

経済的困難が医療を受けるうえでの制約になることは避けなければなりません．また生活基盤の脆弱さは，健康状態の悪化や再発につながる場合もあります．

医療・介護などの費用負担については，所得または障害による公費負担・減免・助成が医療保険制度，公費負担医療制度，介護保険制度，障害者総合支援法，生活保護制度に設けられており，さらに都道府県，市町村独自に設けられている所もあります．各制度に精通し，行政機関との連絡・調整により適切に活用することが求められます．

7）生活環境

家屋状況，室温，衛生状態，周辺環境などを把握し，健康状態に与える影響を検討します．必要に応じて改善を図ります．

[山口佳子]

L　精神保健福祉士

医学情報の1つに診断名と症状があります．ここでは，統合失調症を抱える患者が「幻聴に左右され，独語，易怒的になり入院」という情報を得たのちに精神保健福祉士（PSW）はどのようにこれらの情報を活用していくか提示します．

(1) 患者・利用者への対応

患者・利用者は「幻聴」を現実の声として受け止めているわけですから，そのような状況にいる自分を語るには，支援者を信頼できる人と受け止めてからになります．そして，次のように話してくれたとします．

「耳元で誰かはわからないが，いつもいつも，お前はバカだ，何やってんだ！と，自分をバカにした内容のことを言われ続けてきたので，嫌になってしまったんです．そこで，黙れ‼ と大声をいくどか張り上げたのです」と．

このような状況の際に，精神保健福祉士は，まず「幻聴」が現実にはありえたかどうかという事実を判断するのではなく，「幻聴」が四六時中聞こえていたならどんな気持ちで毎日を過ごしてきたかを想像するのです．そのイメージが精神保健福祉士自身に湧き上がってこられるように，患者・利用者自身から日常生活のなかでの幻聴の現れ方などを尋ねていきます．そして，精神保健福祉士は自らの身に置き換えて，そのようにいつも見下され虐げられ，尊重されない状況が続けば，怒りたくなるし，黙れ！と，叫びたくなる気持ちに共感していくでしょう．さらに，「幻聴」とそれに伴う反応について話し合います．

「黙れ！　と叫んだ」反応は，家族やまわりの人を驚かせたかもしれないが他者に危害を加えたわけではないことなどを確認し，その反応は異常ではなく正常であり，むしろ言葉として反応したことは健康的とさえいってもよいかもしれないと，精神保健福祉士自身が感じたことを伝えます．患者・利用者は，精神保健福祉士の感じたことを聴いて自らのプライドを保つかもしれません．そして自らの病気からくる症状と，行動に連なる反応を区分して考えていくことが可能になります．

(2) 安心・安全な現実的方法の検討

しかし，図L2に示したように，家族や一般他者は幻聴に伴う反応までを一体として認識しますから「様子がおかしい」「恐い」と考えて当然かもしれません．そのような他者や社会からのまなざしや反応を患者・利用者が経験し続けると，「自分は誰にも信頼されていない」感覚を強めてしまうでしょう．その結果，家族と穏やかな日常会話がなくなり，人間関係も破綻し就労や社会生活に支障が出てくる事態になってしまうのです．

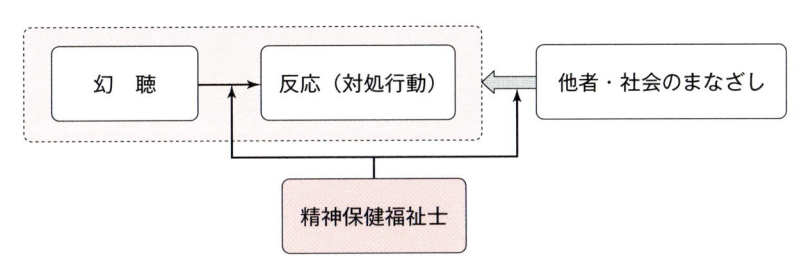

図L2　精神症状と反応（対処行動）へのかかわり［筆者作成］

ですから，精神保健福祉士は病気かどうかはともかく，「幻聴」がある世界で生活されてきた患者・利用者の生活世界に思いをはせ，少なくとも大声を張り上げたり怒りたくなってしまう気持ちを理解し続けることが大切になります．その後に，反応である対処行動についてともに検討し，患者・利用者にとっても，身近な存在である家族や周囲の人にとっても，現実的で安心・安全な方法を探していくことになります．　　　　　　　　　　　　［長竹教夫］

M　介護福祉士

利用者のもつ疾患や心身の健康状態を理解し，根拠のある理論と生活支援技術を統合し，利用者の価値観を最大限に尊重しながら実践できる専門職として，介護福祉士には重要な役割と責任があります．看護師の行う「診療の補助」業務の一部である喀痰吸引と経管栄養の医療行為を行えるようになり，医療スタッフの一員として協働・連携によるチーム医療の推進のために各職種の専門性を尊重し，目的や情報を共有することが重要です．そのときに内容を簡潔明瞭に，「いつ」「どこで」「誰が」「何を」「なぜ」「どのように」「どのくらい」観察や実施をしたか報告・連絡・相談します．とくに急変時に早急な対応と医療・看護に結びつける判断力も必要となります．

(1) 診断名（病態・主訴），既往歴，現病歴

居宅サービスの開始時や施設入所時に，フェースシートに利用者の疾患がどのような病態であるか，今起きている症状と利用者の訴えから，どのような治療を受けているのか記

載する必要があります．利用者の生活に与える影響など課題を解決するために，個別支援計画の基礎的な情報として必須となります．

(2) 要介護度，認知症高齢者の日常生活自立度判断基準，障害高齢者の日常生活自立度判断基準

介護保険の認定結果である利用者の要介護度，認知症や障害高齢者の程度を知る日常生活自立度から，療養しながら生活をしている利用者の状態について把握し，今後の心身の健康状態と生活環境に向けて自立支援をめざすために必要な情報です．

これらの情報を，国際生活機能分類（ICF）の視点に基づき利用者像の把握をするときに，「健康状態」「心身機能・身体構造」「活動」「参加」「環境因子」「個人因子」に分類し，アセスメントをすることで利用者を全人的にとらえ，必要な支援を判断します．

(3) 薬物療法

利用者の治療に際し，薬物療法の必要性を知り，どのような薬剤をどのくらいの量，どのような経路（経口・注射・塗布・貼付・座薬・点眼・点耳・点鼻など）でいつ使用しているのか，利用者本人が自ら管理できているのか，家族や看護師の管理のもとで使用されているのかを把握し，介護福祉士として行える行為・行えない行為かを判断して，正確に行われているか確認をします．また，利用者や家族は治療を納得して受けているのか，副作用の観察も行い，ふだんの状態に異変があるときは医療職との連携を図ります．

(4) 家族構成

家族の有無，同居家族，家庭内における人間関係について把握し，生活への影響に配慮します．本人との信頼関係が最も強く，また，職員との連絡や相談が可能な人（キーパーソン）を把握し，緊急時の対応に役立てます．利用者と家族がお互いにどんな思いを抱いて生活しているのか把握し，感情にズレがある場合は調整しながらかかわります．

(5) 生活歴，個人歴

利用者が歩んできた人生を知るために必要です．人とのかかわりのなかで表現される言語，表情，動作には，生活歴・教育歴・職業歴など個人の背景が影響しています．利用者の価値観を最大限に尊重し，利用者が何を求めているかを考える豊かな感性を備えかかわります．

［二木恵子］

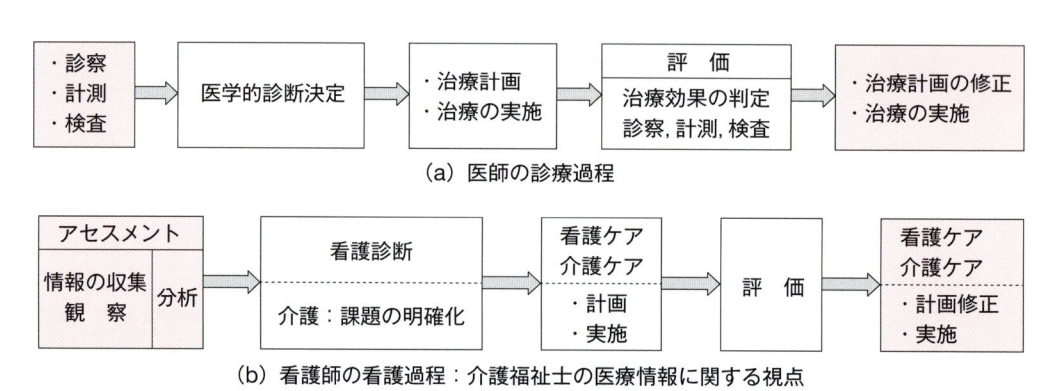

図 M1　介護福祉士の医療情報に関する視点（医師の診療過程・看護師の看護過程に準じる）

文　献

1) 介護福祉学研究会，介護福祉学，中央法規出版，2002．

N　ケアマネジャー

ケアマネジャーは，クライエントについてのアセスメント（課題分析）によって「ケアプラン」原案を策定していく役割があります．さらにアセスメントにあたっては，クライエントに関する「身体機能的状況」，「精神・心理的状況」，「社会環境的状況」について把握し，これらを総合的に判断し，クライエントが生活していくうえでの課題（ニーズ）を確定していくことが最も重要なこととなります．

(1) 医療従事者との連携

この過程において，医学情報の整理は健康状態の把握として，①既往歴，②主傷病，③症状，④痛みなどに加えて，予後にかかわる情報や，治療や通院の必要性，訪問看護やリハビリテーションに関する情報，投薬や服薬管理に関する情報が必要となってきます．

とくに，介護保険の給付サービスにおいて，訪問看護などの保健医療系サービスを利用する際には，主治医指示書が必要となることから，医療従事者との連携は十分必要なこととなります．

また，サービス担当者会議や急変時の指示，さらには要介護更新認定などにおいて主治医情報を把握しておく必要があります（口腔ケアの観点から歯科医師についても把握する必要性があります）．

(2) 医学情報の項目

ちなみに介護保険法では，介護支援専門員が客観的な課題分析を行うための目安として「課題分析項目」が提示されていますので，そのうち医療情報にあたる事項について表N1に示します（一般情報項目は p.23 参照）

表N1　課題分析項目のうち医学情報

No.	標準項目名	項目の主な内容（例）
10	健康状態	利用者の健康状態（既往歴，主傷病，症状，痛み等）について記載する項目
11	ADL	ADL（寝返り，起きあがり，移乗，歩行，着衣，入浴，排泄等）に関する項目
12	IADL	IADL（調理，掃除，買物，金銭管理，服薬状況等）に関する項目
13	認知	日常の意思決定を行うための認知能力の程度に関する項目
14	コミュニケーション能力	意思の伝達，視力，聴力等のコミュニケーションに関する項目
16	排尿・排便	失禁の状況，排尿排泄後の後始末，コントロール方法，頻度などに関する項目
17	褥瘡・皮膚の問題	褥瘡の程度，皮膚の清潔状況等に関する項目
18	口腔衛生	歯・口腔内の状態や口腔衛生に関する項目
19	食事摂取	食事摂取（栄養，食事回数，水分量等）に関する項目
20	問題行動	問題行動（暴言暴行，徘徊，介護の抵抗，収集癖，火の不始末，不潔行為，異食行動等）に関する項目

[「介護サービス計画書の様式及び課題分析標準項目の提示について」（平成11年11月12日老企第29号　厚生労働省老人保健福祉局企画課長通知）]

ケアマネジャーがかかわるのは，患者としてではなく在宅で生活を送る生活者であり，一般生活を送るうえでの困難を支援するサービスの提供が求められます．しかし，クライエントの近くにいて身体や精神上の急変や異常に気付く必要があり，必要最低限の病気の特徴や症状，予後に対する知識が求められることはいうまでもありません．　　［林　和美］

O 診療情報管理士

(1) 診療記録の記載方法

患者情報を収集した診療録は法令に基づき記載内容が定められています．あわせて，日本診療情報管理学会における「診療録記載指針（2007年1月）」のうち，経過記録の記載事項は次のようになっています．

> ①回診時および必要な場合に診察所見の記載
> ・思考過程が明確になるように記載することに努める．問題志向的記載（POMRのSOAPの考え方による記載）は，そのために有効であり推奨される．
> ②指示（処方，検査，食事，注射，処置など）の記載
> ・指示をした医師による記載とサインが必要である．
> ・臨時指示・口頭指示などには手順書の整備とその遵守が求められる．
> ③検査結果・所見と解釈・分析の記載
> ④処置・手術などの実施とその総括・評価の記載
> ⑤臨床（病理）検討会，院内外の合同検討会（地域連携を含む）などの要約の記載，診療計画変更時の記載
> ・変更の理由と患者・家族への説明など

診療記録の記載方法として問題志向型診療記録（POMR：problem oriented medical record）は代表的なものとされています．POMRとは，診療記録の作成方法であるPOS（problem oriented system：問題志向型システム）で書かれた診療記録を指します．POSは患者が抱える問題に着目し，問題解決のために多くの医療専門職が互いに連携して対処するシステムです．また，叙述式経過記録は問題ごとにSOAP形式を用いて記載します．S（Subjective）：主観的情報，O（Objective）：客観的情報，A（Assessment）：評価・考察，P（Plan）：診断・治療方針から構成されています．

(2) 問題解決手順とPOMR

POSは患者の問題を中心として病名や医学的問題だけではなく，心理的問題や社会的

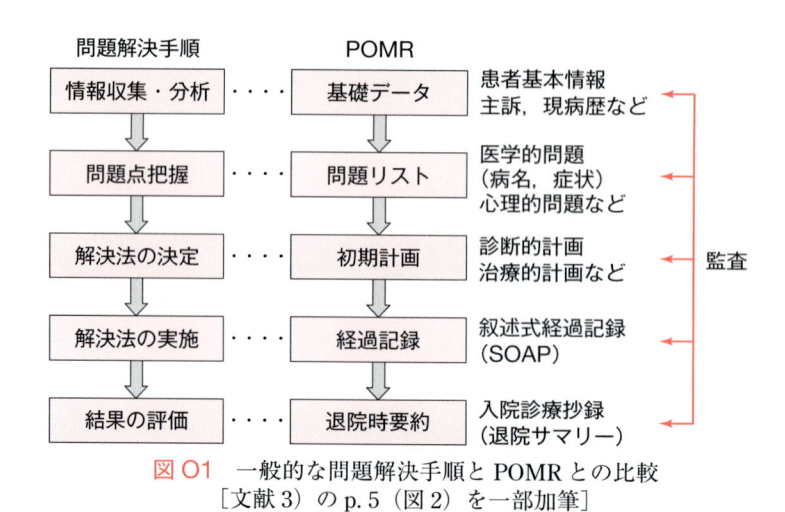

図O1 一般的な問題解決手順とPOMRとの比較
［文献3）のp.5（図2）を一部加筆］

問題などにも考察を広げていくことが重要となります．問題解決には基本的な手順があり，情報の収集と分析が求められます．図O1に一般的な問題解決手順とPOMRを比較したものを示します．POMRは，基礎データ，問題リスト，初期計画，経過記録の4段階に分類され，さらに退院時要約が全体的なまとめの位置付けとなっています．

これらのPOMRの作成が第1段階であるのに対し，第2段階は記録内容と実施内容とのチェックを行うものとして監査（audit）があげられます．第3段階は記録の修正です．ここでは修正の必要性を確認のうえ，必要に応じて修正を行い，完全な診療記録の作成を支援するものです．

(3) 問題解決の過程を示す車輪

問題解決の手順を可視化したものとして問題解決の過程を示す車輪が提案されています．抽象概念のはしごと各問題の構成の構成要素の相関関係を考慮し，図示したものです（図O2）．車輪は，①病因，②症状，③診察所見，④検査所見，⑤治療の5つのはしごから構成されています．一番外側は最上段の抽象レベルを意味し，はしごの段を順に下りていくと診断の精度が高くなります．仮に，病因のケースでは，慢性疾患→血液疾患→貧血症→鉄欠乏性貧血となるなど，高いレベルの抽象概念から低いレベルの抽象概念の順に示されていることがわかります．

このように，はしごのどの段のいるかにより，取り上げる問題は異なります．さらに，

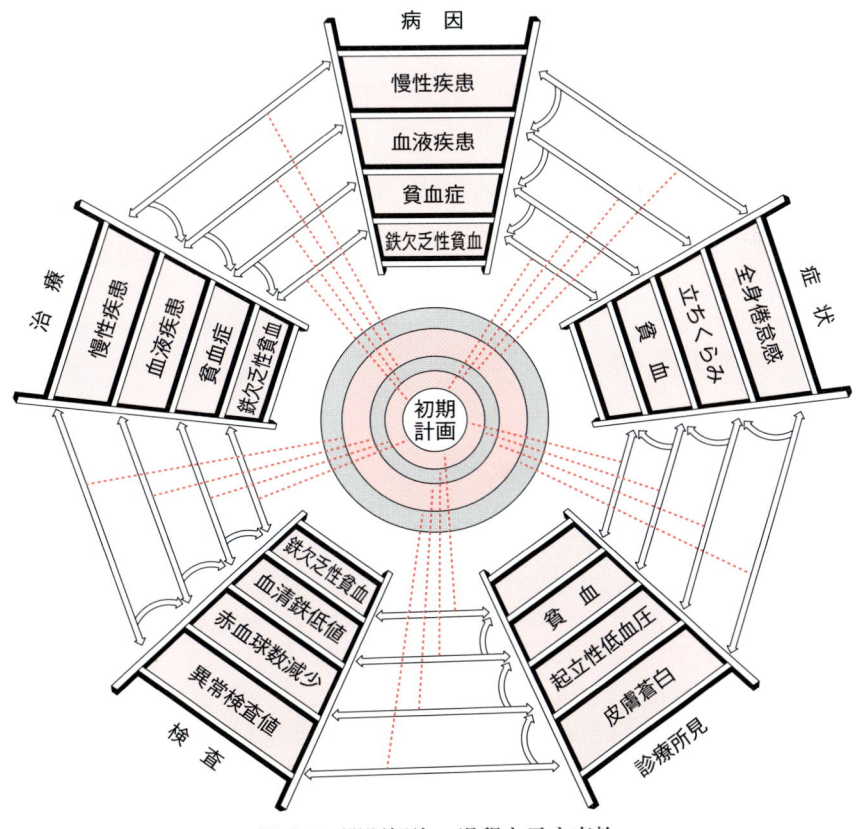

図O2 問題解決の過程を示す車輪
［文献3）のp.6（図3）を一部加筆］

問題がどのはしごに属しているか，どの段にいるかにより，問題解決のための初期計画は異なってくるといえます．

(4) POMRの構成要素としての基礎データ（Data Base）

POMRは，基礎データ，問題リスト，初期計画，経過記録から構成されています．このうち基礎データは，患者の生活と健康状態に関する身体面，精神面，社会面から情報を収集し記録するものです．問診，診察所見，検査所見などからデータの収集を行うものであり，患者の問題抽出のために必要かつ十分な項目が含まれることが重要となります．

1）患者基本情報

外来診療申込書（初診申込書），入院申込書の記載項目であり，患者識別情報とも呼ばれます．氏名，生年月日，年齢，性別，住所，電話番号，被保険者証に関する記載事項などがあげられます．

2）病　歴

POMRの病歴（表O1）には，主訴，現病歴，既往歴，家族歴，患者生活像（プロフィール），系統別病歴などがあげられます．POMRでは，全人的な把握のために患者の生活像を重視します．

［山本康弘］

表O1　POMRの病歴

項　目	内　容
主　訴	入院の理由となる患者の訴え．いつ頃から症状があるのか，具体的にどの場所に痛みがあるのかなど，できるだけ患者の表現する言葉を用いて記載する．
現病歴	主訴との関連症状を含め，発症から入院までを経時的に記載する．発症時の年齢，年月日，時刻などできるだけ正確に整理された内容が求められる．
既往歴	これまでに患った疾患，その治療内容や期間などを記載する．その他，輸血歴，アレルギー反応，服薬歴についても確認する．
家族歴	患者の家族について，家系図を示して，血縁者の年齢，罹患病名，死亡と死亡年齢や現在の健康状態を記載する．
患者生活像（プロフィール）	職業，趣味，嗜好品，家庭環境，習慣（飲酒，喫煙など）など生活習慣を含めた情報を記載する．
系統別病歴	皮膚，眼・耳・鼻，口腔，呼吸器系，循環器系など各臓器・系統別に症状の有無やその程度を確認して，現病歴を補完する．

文　献

1) 武田隆久総監修，診療情報管理士テキスト　診療情報管理Ⅲ　専門・診療情報管理編（第6版），一般社団法人日本病院会，2014．
2) 日本診療情報管理学会，診療録記載指針（2007年1月）．http://jhim.jp/rinri/sisin.html（閲覧日2015年10月26日）
3) 羽白　清，POSのカルテ／POMRの正しい書き方．金芳堂，2005．

P　医療ソーシャルワーカー

医療情報は，主治医をはじめとする関連職種への照会，カンファレンス，カルテの閲覧などによって把握します．医療ソーシャルワーカーが必要とする主たる医学情報には，診断名，症状，予後，認知など，ADLなどがあります．患者・家族が訴えや理解している

内容が，医学情報と異なる場合があることに留意し，患者・家族の受けとめ方として理解します．これらの情報を記録する際には，たとえば診断名の場合，「甲状腺がん（○○医師）」，「甲状腺腫瘍（本人）」といったように情報源を区別しておく必要があります．

(1) 診断名

社会保障制度の活用や社会的背景の理解のために不可欠な情報です．

1）社会保障制度の活用のために

各種手帳（身体障害者手帳，療育手帳，精神障害者保健福祉手帳，スモン手帳，じん肺などの健康管理手帳，被爆者健康手帳，肝炎患者支援手帳，公害医療手帳，戦傷病者手帳など），指定難病（306疾患/2015年7月1日現在），特定疾病（表P1の2つの用法があります．）など．

表P1 特定疾病

(1) 高額療養費制度における特定疾病（高額長期疾病として特定疾病療養受療者証の対象となります．）

①人工透析を要する慢性腎不全，②血漿分画製剤を投与している先天性血液凝固第Ⅷ因子障害と先天性血液凝固第Ⅸ因子障害（いわゆる血友病），③抗ウイルス剤を投与している先天性免疫不全症候群（HIV感染を含み，血液製剤の投与に起因するHIV感染者からの2次，3次感染者に限る）

(2) 介護保険制度における特定疾病（第2号被保険者の要介護認定・要支援認定の条件となります．）

①がん末期（医師が一般に認められている医学的知見に基づき回復の見込みがない状態に至ったと判断したものに限る），②筋萎縮性側索硬化症，③後縦靱帯骨化症，④骨折を伴う骨粗しょう症，⑤多系統萎縮症，⑥初老期における認知症（アルツハイマー病，脳血管性認知症など），⑦脊髄小脳変性症，⑧脊柱管狭窄症，⑨早老症（ウェルナー症候群など），⑩糖尿病性神経障害，糖尿病性腎症および糖尿病性網膜症，⑪脳血管疾患（脳出血，脳梗塞など），⑫進行性核上性麻痺，大脳皮質基底核変性症およびパーキンソン病，⑬閉塞性動脈硬化症，⑭関節リウマチ，⑮慢性閉塞性肺疾患（肺気腫，慢性気管支炎など），⑯両側の膝関節または股関節に著しい変形を伴う変形性関節症

(2) 社会的背景の理解

生活環境，生活習慣，労働災害・職業病，公害・薬害・食品公害，事故・災害，犯罪被害，戦災など，傷病の社会的背景の理解と，とくに特定原因事故については社会資源活用に役立てます．

1）症状など

症状とともに，病期，行動障害，治療内容，医学的管理の情報により，生活障害や心理面への影響を理解し，治療や将来への不安などを予測することができます．

2）予後

長期療養，後遺症・後遺障害，難治性，致死性，終末期などにより，疾病受容の難易度とともに，生活の再構築や心理的サポートの必要度を理解することができます．また，年金保険や労働者災害補償保険における障害給付，各種手帳など，社会資源活用に役立てます．心理的サポートのために，予後についての告知状況の情報も不可欠です．

3）認知など

認知のほか，情緒，意欲，コミュニケーション，意思決定能力の情報は，自己決定を原則としつつも，必要に応じてソーシャルワーカーによる代弁，福祉サービス利用援助事業や成年後見制度といった権利擁護につなげるために必要となります．

4）ADLなど

① BADL (basic activities of daily living：基本的日常生活動作能力)，② IADL (instrumental activities of daily living：手段的日常生活動作能力），③障害程度，④要介護度，⑤障害支援区分，⑥障害高齢者の日常生活自立度，⑦重症心身障害の分類，などを把握することにより，ソーシャルワーク・アセスメントや社会資源活用に役立てます．

[小嶋章吾]

Q 臨床心理士

　臨床心理士の職域は，医療福祉のみならず，教育，産業，司法矯正など多岐にわたります．それぞれの領域によって果たす役割が異なり，それに応じて医学情報の扱い方も変わってきますが，ここでは本書の趣旨に沿って，保健医療福祉領域で働く臨床心理士が医学情報をどのように活用しているかについて説明します．

(1) 精神科医療機関における臨床心理士

　臨床心理士は「こころ」の専門家ですから，医療のなかでは精神科との結びつきが最も強いことはいうまでもありません．

　精神科医が患者の症状を主に向精神薬で軽減させるのに対して，臨床心理士は心理療法（精神療法）によって患者・対象者の問題に対処します．そして，薬や手術に適応があるように心理療法にも適応があります．一般に，統合失調症をはじめとする狭義の精神疾患には心理療法は有効性が低いとされます（場合によっては禁忌ですらあります）が，一方，神経症，適応障害やパーソナリティ障害などには効果を発揮します．摂食障害や依存症なども医療の対象であると同時に，心理士による心理療法が回復のための大きな力になります．このように，臨床心理士にとって精神科診断は，心理療法の対象とすべき患者かそうでないかを判別するための重要な目安になります．

　臨床心理士は，患者本人にかかわるだけではなく，その家族への心理的援助を行うこともあります．病者を取り巻く家族の負担の軽減は，治療環境の改善につながり，患者自身の治療も促進します．たとえば，統合失調症では患者に対する親のかかわり方が予後に影響するといわれており，親に対する心理教育は治療の重要な側方支援です．患者本人の病歴や家族歴などの医学情報をもとに，家族への支援や教育の必要性を見積もることも臨床心理士の役割です．

　臨床心理士は患者・対象者に対するケアの提供者であるのみならず，検査者でもあります．心理検査の所見は，精神科医の診断の補助的意義をもちますが，臨床心理士自身の面接を進めるうえでも有用な指針をもたらします．たとえば，知的能力や発達水準の評価によっては，言語的面接よりも描画や遊戯のような非言語的面接を選択するほうが有効かもしれません．検査結果が治療方針を決定することは他科も同様ですが，検査技術者が治療者でもありうるのは臨床心理士のユニークな点といえるでしょう．

(2) 総合病院における臨床心理士

　身体疾患をもつ患者も，病苦や生活的困難などから，あるいは治療薬の副作用として心理的問題を生じることは少なくありません．このようなときに心理専門職として臨床心理士が患者のメンタルケアを求められることがあります．この場合も，心理士は，診断名や投薬内容などの医学情報を踏まえて，その精神症状が心理療法の適応であるのか，身体的治療が優先されるべきであるのか診療の優先順位を見きわめることになります．精神症状

が身体疾患の症状として出現しているのであれば原疾患の身体的治療を優先し，病苦の心理的反応として出現しているのであれば適切な心理的介入を行います．

　身体的訴えの基盤に精神疾患がある患者を精神科受診につなげることも臨床心理士の役割といえます．心気症など患者が身体的訴えにこだわり，精神科受診に抵抗を示す場合，身体的訴えに伴う心理的苦痛を探り焦点化することがしばしば有効です．

　近年，このような総合病院での心理士の役割をコンサルテーション・リエゾン心理士と呼ぶようになり，医療と臨床心理実践をつなぐ専門家として注目されています．　［小畠秀吾］

3 社会保障制度の理解

3-1 社会保障制度とは

　保健医療福祉専門職にとって「社会保障制度」の理解はとても大切なことです．また社会保障制度は，皆さんの生活にとってもかかわりが深いことですので，我が国の「社会保障の全体像」について理解を深めておくことが望まれます．

(1) 社会保障制度とは何か

　我が国は，日本国憲法第25条第1項において「すべて国民は健康で文化的な最低限度の生活を営む権利を有する」と規定し，さらに第2項では「国は，すべての生活部面について，社会福祉，社会保障及び公衆衛生の向上及び増進に努めなければならない」と国が生存権を保障することを位置づけています．

　社会保障制度（social security system）について，皆さんは「ゆりかごから墓場まで」という言葉を聞いたことがありませんか．この言葉は，ベヴァリッジ報告書「社会保険と関連サービス」（Social Insurance and Allied Services）において，第二次世界大戦後のイギリスにおける社会保障制度の土台とされたものでした．つまり赤ちゃんとして産まれてから亡くなるまでの間，社会全体としてその生活を保障していくことを表しています．イギリスだけではなく世界各国がこの言葉を社会保障のモデルとして捉えました．前述の日本国憲法においても「社会保障」という言葉が使われていますが，同様に「健康で文化的な最低限度の生活」を国が保障していくためのシステムということになります．厚生労働白書（平成25年版）には，図1のように生涯にわたって支援する社会保障制度がまとめられています．

(2) 社会保障制度の機能

　我が国の社会保障の機能については，次の4つにまとめることができます．

　①**社会的セーフティネット**（社会的安定装置）　失業・傷病・老齢・退職・死亡などによる生活の不安定要因に対し，社会的なセーフティネットを果たす機能です．

　②**所得再分配**　我が国は，自由経済体制のなかで市場経済として成り立っていますが，そのルールにのりにくい障害者，高齢者，児童を抱えた単身世帯などに対し，所得の再分配により所得格差を縮小する機能です．

　③**リスク分散**　私たちの人生には，傷病や失業といった予測が難しく，さらには個人だけでは対応しにくいリスクがあります．このリスクがもたらす影響をできるだけ少なくする機能です．

　④**社会の安定および経済の安定・成長**　所得格差の縮小やセーフティネット，さらには所得再分配の機能は，私たちの生活に安心感を与えるだけでなく，社会を安定させることにより経済の安定や成長を望むことができます．

3. 社会保障制度の理解

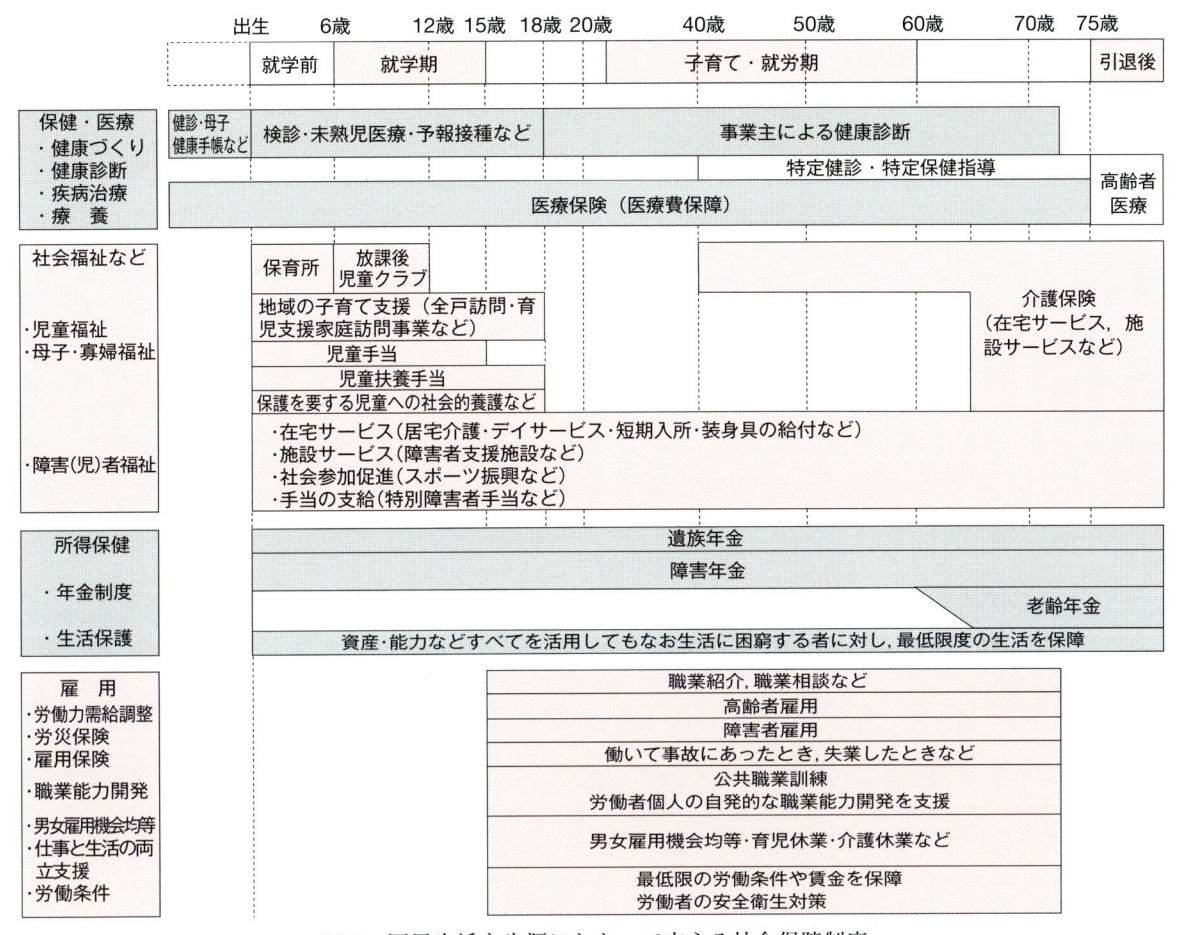

	出生	6歳	12歳 15歳 18歳 20歳	40歳	50歳	60歳	70歳	75歳
		就学前	就学期	子育て・就労期				引退後

保健・医療 ・健康づくり ・健康診断 ・疾病治療 ・療養	健診・母子 健康手帳など	検診・未熟児医療・予防接種など	事業主による健康診断	高齢者 医療
			特定健診・特定保健指導	
	医療保険（医療費保障）			

| 社会福祉など
・児童福祉
・母子・寡婦福祉

・障害(児)者福祉 | 保育所 放課後
児童クラブ
地域の子育て支援（全戸訪問・育児支援家庭訪問事業など）
児童手当
児童扶養手当
保護を要する児童への社会的養護など
・在宅サービス（居宅介護・デイサービス・短期入所・装身具の給付など）
・施設サービス（障害者支援施設など）
・社会参加促進（スポーツ振興など）
・手当の支給（特別障害者手当など） | 介護保険
（在宅サービス、施設サービスなど） |

| 所得保健
・年金制度

・生活保護 | 遺族年金
障害年金
老齢年金
資産・能力などすべてを活用してもなお生活に困窮する者に対し、最低限度の生活を保障 |

| 雇　用
・労働力需給調整
・労災保険
・雇用保険
・職業能力開発
・男女雇用機会均等
・仕事と生活の両立支援
・労働条件 | 職業紹介、職業相談など
高齢者雇用
障害者雇用
働いて事故にあったとき、失業したときなど
公共職業訓練
労働者個人の自発的な職業能力開発を支援
男女雇用機会均等・育児休業・介護休業など
最低限の労働条件や賃金を保障
労働者の安全衛生対策 |

図1　国民生活を生涯にわたって支える社会保障制度

　こうした社会保障制度の内容や役割，さらには保健医療福祉職の実践にあたってそれぞれの領域で最低限度の理解はしておきたいものです．

(3) 我が国の社会保障制度

　社会的セーフティネットとして失業・傷病・老齢・退職・死亡などによる生活の不安定要因があります．さらには障害者，高齢者，児童や生活困窮者などの所得再分配の仕組みとして取り組まれています．

　我が国の社会保障制度の歴史を考えるときに，基本となるものとして第二次世界大戦後の総理府社会保障審議会の1950（昭和25）年「社会保障制度に関する勧告」があります．この勧告では「社会保障制度とは，疾病，負傷，分娩，廃疾，死亡，老齢，失業，多子その他困窮の原因に対し，保険的方法又は直接公の負担において経済保障の途を講じ，生活困窮に陥った者に対しては，国家扶助によって最低限度の生活を保障するとともに，公衆衛生及び社会福祉の向上を図り，もってすべての国民が文化的社会の成員たるに値する生活を営むことができるようにすることをいうのである．」としています．

　時代の変遷により社会保障制度の定義は変わってきますが，近年では21世紀に向けての社会保障の再構築について検討が行われ，社会保障制度の新しい理念として，「国民の生活の安定が損なわれた場合に，国民に健やかで安心できる生活を保障することを目的と

して，公的責任で生活を支える給付を行うもの」と定義しています．

加えて，社会保障推進の原則として，普遍性，公平性，総合性，権利性，有効性をあげています．

では具体的にどのようなものがあるのか，我が国の平成27年度一般会計予算からみていくこととします（図2）．このうち，社会保障関係費は，全体の約33％となっています．今後も少子高齢化の進展によって当然の自然増があるものと予測できます．さらに図2の右側にある内訳のように，我が国の社会保障は，「年金」「医療」「介護」「生活保護」「社会福祉」などに大きく分けられることがわかります．この大きな区分が我が国の社会保障制度です．

一般会計予算の内訳

- 利払費等 101,472 10.5％
- 債務償還費 133,035 13.8％
- 国債費 234,507 24.3％
- 社会保障関係費 315,297 32.7％
- 一般会計歳出総額 963,420（単位：億円）
- 基礎的財政収支対象経費 728,912 75.7％
- その他 95,133 9.9％
- 防衛 49,801 5.2％
- 文教及び科学振興 53,613 6.2％
- 公共事業 59,711 6.2％
- 地方交付税交付金等 155,357 16.1％

社会保障関係予算の内訳

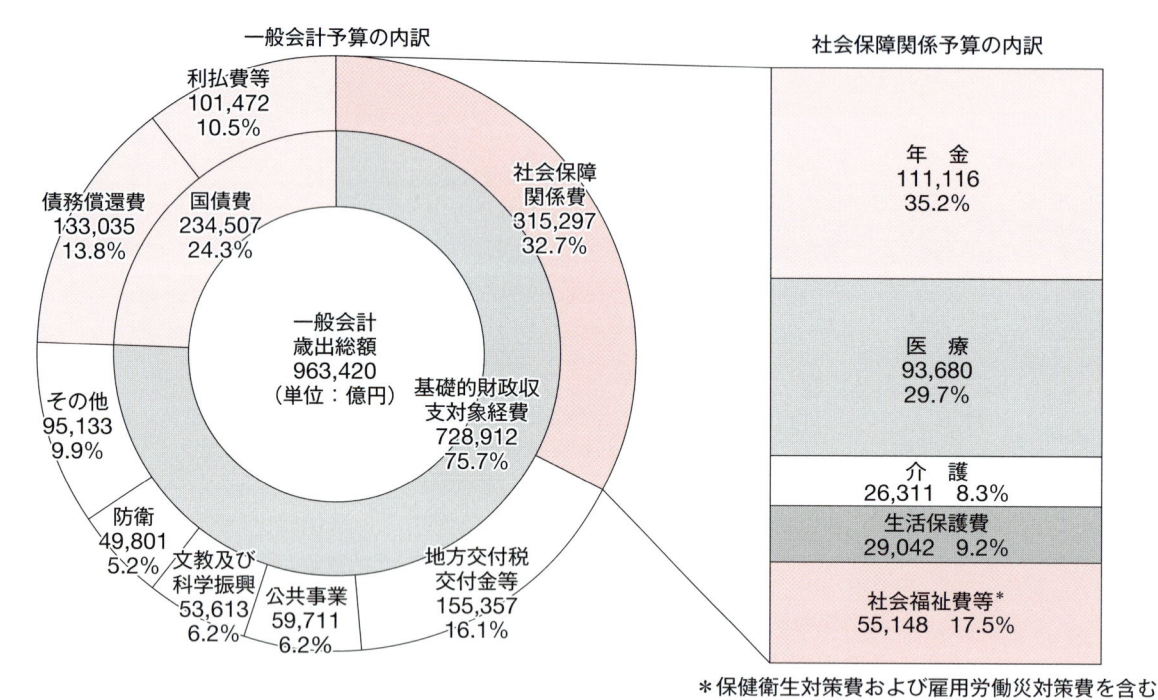

- 年金 111,116 35.2％
- 医療 93,680 29.7％
- 介護 26,311 8.3％
- 生活保護費 29,042 9.2％
- 社会福祉費等* 55,148 17.5％

＊保健衛生対策費および雇用労働災対策費を含む

図2 平成27年度一般会計予算・社会保障関係予算の内訳
［「平成27年度社会保障関係予算のポイント」（財務省）などより作成］

（4）社会保障の体系と給付方法

社会保障の範囲については，これまで表1のように整理されてきています．

この表1において，私たち保健医療福祉の専門職がとくに関係するものが，狭義の社会保障にあたるものです．そこで，ここからはそれぞれの主な仕組みを解説していくこととします．

表1 社会保障の範囲

制度など	社会保障範囲	
広義の社会保障	狭義の社会保障	①公的扶助，②社会福祉，③社会保険，④公衆衛生および医療基盤の確保
	恩給，戦争犠牲者援護	
社会保障関連制度	住宅など，雇用（失業）対策	

1）公的扶助（生活保護法）

　我が国では，健康で文化的な最低限度の生活を営めない状況に陥った場合には「生活保護制度」による給付が行われます．給付は，現金給付が中心で「生活扶助」「住宅扶助」「教育扶助」「生業扶助」など全部で8種類の扶助がありますが，「医療扶助」と「介護扶助」については基本的に現物給付となっています．

　この2つの扶助は，生活保護受給者が医療保険制度と介護保険制度を利用したとみなして，それぞれの本人負担分を生活保護費より支給するものです．なお，保護の申請は世帯単位で福祉事務所に行うことになっています．

2）社会福祉（児童福祉・障害者福祉・高齢者福祉など）

　社会福祉施設や事業所によるサービスの提供，福祉関係各法による福祉機器の支給や貸与，さらには福祉資金としての貸与など幅広く整備されています．

　それぞれの利用にあたっては要件などもあります．

　近年では自立支援を目的としているものも多く，生活保護法の適用前の「生活困窮者自立支援法」なども特徴的です．さらに，増大している認知症の患者や，判断能力の弱い人，虐待を受けている人などの権利擁護関係の制度（日常生活自立支援事業や成年後見制度など）があります．

　また，少子化・子育て支援対策などの緊急の対策も行われています．

　障害者福祉では，身体障害者，知的障害者，精神障害者への「手帳」の交付と，各福祉法からの給付の仕組みがあります．さらに「障害者総合支援法」として，発達障害も含め支援が行われています．

3）社会保険（医療保険・年金保険・雇用保険・労働者災害補償保険・介護保険）

　前述したとおり，国民誰もが生活困窮に陥る危険がある事柄を保険事故として支援するなど，国や地方公共団体が保険システムを活用した「社会保険」が我が国には5つあります．こうした社会保険は，国や地方公共団体の責任において，法整備とともに運営にかかわっています．また，一定の要件に該当する場合に強制的に法律により加入させる「強制適用」の仕組みが社会保険の特徴です．

　「医療保険」制度では，医療機関にかかる診療費に対して，本人負担とともに保険者が費用について診療を行った医療機関に支払いを行います．さらには高額医療費や出産一時金の支給などの仕組みもあります．また，公費医療負担制度などもあり，特定疾患をはじめ難病などの疾病については公費負担医療なども行われます．

　我が国の「年金保険」制度は，国民年金を基礎に，厚生年金・共済年金，さらには基金の3階建てで構成されています．20歳からの加入を義務付け25年以上の掛け金納付を行うことによって，65歳到達時の「老齢（退職）年金」が給付されることになります．年金にはこのほか「障害年金」「遺族年金」という仕組みがあり，年金加入者が給付要件に該当した場合は給付が開始されることになっています．

　「雇用保険」（失業保険とも呼ばれます）と「労働者災害補償保険」制度は，失業中の生活費の補償や，傷病についての治療費などをそれぞれの保険により支払うものです．

　「介護保険」制度は，要介護状態等となり介護保険の給付サービスを利用した場合に，保険者である市町村から給付が行われるものです．本人や世帯の所得状況により1割または2割の負担をする必要があります．給付されるサービスには，特別養護老人ホームや老

人保健施設の入所などの「施設サービス」，ホームヘルパーや訪問看護，デイサービスなどの「居宅サービス」，認知症対応型共同生活介護や，看護多機能型居宅介護などの「地域密着型サービス」があります．利用するには「要介護認定等」を市町村に申請して，認定を受けることとなります．居宅介護支援サービスと呼ばれる「ケアマネジメント」をケアマネジャーから受けることによりサービス利用を行います．

4）公衆衛生・医療基盤の整備

結核，精神その他の公費負担医療，保健所などが行う公衆衛生サービス，医療基盤の整備計画などがこれにあたります．保健所や市町村の保健センターが妊婦学級や乳幼児健診，学校保健法により学校健診や予防接種なども該当します．また，事業主による健康診断や特定健診や特定保健指導なども同様です．

[林　和美]

3-2　専門職と社会保障制度

A　医　師

　医師が社会保障制度を理解しなければいけないのは，医療を行うにあたり医療費の問題とその後の生活環境の選択などが直接かかわってくるからです．医療費が高額になってしまった場合，患者や家族の貯蓄などを使い果たし，家計を圧迫したり，その後の就労に影響したりする場合も少なくありません．費用のかかる特殊な疾患や治療，重度の障害のために働けなくなって収入が断たれた場合など，その後の生活にも影響が出てしまうことになります．

　医師としては，その診断，治療でどの程度の費用と期間が必要なのか，患者の予後をみながら推測します．そのうえで現在利用可能な社会保障を知ることで，本人家族に大きな負担をかけずに安心した治療が展開できることにつながります．

　また，制度を理解することは，病院や施設などで治療を終えた後，その後の生活をどのように構築するかを提案する際などにも役立ちます．

(1) 医療保険

　我が国は国民すべてが公的な医療保険に加入する国民皆保険制度であり，医療費の支払いには医療保険でまかなう部分が多いのです．医療保険には，会社など一般企業などが加入している健康保険，自営業者などが加入する国民健康保険などがあります．また収入が少なく生活困難な人に給付される生活保護などで支払われることもあります．健康保険や国民健康保険では通常，医療費の3割を自己負担します．そのため家庭の経済事情によっては支払えないこともありますので，ソーシャルワーカーらと相談し費用の軽減できる手立てを早急に手配する必要も出てきます．

　身体障害者の場合，肢体不自由，聴覚・言語障害，視覚障害，内部障害にかかわらず等級が1，2級の場合には重度障害者として，医療費が免除される制度があるため，重度な障害が生じて医療費の支払い能力がなくなった場合は手立ての一つとして使えます．この場合，身体障害者指定医による等級判定の診断書作成が必要になり，認定を受けた後からの免除となります．

　難病など特殊な疾患（平成28年1月現在306疾患）の場合，その診断基準を満たせば，医師が指定難病診断書を作成し，認定された後から患者は医療費助成を指定機関で受けることができますので，指定難病に該当するかが視点の一つとなります．

　70歳未満で医療費が高額な場合，収入に応じた自己負担限度額を支払えばよいという制度や，70歳以上の場合は高齢者に応じた自己負担制度もあります．

　これらの社会保険制度のなかで，用いている制度は何か，さらに使える制度があるかなど，負担軽減できるものであるかどうかを把握することが重要です．

(2) 介護保険

　65歳以上の住民に対して市町村が行う要介護認定において介護が必要と認定された人や，40〜64歳で脳血管障害などの特定疾患により介護が必要と認定された人は，介護サー

ビスが受けられます．この場合，車いすの貸与など介護保険が優先となるサービスが多いことに注意が必要です．

介護保険で利用できるサービスとして，介護老人保健施設（老健）や介護療養型医療施設などへの入所が，退院後の在宅へ向けた援助の役割をもつと考えられます．また，在宅生活者には，その機能維持のために施設に通う通所介護（デイサービス），通所リハビリ，認知症対応型通所介護や，自宅に訪問する訪問介護（ホームヘルプ），訪問入浴，訪問看護，訪問リハビリなど，患者の目標に合わせて利用していけるかどうかが視点となります．

(3) 障害者総合支援法によるサービス

介護保険に当てはまらない若年障害者や障害児などの場合，療養介護，生活介護，施設入所支援などの施設生活サービス，在宅生活を支援する重度訪問介護や居宅介護（ホームヘルプ）など，就労を支援する就労移行支援や就労継続支援などを，各役割に応じ，その後の適切な生活に結び付けられるように利用できるかどうかが視点となります．　［前田眞治］

B　薬剤師

(1) 薬剤師の業務と薬剤師法

薬剤師の任務については薬剤師法により，調剤だけでなく，医薬品の供給や薬事衛生も薬剤師の役割とされています．同法では医師や歯科医師が自らの処方箋で調剤する場合を除き，薬剤師以外は調剤することができず調剤の独占権が認められています．同時に処方内容の監査や疑義照会を行い，患者・家族に対して適正使用のための情報提供などが薬剤師の果たす責務（責任）として定められています．薬剤師が処方の適切性について検討せず，医師の処方箋のまま調剤したことにより患者に健康被害などが生じた場合，薬剤師が疑義照会の義務を果たさなかったとして損害賠償請求など法的責任を問われる場合もあります．このように薬剤師はきわめて責任の重い職種であることを理解する必要があります．また，病棟業務や在宅医療において医療連携を実践するためには，医療保険，介護保険，診療報酬などの理解が不可欠となります．

図 B1 に薬剤師の業務の流れを示します．

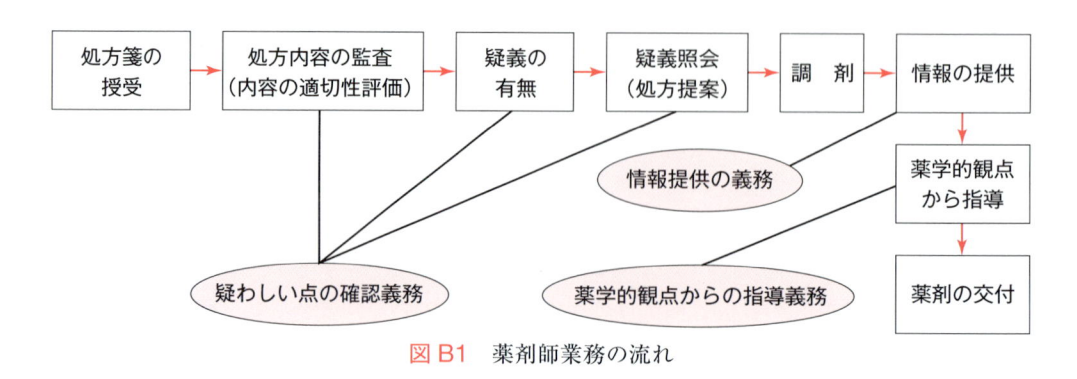

図 B1　薬剤師業務の流れ

(2) 医療保険と薬剤師

医療保険が適用される医薬品は厚生労働大臣が定めた医薬品（薬価基準収載医薬品）の

みで，それ以外の医薬品は，原則として保険の使用が認められていません．

ただし，承認から薬価基準収載までの間の新薬や，適応拡大の場合で安全性や有効性にエビデンスがある場合には，特定療養費が適用できます．また，麻薬，向精神薬，新薬など投与期間制限がある医薬品は，投与期間を超えて処方された場合には保険適用にならないので注意する必要があります．

(3) 診療報酬，調剤報酬と薬剤師

1) 薬物療法の有効性，安全性に資する病棟業務と診療報酬，調剤報酬

病棟での薬剤師のチーム医療の推進が図られ，勤務医の負担軽減や薬物療法の有効性と安全性を向上させる業務を行う場合には，病棟薬剤師業務加算がなされます．その内容は，医薬品の投薬・注射状況の把握，持参薬の確認，服薬計画の提案，併用薬の相互作用の確認，医薬品安全情報の把握，医療従事者への情報提供などです．さらにがん患者に対して医師または薬剤師が抗がん剤の投薬，注射の必要性について説明，文書による説明はがん患者指導料が加算されます．これらは，薬剤師の病棟業務・チーム医療への参画の重要性が評価された結果といえるでしょう．

2) 薬剤師の在宅医療における連携と診療・調剤報酬，医療保険，介護保険

健康保険法により保険医療機関・保険薬局として指定を受けた病院や薬局は，介護保険法の下で居宅療養管理指導サービスを行う事業所とみなされます．在宅医療における薬剤師の役割として緩和ケアへの対応や医薬品を安全に確実に使用してもらうために，患者に対する服薬支援があります．医師または歯科医師の指示に従い薬剤師が患者の自宅を訪問し，薬の使用や，保管の方法など患者やその家族への情報提供と，残薬や薬の服用状況，保管状況，副作用などの確認を行い，その情報を医師にフィードバックします．高齢の患者は医薬品のアドヒアランス（服薬遵守状況）が悪い場合があります．薬剤師が医師，看護師，介護士，患者の家族などと情報を共有することで残薬が生じる原因を突き止めれば，医薬品の薬剤費削減が可能となります．

このような業務は，居宅療養管理指導費（介護保険），在宅患者訪問薬剤管理指導料（医療保険）として診療報酬に反映されます．

3) 後発医薬品の推進と診療報酬

先発品より安価な後発医薬品（ジェネリック医薬品）の利用促進による医療費の削減も薬剤師としての大きな役割です．「保険薬局及び保険薬剤師療養担当規則（薬担規則）」においても保険薬局や保険薬剤師に後発医薬品の調剤に必要な体制確保や患者に対する説明義務が課せられています．また，後発医薬品を積極的に使用・推進する体制をとっている薬局に対して後発医薬品調剤体制加算がなされます．

ただ，注意すべきことは後発医薬品と先発医薬品は成分が同じでも添加剤が異なるため，病態や体質による効果の違いもあり，まれにアレルギーが起こることや使用感が異なるなど，まったく同じといえない部分もあります．そこで，必要に応じて後発医薬品の試用を目的とした分割調剤を行い，効果や副作用などの状態を確認することも重要です．

専門職として薬剤師の役割は，患者の医薬品による健康被害を未然に防ぎ，経済的負担を軽減し，同時に国民医療費の削減につながるのだということを理解し，実践していく必要があります．

［福田八寿絵，池田俊也］

C　診療放射線技師

　　診療放射線技師は主として医用画像検査，放射線治療，画像情報処理を領域とする分野での職業であり，従来から社会保障制度についての関心が十分に払われてきませんでした．そこで本項では，診療放射線技師と社会保障制度のかかわりと必要性について述べることとします．

（1）診療放射線技師が知るべき社会保障制度

　　社会保障制度は，一般的に「社会保険」，「公的扶助」，「保険医療・公衆衛生」を総称したものですが，診療放射線技師がまず認識することとして，受診者はこれらすべてに関係していることを理解し，この仕組みと他の医療職種との関わりを知る必要があります．

　　厚生労働省では，平成21年より「チーム医療を推進するため」，日本の実情に即した協働・連携のあり方などについて検討を行っており，平成27年には法改正も行われました．主な改正点は，①静脈路に造影剤注入装置を接続し，操作する行為および抜針，止血を行う行為，②下部消化管にカテーテルを挿入し，造影剤および空気を注入する行為が加わったことです．このように，画像の「読影の補助」行為を含めて医療行為の範囲が拡大されつつあります．このことは，医療技術の進歩により画像検査や悪性腫瘍の放射線治療の重要性が増し，医療現場において診療放射線技師が果たす役割が大きくなっていることを示しています．

　　こうした状況を踏まえ，診療放射線技師はさらなる専門性の向上を目指すだけでなく，現行法制度のもと，画像診断などにおける読影の補助や放射線検査などに関する説明・相談を行うことが重要である旨を明確にし，受診者，受療者の期待に応えるべきです．具体的には，検査の重要性の説明，検査の流れ，放射線被ばくの説明，放射線治療の意義と後遺症などについて，社会保障制度を念頭におき明確に説明できるようにすることが求められます．

　　また診療放射線技師として守らねばならないこととして，「画像の読影」と「画像診断」があります．画像の読影と診断はいわゆる医師（とくに放射線専門医など）による診断行為であり，他の職種では実施してはなりませんが，診療放射線技師においては「読影の補助」が認められています．

（2）チーム医療での役割

　　チーム医療の現場では，関係する専門職が一人ひとりの受療者の社会背景を踏まえた診断と治療方針を理解して，統一した姿勢をもたなければなりません．受療者は，身体的な苦痛と同時に心理的な問題や社会的な問題，精神的な問題を抱えています．これらの問題を乗り越えなければ社会復帰は困難な状況にあることを踏まえて，受療者に不信感や不安感を抱かせないようにすることが大切です．診療放射線技師は放射線に関するリーダーシップをとることで受療者に安心を与え，受診の援助，手助けが行うことができるのです．

　　国民に質の高い医療を提供するためには，他の医療職，福祉職とともに「チーム医療を推進」していくことが不可欠です．そのために，社会保障制度を理解し，チーム医療の円滑な展開に貢献することが診療放射線技師に課せられた重要な課題なのです．

(3) 関連する主な法規

診療放射線技師法，放射性同位元素等による放射線障害の防止に関する法律，電離放射線障害防止法，労働安全衛生法，医療法，消防法．　　　　　　　　　　　［金場敏憲］

D　臨床検査技師

(1) 健康増進と検診

健康増進事業として病気の予防や健康維持のために，がん検診，歯周病検診，骨粗しょう症検診などが市区町村により行われています．さらに2008年4月からは，内臓脂肪症候群（メタボリックシンドローム）に着目し，糖尿病などの生活習慣病の発生リスクの高い人を早期に発見する目的で特定健診・特定保健指導が医療保険者（国保，健保，共済組合など）に義務づけられ，40歳から74歳までの被保険者とその被扶養者を対象として行われています．

これは，内臓脂肪型肥満を共通要因として，血糖高値，脂質異常，血圧高値を示す病態のそれぞれが重複した場合には虚血性心疾患や脳血管疾患の発症リスクが高く，内臓脂肪を減少させることでそれらの発症リスクの低減が図られるという考え方を基本としています（表D1）．

表D1　メタボリックシンドロームの診断基準

項　目		診断基準
必須項目	肥満チェック	腹囲（おへその高さで測る） 男性85 cm以上，女性90 cm以上
選択項目	血清脂質チェック	中性脂肪値150 mg/dL以上，または/かつHDLコレステロール値40mg/dL未満
	血圧チェック	収縮期（最大）血圧130 mmHg以上，または/かつ拡張期（最小）血圧85 mmHg以上
	血糖チェック	空腹時血糖値110 mg/dL以上

必須項目に該当し，選択項目のうち2項目以上あてはまる場合，メタボリックシンドロームと判定する．
［日本内科学会誌，94：794-809，2005］

健診・保健指導の徹底による予備群を中心とした対策により，国民の内臓脂肪型肥満の減少を目標とし「運動習慣の徹底」「食生活の改善」を柱としたアプローチが行われます．これは高血糖，高血圧，高脂血状態の者およびこれらのリスクを重複して有する人の減少を図り，虚血性心疾患，脳卒中などの重症化，合併症の発生抑制から健康寿命の延伸，医療費の適正化を図るものです．国民の健康を増進し病気にならないことは，生活の質の向上，医療費の軽減にとって非常に重要な社会保障です．

特定健診で臨床検査に携わる機関（臨床検査技師）には，①検査法の標準化により，保健指導判定値および受診勧奨判定値の信頼性を確保すること，②採血時間，検体の保存・運搬に関して適切な配慮を行うこと，③十分な内部精度管理を行うこと，さらに，④検診機関間で，同じ測定値が得られるようにするために公的な外部精度管理調査に参加することが義務づけられています．

(2) 遺伝子検査

近年，医療現場では，遺伝子情報を活用することで，より治療効果が高く，かつ副作用の少ない薬物療法の普及が，がん治療において進んでいます．これは，がん発生のメカニズムを遺伝子・分子レベルで解明する研究が進んだことで，がん細胞を狙い撃ちする「分子標的薬」が開発されたからです．このような遺伝子レベルでの個人差を見きわめ，それに合った治療法を選択することを個別化医療といいます．これら関連する遺伝子検査を行うのは臨床検査技師です．日本における遺伝子解析の研究は欧米と肩を並べるレベルにあります．米国では，2015年1月の大統領教書演説において，医療現場で遺伝子情報や患者情報を積極的に活用する precision medicine（プレシジョンメディシン：精密医療，精密医薬品）の推進が発表され，今後，米国では個別化医療はいっそう推進されるものと考えられます．日本においても，社会保障としての個別医療の実施が推進され，臨床検査技師の活躍の場は，さらに拡大するでしょう．

［宇治義則］

E 視能訓練士

視能訓練士は，視能訓練士法（1971（昭和46）年制定）に基づく国家資格をもった医療従事者です．主に，①眼科にかかわる検査，②視能訓練・治療，③健診・検診および④ロービジョンケアの4つの業務に携わっています．

小児の眼鏡は一定の条件下において，療養費支給申請を行うことにより保険適用され購入費の一部が給付されます．また，身体障害者福祉法では視覚障害の程度に応じて身体障害者手帳が交付され，等級に応じて補装具や日常生活用具が支給されます．視能訓練士はこれらの適用範囲を熟知し，残存された保有視覚に応じた眼鏡，補装具，日常生活用具を処方，紹介する役割を担います．

(1) 小児の治療用眼鏡の保険適用

近視，遠視，乱視といった屈折異常の訓練・治療では，眼鏡やコンタクトレンズを必要とすることがあります．社会保障制度として，小児の弱視，斜視および先天白内障術後の屈折矯正の治療のために用いる眼鏡およびコンタクトレンズ（以下，治療用眼鏡等）は，保険適用（療養費を支給）されます．

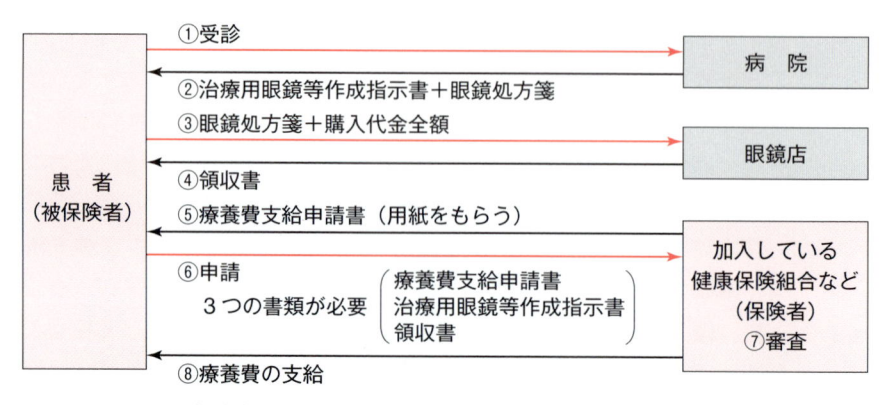

図E1 小児弱視などの治療用眼鏡等にかかわる医療費の支給の流れ

眼鏡に関する保険適用の対象は9歳未満の小児の治療用眼鏡等に限られており（図E1），成人や一般的な近視に用いる眼鏡などは対象ではありません．給付を受けるには，治療用眼鏡等を全額自己負担で購入した後，加入する健康保険の窓口などでの申請が必要です．給付額の上限は，眼鏡38,461円，コンタクトレンズ16,139円で，実費の3割は自己負担です．5歳未満では1年ごとに，5歳以上では2年ごとに再給付を受けることができます．小児の治療用眼鏡等の保険適用の認知度は高くないため，視能訓練士には対象となる患者に積極的に説明することが求められます．

(2) ロービジョンケア

我が国において視覚障害の原因となる主な疾患として緑内障，糖尿病網膜症，網膜色素変性，加齢黄斑変性などがあげられます．視覚障害では，完全に光を失う人もいますが，視力の低下した状態や視野の一部欠けた状態の人もいます．このようなロービジョンの人に対して，視能訓練士は補装具や日常生活用具の選定といったケアに携わります．

身体障害者福祉法では，視覚障害の程度が「視力」と「視野」の2項目で別々に判定されます（表E1）．1〜6級のいずれの場合も，盲人安全つえ，義眼，眼鏡（矯正眼鏡，遮光眼鏡，コンタクトレンズ，弱視眼鏡）を購入する際に補装具費の支給を受けることができます．また，日常生活用具として音声案内機能の付いた機器や点字器などの給付を受けることもできます．

［四之宮佑馬］

表E1　身体障害者福祉法に基づく身体障害者手帳の障害程度等級（視覚障害）

等級	矯正視力	視野
1級	両眼の視力の和が0.01以下	
2級	両眼の視力の和が0.02〜0.04	両眼の視野がおのおの10度以内で両眼視野の損失率が95％以上
3級	両眼の視力の和が0.05〜0.08	両眼の視野がおのおの10度以内で両眼視野の損失率が90％以上
4級	両眼の視力の和が0.09〜0.12	両眼の視野がおのおの10度以内
5級	両眼の視力の和が0.13〜0.2	両眼の視野が1/2以上欠損
6級	両眼の視力の和が0.2を超えて一眼0.01以下かつ他眼0.6以下	

F　理学療法士

(1) 社会保障制度と業務

日本は，65歳以上の高齢者人口が2014（平成26）年に3,300万人となっており，総人口に占める高齢者の割合を示す高齢化率は26.0％に達しています．それに伴い，「医療」，「福祉その他」，「年金」などの社会保障給付費は100兆円（2012年）を超えました．そのうち医療は35.1兆円，介護対策が8.4兆円を占めています．さらに，2025（平成37）年には75歳以上の後期高齢者人口が2,000万人以上となり，総人口の18％を占め，社会保障給付費に占める医療費は現在の1.5倍の54兆円，介護対策は2.4倍の19.8兆円になると予測されています．今後も持続可能な社会保障制度とするため，現在その改革が進められています．

理学療法士の資格は，1965（昭和40）年に施行された法律第137号「理学療法士法及び作業療法士法」により規定されました．当時の理学療法士の業務は，医療機関で主に小児と成人の「障害を有する者」に対するリハビリテーションの提供でした．資格者の充足につれて医療機関に加えて，保健，福祉，教育，自営など勤務する施設，また対象者も増えました．さらに2000（平成12）年からスタートした介護保険制度やその後の法改正により，業務範囲が健康増進，疾病・障害の予防から維持期のリハビリテーションまで拡大しています．近年は，高齢者が可能な限り住みなれた地域で，その有する能力に応じて自立した生活を送ることができるような「地域包括ケアシステム」を構築するため，医療・介護・予防・住まい・生活支援を地域で一体的に提供することが求められています．そのためには，医療・介護などの各関連職種がその専門性を活かしながら他職種と情報共有に基づく連携・協働をする必要があります．このように理学療法士が活躍するフィールドは，主に医療保険制度や介護保険制度など社会保障制度によって規定され，その変遷によって大きな影響を受けます．したがって，理学療法士は社会保障制度においてどのような役割を担っているのかを理解しておく必要があります．

（2）地域完結型医療への参画

そこで，近年の医療・介護におけるリハビリテーション提供体制において理学療法士にどのようなことが求められているのかについて次にみてみたいと思います．

現在，日本の医療は理学療法も含め高度に専門化・細分化し，求められる医学的知識は高水準なものとなっています．また，医療機器の開発や技術の進歩も顕著です．したがって，1つの医療機関で患者に必要なすべての医療を提供する「病院完結型医療」の維持が困難となり，地域の複数の医療機関がそれぞれの専門性を活かし，よりいっそうの機能分担を進め，連携・協働することで必要な医療を提供する「地域完結型医療」への転換が求められています．これに介護や生活支援・介護予防などが加わったものが「地域包括ケアシステム」の姿といえます．理学療法士はこのシステムの医療分野では急性期・回復期・維持期のリハビリテーションの提供，また介護分野では居宅系・施設系でのサービス提供，さらに地域でのケアマネジメントにも参画することが要求されています．このように，現在の社会保障制度で求められる理学療法士のニーズは多岐にわたります．したがって，理学療法士は今後構築が目指される地域包括ケアシステムのなかでは，関連職種と密に連携を図るだけでなく，専門化・細分化した理学療法士同士の間でも情報共有と連携が必要不可欠な時代となっています．

今後迫りくる高齢社会において，理学療法士への社会的要請は非常に高くなっています．理学療法士は，臨床業務に必要な知識・技術を習得するだけでなく，私たちの業務の多くを規定する社会保障制度を理解することによって，理学療法士の役割と職能を発揮することができ，ひいては国民のニーズに応えることができるのです． ［江口雅彦，久保 晃］

G　作業療法士

（1）社会保障制度と作業療法業務

「障害者の日常生活及び社会生活を総合的に支援するための法律」が施行され，「個々の

ニーズに基づいた地域生活支援体系の整備等」の実現が目的として掲げられました．作業療法士も，対象者のニーズに沿った作業療法目標を決定し，治療を行うことが求められています．

しかし，限られた社会保障制度の予算のなかでは，対象者のニーズにすべて沿うことは実現困難な場合もあります．その場合作業療法士は，本人のニーズと，実現可能な地域生活支援の内容をマネジメントしつつ，対象者が現実的に家庭や地域で生活するための作業療法目標を設定します．この目標設定を行う条件の1つとして，作業療法士は社会保障制度を理解しておく必要があるのです．

(2) 社会保障制度の活用場面

急性期，回復期，維持期の回復過程ごとに，作業療法士がいかに社会保障制度を用いているのかについて概説します．

急性期は，対象者にとって医療的治療が中心となる時期です．作業療法を実施すると，対象者に診療報酬を請求します．診療報酬とは医療行為を行った対価として定められているものであり，医療保障制度のなかでまかなわれています．作業療法を実施した対価として診療報酬を請求するのですから，対価に見合った治療を行っているかを律する意味で，医療保障制度について理解していることが必要です．

回復期から維持期に向けては，対象者の退院後のニーズの把握と予後の2つを考慮し，治療計画を立てなければいけません．ここで注意すべきことは，作業療法士の考える予後とは，「単に維持期の心身機能や活動の予測ではなく，対象者の具体的な生活の予測」だということです．「どのような社会保障制度が利用できるのか」を検討したうえで予後の予測をします．その予後予測をもって，対象者に目標を提案し，対象者と協業しながら実現していきます．

たとえば，対象者に「退院後は毎日お風呂に浸かりたい」というニーズがあったとしても，利用できる介護保険サービスの給付量が足りない場合があります．その際作業療法士は，対象者に入浴サービスの日以外はシャワー浴を行うことを提案し，シャワー浴が可能となる心身機能，活動の向上を促すプログラムを実施し，対象者が安全かつ満足できる浴室環境の改善の検討と家族への介助方法の指導を行います．

また，高齢者，精神障害をもつ対象者では，自宅への退院の前に中間施設の利用を検討した方がよい場合があります．その際，その地域でどのような「障害福祉サービス」を利用できるかを考慮することで，対象者に退院後の具体的な生活のイメージを伝えることができ，退院・社会参加への動機づけを高める援助が可能となります．さらに作業療法士は退院後の生活に必要な心身機能，活動に絞った介入目標を設定でき，期間を限定した効率的な援助が可能となります．

就労支援の場だと，「特別障害者手当」「障害年金」などと合わせて，あといくら収入があれば自立生活できるかを計算し，現実的に住む地域とアパートの選択，就職先と勤務条件を検討でき，その条件から対象者に必要な作業活動の耐久性の向上，認知能力改善などのプログラムの立案が可能となります．

作業療法士は，本人のニーズと，実現可能な地域生活支援の内容をマネジメントしつつ，予後を予測し具体的な作業療法目標を設定します．そのマネジメントの条件の1つとして，社会保障制度を理解しておく必要があります．的確な予後を予測できてこそ，対象者に治

療の根拠として説得力をもった説明が可能となるのです．　　　　　　　　　[藤本　幹，池淵歓斗]

H　言語聴覚士

　言語聴覚士の対象は，聴覚障害，言語発達障害，失語症，発声・発語障害（構音障害，吃音，音声障害），摂食・嚥下障害などです．これらの障害のある方たちに対する言語聴覚療法は，医療，介護，福祉という社会保障制度と特別支援教育などの学校教育制度のなかで提供されています．

　社会保障におけるさまざまな制度は法律によって規定されており，制度とそれを裏づける法律について理解しておく必要があります．医療では健康保険法や国民健康保険法，高齢者の医療の確保に関する法律，介護では介護保険法，福祉では障害者総合支援法，身体障害者福祉法，発達障害者支援法，児童福祉法，教育では学校教育法などの理解を必要とします．また，チームアプローチを進めるにあたっては，他職種の資格法についても理解しておくと良いでしょう．

　さらに高齢社会の急速な進行に伴い，医療・介護の連携強化，地域における効率的かつ効果的な医療提供体制の確保，地域包括ケアシステムの構築のために医療介護総合確保促進法が2014年に成立しました．医療法，介護保険法などの整備が現在行われており，新しい制度構築についても目を向ける必要があります．

（1）医療保険制度

　言語聴覚士の約3/4は医療分野で勤務しています（図H1）．医療における言語聴覚療法の提供は診療報酬で評価されます．言語聴覚士は，脳血管疾患などリハビリテーション料，集団コミュニケーション療法料，がん患者リハビリテーション料，障害者リハビリテーション料，摂食機能療法などに位置づけられています．また，耳鼻咽喉科学の検査や臨床心理・神経心理検査も実施します．これらは2年に一度の診療報酬改定によって変化するので，その都度確認が必要です．

図H1　言語聴覚士の勤務先の内訳
[日本言語聴覚士協会ウェブサイトより]

- ①医療 73.5％
- ②老健・特養 8.7％
- ③福祉 7.8％
- 養成校 2.2％
- 学校教育 1.8％
- 研究・教育機関 1.2％
- その他 1.5％
- 不明 3.3％

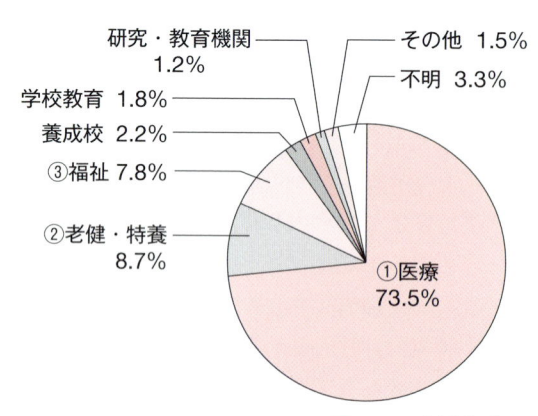

医療：病院（リハビリテーション科，耳鼻咽喉科，小児科，形成外科，口腔外科など），診療所など
福祉：障害者福祉センター，小児療育センター，通園施設など
老健・特養：特別養護老人ホーム，介護老人保健施設，介護保険事業所（通所・訪問）など
学校：通級指導教室，特別支援学級，特別支援学校（聴覚障害，知的障害，肢体不自由）など
保健：保健所など

（2）介護保険制度

　2015年の介護保険制度改正でリハビリテーション専門職にとって重要な点は，地域ケ

3. 社会保障制度の理解　79

ア会議の推進，認知症施策の推進，介護予防のための一般介護予防事業や地域リハビリテーション活動支援事業への積極的参加があります．介護報酬改定においても，活動・参加に焦点を当てた生活期リハビリテーションの提供とリハビリテーションマネジメントの充実が打ち出されました．今後の言語聴覚療法は介護保険制度のなかで提供されることが多くなります．介護保険における居宅系サービスや施設系サービスの内容についての理解が必須です．社会の変化に応じた言語聴覚療法の提供という視点から，介護保険制度の理解はますます重要となります．

(3) 障害者福祉制度

聴覚障害，言語障害，嚥下障害の身体障害者認定と補装具の交付は，身体障害者福祉法と障害者総合支援法に基づいて行われます．とくに言語聴覚士にとっては，補聴器や重度障害者用意思伝達装置の利用とその制度について十分な理解が必要です．　　［深浦順一］

I 看護師

(1) 看護活動の進展

看護師の責務や業務を規定する法律は，1948（昭和23）年に制定された「保健師助産師看護師法」であり，とくに看護師の業務については，法第5条に「傷病者若しくはじょく婦に対する療養上の世話又は診療の補助を行うことを業とする者をいう」という規定があります．「療養上の世話」と「診療の補助」という領域はあいまいとも受け取れますが，療養する人々の生活を丸ごと受け止めて世話をするという，きわめて広範囲の仕事を担っているといえます．「診療の補助」に位置づく医行為は医師の指示を受けて行うものですが，医療の進展によって「診療の補助」の行為も進展してきました．

また，看護の活動の場は，医療が集中する施設内の看護にとどまらず，生活の拠点となる自宅や地域で療養する人々への看護も展開されるようになり活躍の場も格段に広がりをみせています．同時に保健医療福祉の進展・充実に伴って，社会保障制度も刻々と整えられ変化しています．

(2) 生活を成り立たせる看護

看護は，病気の苦痛を抱えながらも人間として生きていく日常の生活を成り立たせるという視点でかかわることが重要です．つまり病人を丸ごと支援しなければならないのです．それには病気の種類やレベルを把握しながら，病気に伴う不安を軽減するようなはたらきかけが必要となります．回復に向けての支援もあれば，病気と共存しながら暮らしを維持する支援，安らかな死に向けての支援と，あらゆる病気とあらゆる健康レベルの支援を担うため，活用する知識や社会保障制度も広範囲に及びます．

松原[1]は，人間の生活の成り立ちを体系化し3つの目標を立てています．1つは，「生命を維持する・生存する」，2つ目に「生計を維持する」，3つ目に「豊かに生きる」ことです．松原のいう3つの目標を視野に据えながら，社会保障制度の必要性と仕組みを理解し活用することによって，看護の対象となる患者・家族の人間らしい生活を成り立たせることにつながるのです．

(3) 社会保障制度と看護

　　　　　看護を行ううえで関連する社会保障制度は多岐にわたりますが，なかでも医療供給体制のなかの医療保険と医療の安全対策について注視しておくことは，「生命を維持する・生存する」という観点で重要です．日本の「医療保険」は国民皆保険制度の仕組みのなかで，だれでもがどこでも医療サービスが受けられる，病気やけがをしても医療を受けて治るという安心感を形づくるものです．しかし高齢化や医療の進展によって医療費は膨らみ，このよき安心の仕組みをどう守りぬくかが課題になりました．かかる医療費は2年ごとに改訂される「診療報酬」で決められています．また高齢者の看護に携わる場合に必要となる「介護報酬」は3年ごとに改訂されますが，「診療報酬」と同様の課題を抱えています．報酬改定によって報酬上の単価や施設基準が変わることで，看護のあり方にも影響を与えるのです．

　　　　　医療提供の仕組みを規定する「医療法」は，医療に携わるうえでは自覚しなければならない法律です．「医療法」の目的は，「医療を受ける者の利益の保護及び良質かつ適切な医療を効率的に提供する体制の確保を図り，もって国民の健康の保持に寄与する」ことであり，医療に関する選択の支援，医療の安全の確保の仕組み，管理者の責務，施設基準などが定められています．

　　　　　また病気回復や健康維持を阻害する要因を補完・保障する社会保障制度も数多く存在します．病気療養によって，「生計を維持する」ことや「豊かに生きる」ことを阻害された場合においては，医療費負担の軽減の面で「生活保護法」「高額療養費制度」「難病患者への医療費助成」などがあります．身体・知的・精神の障害のある人々が必要とするサービスや自立支援を支えるための給付や事業は「障害者総合支援法」に定められています．

　　　　　また，がん，脳卒中，心疾患，糖尿病，精神疾患，感染症などの主要疾患に対しても予防対策などが講じられています．看護者としての責務を果たすには，「生命を維持する・生存する」「生計を維持する」「豊かに生きる」ことを阻害する要因を総合的に分析し，安心を確保する制度や予防の施策などの諸制度を活用しながら展開していくことが求められます．

［坪倉繁美］

文　献

1) 松原治郎編．生活とは何か．現代のエスプリ―現代人の生活構造．9(52)：5-22，1971．

J　保健師

(1) 健康を守る活動

　　　　　保健師の活動場所は，行政機関，事業所，医療施設，福祉施設，学校など多様化しています．2012年末現在，就業している保健師総数のうち，行政機関で仕事をしている保健師が約7割を占めています．そこで本項では，行政機関の保健師（保健所，市町村保健センター）の立場から，社会保障制度の理解の必要性とその活用方法について述べることにします．

　　　　　行政機関の保健師の活動目的は，「個人および家族の健康」にかかわるとともに，「みんな（グループ・組織・コミュニティ）の健康」を守るため，重層的視点に立った活動を行っています．その活動は，新生児・乳幼児から高齢者までのさまざまな年齢層および健康レ

ベルの人々を対象とし，地域で生活するあらゆる人々が安全に健康的な生活を送ることができるように組織的公共的な支援を住民とともに力を合わせて行っています．

「健康」の捉え方として，①状態としての健康と②権利としての健康の2つの考え方がWHO（世界保健機関）によって提唱されています．「状態としての健康」とは，単に疾病や虚弱からの解放という面からだけでなく，身体的面や精神的面や社会的面（地域集団，生活の側面）など総合的にバランスのとれた良好な状態として述べています．「権利としての健康」とは，「人種・宗教・政治的信条・経済状態・社会的条件によって差別されることなく，最高水準の健康に恵まれることは，あらゆる人々にとっての基本的人権のひとつ」であると記されています．

(2) 健康と社会保障制度

このような健康の2つの捉え方を前提としますと，個人・家族および地域集団全体をよりよい健康状態へ支援するうえで，健康に及ぼす生活状況や社会的要因（自然環境，社会的・経済的状況，法律・制度・政策など）の影響を構造的に把握し，健康問題解決に向けて支援することが非常に重要であることが理解できます．加えて「健康」は個人の努力と責任のみでまもるのではなく，国や社会全体の責任（社会保障の役割である所得保障，社会福祉，医療保障，公衆衛生）としてみんなで健康を守ることが必要です．

たとえば，会社員のAさんが1,900 g（未熟児，女児）の第1子を出産後，自宅へ戻って夫とはじめての育児で，子どもの成長・発達に不安をもち育児に疲れている事例の場合，保健師は社会保障制度をどのように活用しているか紹介してみましょう．

保護者による低体重児の届け出を保健師は把握し，必要時家庭を訪問して育児不安や育児負担の軽減の相談に応じています．また，乳幼児健康診査を通して保護者とともに児の健やかな成長・発達の確認をしています．健診で異常を認めた場合は，医療機関や児童相談所などで専門的な検査を受けることをすすめて，長期間継続して母子の支援を行っています．医療を必要とする未熟児に対しては医療給付を受けることができるように申請方法の情報提供をしています．これらの活動は母子保健法によって規定されており，状況に応じて活用しています．

また仕事をもつAさんは，事業所へ申請することにより出産育児一時金（健康保険），出産手当金（健康保険），育児休業給付金（雇用保険）が支給され，経済的負担を軽減することができます．さらに，1年間育児休業を取得することもできます（育児・介護休業法）．保健師はこのような法律・制度の理解のもと，子育てのために，Aさんが仕事をやめなくても済む社会保障制度の活用方法を提案したり，家事・育児の夫婦での役割分担方法について助言を行っています．

以上のように，対象の健康問題の解決に向けて保健師が支援するためには，社会保障制度の理解とそれを適切に活用することが必要不可欠です． ［郷間悦子］

文　献

1) 標 美奈子著者代表，標準保健師講座1 公衆衛生看護学概論，p. 24, 36-37, 88，医学書院，2015.

K 社会福祉士

(1) 生活と社会保障制度

　　　私たちの社会では一般的に働くことで収入を得て，物やサービスを購入するというように生活を営んでいます．このような社会では，働けなくなるということが生活を脅かす最大のリスクであることは想像に難くないでしょう．働けなくなる理由は，失業や病気，障害や高齢などさまざまです．それらは個人で対処することは難しいため，社会で対処する仕組みとして社会保障制度が整備されてきました．

　　　社会保障制度と聞いて具体的に何を思い浮かべるでしょうか．社会保険（医療保険，年金，雇用保険，労働者災害補償保険，介護保険）や，生活保護でしょうか．じつは社会保障制度を広義に捉えると，それらとともに社会福祉関連サービスや子育て支援，公衆衛生も含みます．また，住宅施策や雇用対策も社会保障関連制度として位置づけられます．このように社会保障制度とは広範囲の問題を対象とし，人口構造・社会・経済などの変化に伴い改革が行われます．社会保障制度は，我が国に暮らす人々の安心や生活の安定を図るための重要な仕組みなのです．

(2) 社会福祉士と社会保障制度

　　　では社会福祉士という専門職と社会保障制度はどのような関連があるのでしょうか．もしかすると，「社会福祉士として主に学んでおくべきは，社会福祉の対象者の理解や社会福祉関連サービスであって，社会保障全体については知っていればなおよいという程度」と考える人がいるかもしれません．果たしてそうでしょうか．

　　　たとえば高齢者や障害のある人々の地域生活支援を考えてみましょう．前述したように，私たちの生活では金銭により物やサービスを購入するわけですが，原則として医療や介護，障害福祉サービスの利用や住宅整備についても同様です．そうすると，費用はどこから出すことができるのか，その手続きはどうするのかということを考えねばなりません．しかし，高齢者や障害者は，自分で制度に関する情報を得て利用手続きをするということが大変難しい状況におかれやすいのです（子どもや生活困窮者などについても同じです）．そのため，社会福祉士は，高齢者や障害者などの生活の安定を図るために経済的側面とサービスの側面から支援の方向性を検討し，社会保障制度のどの制度を利用することが最善かを検討・提案し，つなぐ必要があります．社会福祉士の業務において，福祉と医療，年金，生活保護，住宅，雇用などの領域を切り離して考えることはできないのです．よって，援助技術に関する知識とともに，各種制度はいかなる役割を担っていて，それらをどのような場合に利用することができるのか，そしてその制度の金銭やサービスの給付にはどのようなルールがあるのかなど，社会保障制度に関する知識が大変重要となってきます．

　　　また，社会福祉士は権利擁護という大変重要な使命をもつ専門職です．本人を1人の人間として尊重し，その人にとって最善の利益は何かを常に問いながら制度やサービス利用を検討することが求められます．社会福祉士の考えや思いによって制度利用を決定するのではなく，本人や家族を取りまく状況，それぞれの思いや希望をしっかり聞き取り，必要な制度・サービスにつなげなければなりません．制度・サービスの利用には基本的に契約・手続きが必要ですが，本人の判断能力が弱い場合には，成年後見制度の利用も考えられま

す．さらに，現行の制度では利用者の生活が保障されない場合，ソーシャルアクションという方法で制度整備を訴えることも必要となります．

以上のように，社会保障制度は，社会福祉士が専門職としての価値と倫理を基本に据えながら，利用者が安心して暮らせる環境を整えるための重要な道具なのです．　[松江暁子]

L　精神保健福祉士

（1）精神障害者と社会保障制度

統合失調症やうつ病などの精神疾患は慢性的経過をたどることが多く，疾患と障害の両方を抱えるという特徴から，社会生活にさまざまな影響を及ぼすことがあります．

精神保健福祉士は，クライエントが病いや障害を抱えながらも，その人らしく幸せに暮らしていけるよう，社会保障制度につながり活用できるための支援を行います．また，現行の社会保障制度で解決できない問題に対しては，新たな制度やサービスの創出へのはたらきかけも必要です（図L1）．

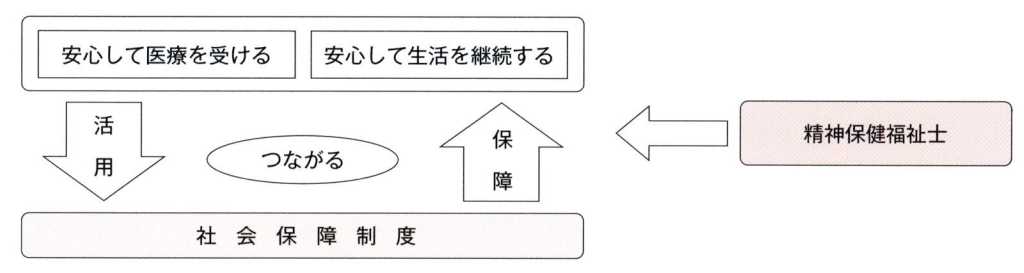

図L1　精神保健福祉士と社会保障制度

（2）医療を受けるための社会保障

> 【ケース1】Aさんは最近「近隣から電波で攻撃される」と言い，夜一睡もできなくなり，集中できず仕事が続けられなくなりました．「電波による攻撃」に耐えかねて近隣に怒鳴り込むこともあり，家族に連れられ入院しました．

急性期や症状悪化の場合，まずは受診や入院することが目標になります．一方で本人は医療費や療養中の生活などさまざまな不安も抱えます．近年，精神科でもスーパー救急病棟などが設置され入院期間は短期化の傾向ですが，平均在院日数は284.7日であり，一般病床の17.2日，療養病床の168.3日[1]と比べて圧倒的に長い状況があります．退院後も療養しながら徐々に社会復帰するため，経済や生活上の問題の解決が重要です．

入院時には高額療養費制度や傷病手当などを活用し医療費の負担軽減を行います．また，収入がない場合には，障害年金や生活保護の申請も視野に入れます．

このほか，入院中の自宅の管理やアパート代，子どもや要介護者がいる場合のケア，収入がなく医療保険が未納・未加入など，さまざまな問題を社会保障を活用し解決していきます．

(3) 生活を支えるための社会保障

> **【ケース2】** 病状が良くなって退院したBさんは，早く仕事に就いて収入を得たいと話されました．しかし，何かやろうとすると疲れやすく，集中できない状態で困っています．

　近年，精神障害者の就労支援が促進されています．しかし，統合失調症は急性期の症状が治まった後も休息が必要で，徐々に回復に向かいます．焦りや急激な環境の変化によって再発するおそれもあります．安心して療養できる経済基盤と，本人のペースで社会復帰していくための社会保障制度の活用が，その人の人生を支えていくことにつながります．

　たとえば，障害年金や生活保護などの所得保障，障害者手帳の取得によってさまざまなサービスや税制上の優遇措置などが受けられます．

　発病当初は精神疾患だとは思わず，なんとなく不調を感じ内科などを受診している場合もあります．手続きでは病歴や受給要件が重要になるため，必要に応じて手続き支援を行います．

　また，障害年金や障害者手帳の場合，制度に「障害」の語がつくことで受給・活用することをためらう人もいます．その人の思いや生活を理解し，本人とともに考えていくことが必要です．

〔佐藤祐樹，小林雅彦〕

文　献
1) 厚生労働省，平成25年医療施設調査・病院報告の概況，2013. http://www.mhlw.go.jp/toukei/saikin/hw/iryosd/13/

M　介護福祉士

　社会福祉士法及び介護福祉士法に位置づけられた介護福祉士は，生活者であるすべての国民の幸福の追求，その現実を目指した社会的な支援にあります．すべての対象者の生活にかかわる者として，日本国憲法に始まり，社会保障制度の基本的な理解が必要となります．介護の実践にあたり，介護を必要としている対象者の年齢・性別・信条・社会的身分・経済状態などにかかわりなく，生活習慣，文化，価値観の尊重，交流を通して心身の状態を把握し，対象者の自立支援を行い，専門的サービスの提供とプライバシーの保護，積極的な連携と協力をもとに，すべての人々の人権の保障，自己決定権の保障のために制度全般の理解が求められます．

　サービスを利用する小児から高齢者まですべての人々に社会保障制度の詳細をわかりやすく説明することは，対象者本人の意思や利益を優先し，信頼関係を高めるためにも重要です．

(1) 介護保険法

　かかわる対象者は，小児から高齢者まで，身体構造・機能障害から寝たきりの状態にある人，認知症高齢者，身体障害者，精神障害者など要支援・要介護認定を受けている人です．介護福祉ニーズを有する「すべての人々が住み慣れた地域で安心して老いることができ，暮らし続けていくことのできる社会」の実現を願い，自職種の専門知識・技術・倫理

的配慮をもって介護福祉サービスを提供することに努めます.

(2) 障害者総合支援法

提供されるサービスは，自立支援給付と地域生活支援事業に分けられます．とくに身体障害者，知的障害者・精神障害者・難病患者の自立支援給付である介護給付にかかわります．

一人の人間としての存在「人間の尊厳」を理解し，安全で安心できるその人が望む生活を，人生の最期までその人らしく支える役割を担っています．さらに，対象者の代弁者となり，地域福祉の推進の一端を担い，介護福祉の後継者を育成することも介護福祉士の重要な役割となります．

(3) 保健師助産師看護師法

医療・看護の組織の一員として，その専門性を活かし医療的ケアである「診療の補助」業務の喀痰吸引・経管栄養の研修を受け，認定特定行為業務従事者となります．

医師の指示（医療法）に基づき，安全・適正に医療行為を実施する基準，感染症予防措置，秘密保持，緊急時の連絡方法の取り決めが義務付けられています．そのため，看護師に準じた知識・技術を身につけ，倫理的配慮を行うことは当然のことです．

(4) 健康保険法

健康保健法には保険診療に関する規定があり，対象者が医療を受ける際に適用されます．介護福祉士が医療行為（喀痰吸引・経管栄養）を行うには，医師の指示に基づき行われることから，指示に要する費用などが制度化（診療報酬）されています．

(5) 学校教育法

特別支援学校などにおいても医療行為の実施が認められています．介護保険制度・障害者総合支援法を基盤に，介護福祉士として障害のある子どもにかかわる学校教育法，個人情報保護法の理解も必要となります．

［二木惠子］

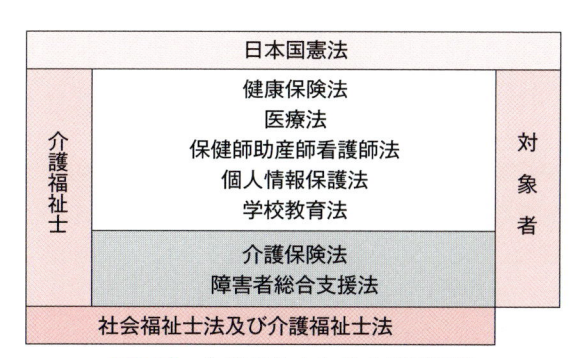

図 M1　介護福祉士と社会保障制度

N　ケアマネジャー

ケアマネジャーは，クライエントについてのアセスメント（課題分析）によって，「ケアプラン」原案を策定していく役割があります．さらにアセスメントにあたっては，クライエントに関する「身体機能的状況」，「精神・心理的状況」，「社会環境的状況」について把握し，これらを総合的に判断し，クライエントが生活していくうえでの課題（ニーズ）

を確定していくことが最も重要なこととなります．

　この過程において，クライエントに関する「社会保障に関する情報整理」としては，①介護保険に関する情報，②医療保険に関する情報，③年金制度に関する情報，④市町村民税課税状況，⑤障害者手帳などの発行状況，⑥福祉制度などの利用情報などが必要となる情報です．

（1）介護保険に関する情報

　要介護認定状況（要介護状態区分・有効期間）や区分支給限度額，種類支給限度額，認定審査会の意見，サービスの種類の指定，給付制限の有無などを介護保険被保険者証の記載事項により把握することが，指定居宅介護支援事業運営基準第7条に規定されています．さらに要介護認定については「申請にかかる援助義務」が，同運営基準第8条に規定されており，適切な援助が求められます．

　さらに，「居宅サービス計画書」（ケアプラン）の作成にあたってはクライエントの負担可能額の把握とあわせて区分支給限度額などからサービス利用にあたっての自己負担額を算出し，了解を求める必要があります．この場合，給付サービスに対する1割（または2割）負担のみではなく，実際にサービスを利用する際に必要な食事代，居住費なども含めて説明する必要もあり，それぞれの事業所の利用料も把握することが求められます．

（2）医療保険に関する情報

　加入している医療保険の種類として国民健康保険，後期高齢者医療保険制度，社会保険被保険者（本人・家族）などの区分を把握しておくことが必要です．それぞれの医療制度による給付については，条件や給付内容が制度によって異なることもあるため，これらを把握することでクライエントからの相談や支援を適切に行うことができます．

（3）年金制度に関する情報

　加入または支給されている年金の種別などを知ることにより，利用者負担や保険料負担の仕組みに対し，クライエントからの相談や支援を適切に行うことができます．

（4）市町村民税課税状況

　住民税課税状況については，おおむね毎年6月頃を目途に確定されます．課税にあたっては源泉徴収や確定申告などが基本とされていますが，介護保険の利用者の多くは年金を主たる収入とする高齢者が多く，高額療養費，高額介護サービス費，合算サービス費の対象となる場合が多くあります．さらには施設などにおける食費や居住費については課税状況によって特定入所者介護サービス費の支給対象になる場合もあり，市町村民税課税層を必要に応じて把握しておくと，クライエントからの相談や支援を適切に行うことができます．

（5）障害者手帳などの発行状況

　身体障害者手帳，精神保健福祉手帳，療育手帳などの発行状況について情報を把握しておく必要があります．それぞれの法律により給付や支給される制度を有効に活用することとあわせ，介護保険と障害者制度の併給ができないものなどもあり，最も適切な利用を行うためにも把握しておく必要があります．さらに各種手帳の申請や変更などについても適切に助言する必要もあります．

（6）福祉制度などの利用情報

　都道府県や市町村独自の福祉制度が準備されており，クライエントに不利のない利用を

してもらうためにも，情報を把握することが重要です．それによってクライエントからの相談や支援を適切に行うことができます． [林 和美]

O 診療情報管理士

(1) 我が国の医療制度

医療保障は社会保障の一つとして位置づけられています．憲法第25条に「すべて国民は健康で文化的な最低限の生活を営む権利を有する」と明記され，生存権が規定されています．医療に要する費用のすべてが自己負担でないことは，医療が社会保障の一環であると認識されていると解釈できます．我が国は憲法の下，適切な医療を平等に国民に提供されるよう整備されました．

1) 国民皆保険制度

1961年（昭和36年）より施行されている制度です．すべての国民がいずれかの公的な医療保険に加入し（強制的に加入），必要な医療を受けることができるものであり，我が国の代表的な制度であるといえます．この制度の特徴は，①国民全員を公的医療保険で保障していること，②患者が受診したい医療機関を自由に選択できること（フリーアクセス），③安い医療費で高度な医療を受けることができる環境を整備していること，④社会保険方式を基本としつつ，制度を維持するため公費を投入していることがあげられます．

このように我が国は国民皆保険制度により世界最高レベルの平均寿命と保健医療水準を実現することができており，患者負担は国民医療費の12.7％と非常に小さくなっているの

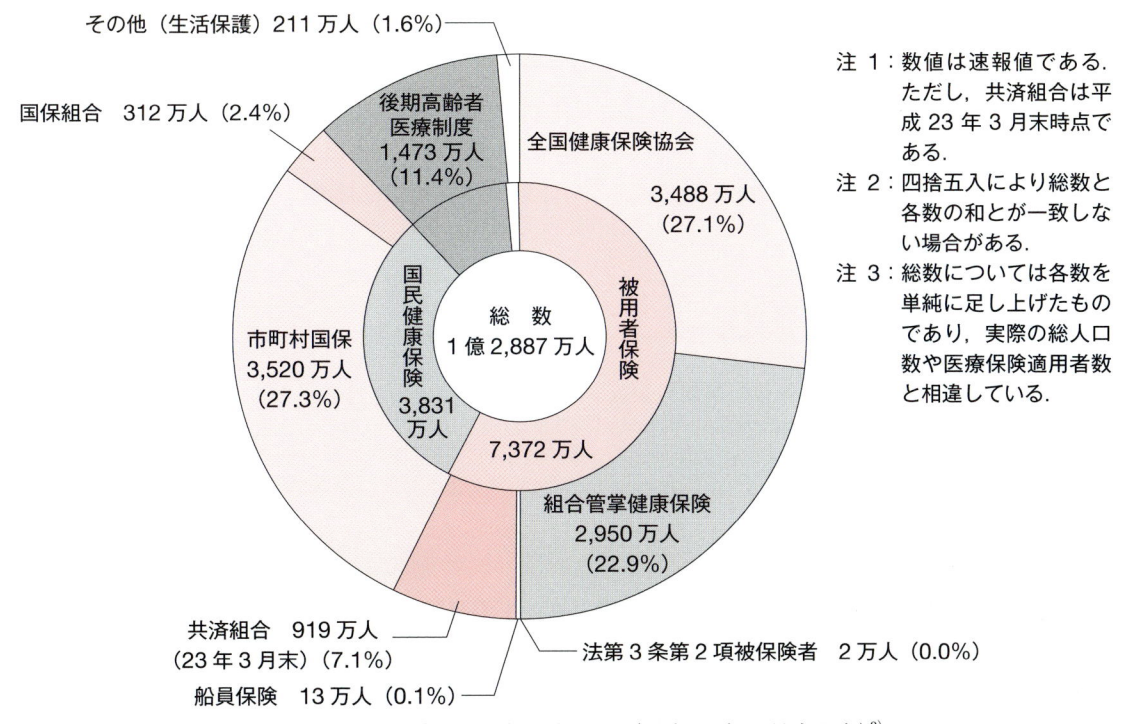

図 O1 医療保険制度の加入者など（平成24年3月末現在）[2]

が現状です．

2）公的医療保険制度

公的医療保険制度は，いわゆるサラリーマンが加入する被用者保険と自営業者などが加入する国民健康保険という大きく二つの体系に分類することができます．被用者保険は，「健康保険組合」と「協会けんぽ」があります．前者は主として大企業に勤務する従業員とその家族が加入しており，後者は中小企業などに勤務する従業員とその家族が加入しています．また，国民健康保険は市町村が保険者となり，自営業者や農業者などが加入しています（図O1）．

3）高齢者医療制度

高齢化に伴う医療費の増大が見込まれるなかで老人保健法が改正され，「高齢者の医療の確保に関する法律」に基づいて，2008（平成20）年4月より75歳以上の高齢者らを対象とした後期高齢者医療制度が施行されました．市町村が加入する後期高齢者広域連合が経営主体となり，保険料は高齢者自身が負担します．患者負担は1割（現役並みの所得者は3割）となっています．

4）労災保険制度

労働者災害補償保険法（労災保険法）に基づき，業務上の事由や通勤による労働者の負傷，疾病，傷害・死亡などに対して必要な保険給付を行う制度です．この制度は労働基準法の災害補償制度の裏付けをする制度となっています．

(2) 医療保険制度と診療情報管理業務

我が国の医療保険制度を理解するとともに，医療法および診療報酬制度など関連する情報を収集し，理解することは診療情報管理士の業務遂行において重要となります．病院における診療情報管理業務を行ううえでは，法的根拠の確認と運用ルールを常に意識しておくことが望まれます．

また，病院実務においては診療情報管理士資格を取得したうえで医事業務を担当することも一般的であることから，外来受付業務や入院手続きなど患者対応に従事することも多い．病院受診時に受付スタッフが保険証の確認を行うことは，保険請求業務を行ううえで必要不可欠であり，レセプト請求により病院財務管理に直接影響を及ぼす業務となります．

［山本康弘］

文　献

1）武田隆久総監修，診療情報管理士テキスト　診療情報管理Ⅲ　専門・診療情報管理編（第6版），一般社団法人日本病院会，2014．
2）厚生労働省，医療保険制度の加入者等（平成24年3月末現在）．http://www.mhlw.go.jp/bunya/iryouhoken/iryouhoken01/dl/01a.pdf（閲覧日2015年11月14日）

P　医療ソーシャルワーカー

患者にとって，療養上の生活問題（療養生活問題）はp.163の表P2のように多岐にわたっています．本項では療養生活問題のなかで社会保障制度が対応している，経済的問題，療養生活の場，学業・職業・社会参加，日常生活，虐待・DVについてとりあげます．

なお，社会保障制度は社会資源の一部ではあっても，公的なサービスとしての限界もあ

り，療養生活問題への対応には不十分です．そこで，インフォーマルな支援を含めた社会資源の活用が必要になります．また，既存の社会資源の活用にとどまらず，医療ソーシャルワーカーには社会資源の改善や新たな社会資源の開発の役割が求められます．

(1) 経済的問題への援助

療養そのものの医療費負担や療養に伴う諸費用の負担とともに，療養のための休業により収入減や無収入となる場合があります．

1) 医療費負担への援助

①高額療養費制度（低所得者，多数回該当，世帯合算，高額長期疾病（特定疾病）／高額医療・高額介護合算療養費制度），②入院時食事療養費標準負担額および特定長期入院被保険者（療養病床に入院する65歳以上の者）にかかわる生活療養標準負担額の軽減措置，③国民健康保険における一部負担金の減免制度，④労働者災害補償保険法における療養（補償）給付，⑤自動車損害賠償責任保険における治療関係費，⑥低所得者に対する無料低額診療事業，⑦感染症，難病，公害などに対する公費負担医療制度，⑧生活保護制度における医療扶助，などの活用を援助します．

2) 生活費の援助

①傷病手当金（市町村国民健康保険の場合を除く），出産手当金，②国民健康保険における保険料減額制度，③年金保険における障害給付，④労働者災害補償保険における休業（補償）給付，傷病（補償）給付，障害（補償）給付，⑤雇用保険における傷病手当，⑥生活福祉資金貸付制度，⑦自動車損害賠償責任保険における休業損害，⑧生活保護制度における入院日用品費，⑨税制度における医療費控除，などの活用を援助します．

(2) 療養生活の場の確保

医療施設の機能分化などにより，患者の移動を伴う医療提供体制のもとで，退院後の療養生活の場の選択や各種サービスの選定の援助が求められます．在宅での療養生活が困難な場合，①施設，②ケア付き住宅，③グループホーム，④シェルター，など各種の療養生活の場の選定・活用を援助します．

(3) 就業・就学・社会参加への援助

療養生活は社会生活の遂行に何らかの支障を来します．①公共職業安定所や職業能力開発校，②障害福祉サービスによる訓練など給付（自立訓練，就労移行訓練，就労継続支援など），③母子家庭を対象とした自立支援教育訓練給付金，などの活用を援助します．

(4) 日常生活への援助

移動，介護，家事，育児などへの援助を必要とする場合，①介護保険による居宅サービス（訪問介護，通所介護，短期入所生活介護，短期入所療養介護，福祉用具，住宅改修），②障害福祉サービスによる介護給付（居宅介護，重度訪問介護，同行援護，行動援護，重度障害者など包括支援，短期入所，療養介護，生活介護，施設入所支援）や地域生活支援事業（自発的活動支援，相談支援，成年後見制度利用支援，意志疎通支援，日常生活用具給付・貸与など，移動支援），③ひとり親家庭など日常生活支援事業，④生活困窮者自立支援制度，などの活用を援助します．

(5) 虐待，DVへの対応

医療施設で虐待・DVやその疑いが発見される場合があります．①高齢者虐待の場合には，市町村や地域包括支援センター，②児童虐待の場合には児童相談所や児童家庭支援セ

ンター，③DVの場合には婦人相談所や配偶者暴力相談センターへの連絡により対応します．

[小嶋章吾]

文　献
1) 日本医療ソーシャルワーク研究会, 医療福祉総合ガイドブック（各年度版), 医学書院.
2) 日本医療社会福祉協会, 相談・支援のための福祉・医療制度活用ハンドブック, 新日本法規, 2014.
3) 黒木信之編, 患者さんにそのまま見せる！ 診療科別医療福祉相談の本, 日総研出版, 2015.

Q　臨床心理士

(1) 関連法規

　　臨床心理士に関連する法規は，活動する領域に合わせ多岐にわたります．日本臨床心理士会のホームページに紹介されている活動領域は，医療・保健，福祉，教育，産業・労働，私設心理相談，大学・研究所，司法・法務・警察の7つの領域です．7領域に関連する法規の例を示すと，医療・保健では「精神保健福祉法」や「診療報酬点数表」，福祉では「障害者総合支援法」や「介護保険法」「情緒障害児短期治療施設運営指針」（厚生労働省通知)，教育では「児童虐待防止法」や「チームとしての学校・教職員の在り方に関する作業部会中間まとめ」（2015（平成27）年，文部科学省)，産業・労働では「労働安全衛生法」，司法・法務・警察では「心神喪失者等医療観察法」などです．

　　多領域にまたがり活動する臨床心理士は，その領域の中核となる法律や規則，監督官庁から出される通知や指針を理解する必要があります．法律や規則の理解は，法に沿ったルールを順守し，ルール違反を起こさずに，専門職としての業務を行うためです．監督官庁からの通知や指針は，時代の流れや国民のニーズに基づいた対策の方向性を示すものです．時代の流れを読むことや，国民のニーズを理解することは，支援するクライエントの置かれている現状やニーズを理解することにつながります．

(2) 倫理綱領

　　また，臨床心理士としての規則もあります．それは一般社団法人日本臨床心理士会による「倫理綱領」です．これには専門職としての役割と守秘義務を含む倫理が記されています．守秘義務とは，心理援助面接や心理査定を実施したクライエントのプライバシー保護に関する義務です．専門職として，援助のなかで知りえたクライエントの情報を第三者（これは，家族などの身内であっても）に漏らしてはいけないという義務です．ただし，専門職のチームでそのクライエントを支援している場合は，チーム内での情報共有はその限りではありません．このように，専門職としての倫理は重要です．そして，専門職としての倫理を守るうえでも，さまざまな法規を犯す行為をしてはいけません．民間資格とはいえ，専門職として高い倫理観をもって仕事に臨むことが，臨床心理士には求められています．

(3) 公認心理師法

　　次に，2015（平成27）年9月に公布された「公認心理師法」について述べます．本法は2017（平成29）年の秋から施行されます．これは心理専門職の国家資格として新たに設立されたものです．主な業務4つ（心理査定，個別心理援助，コンサルテーション，心理教育・啓発活動）が決められており，専門職としての守秘義務を含む倫理も決められて

います．そして，違反した場合は罰則も設けられています．さらに，援助対象となるクライエントの支援にほかの専門職もかかわっている場合は，その専門職としっかりと連携をとって支援を行っていくことが求められています．あわせて，そのクライエントの相談，援助内容に関して主治医（ここでの解釈は，複数の診療科に受診していても，相談内容に関連する診療科の医師のみが主治医とします）がいる場合はその指示に従うことが，「連携」の項目で掲げられています．このことは，多職種連携を通して専門職として活動することの重要さを示しています．医療現場に限らず，各領域で活動する専門職は数多くいます．より良い連携を実現していくためには，他の専門職の専門性を規定する法律内容も含めて，関与する領域の法規を理解して業務を行うことが，クライエントのより良い支援につながるといえます．

［小野寺敦志］

II

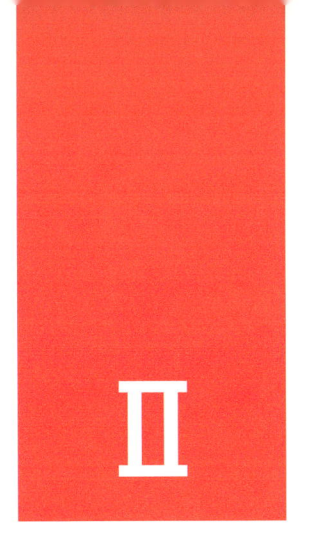

治療・支援計画のための臨床推論

　この章では，様々な職種の役割と実践過程およびその思考過程である臨床推論を示しています．各職種別に記載していますが，その記載は標準的な内容に留まっているので，読者の皆さんはそれぞれの教育課程や自分自身の理解と照らし合わせて読み進めていきましょう．また，自分が学修している教育課程の専門職種から読み始め，次に他職種の項目を読み，それぞれの役割や臨床推論を理解しましょう．

　読み進め方の基本は，批判的思考すなわちクリティカル・シンキングです．本書の記載内容について，「本当にそうなのだろうか？」と疑問を投げかけ，最終的には自分の頭で判断するように心がけてください．このように考える習慣は，皆さんが臨床で得る様々な情報や他者の結論を客観的に理解するために必要となります．自らこのような視点に立ちアクティブラーニングすることを期待します．

　保健医療福祉の領域には様々な職種のスタッフがいますが，私たちが対象とする「ひと」は一人です．一人の患者や対象者のために皆さんが学修している保健医療福祉の専門職種が一つのチームを作り，医療・ケアを実践しています．

　そのためには，各職種の役割の理解に留まることなく，治療・支援のための臨床推論について相互理解を深めていく必要があるといえます．

1 臨床推論の実践

A 医師

(1) 役割

　医師は診断と治療方針を決定し自ら治療を行い，チーム全体へ適切な指示を出します．患者・家族に病状説明を行い，同意を得て治療を開始し，処方を行い，治療効果を評価します．さらに各職種とのコミュニケーションをとり，チーム医療を円滑に行うための環境を整える役割を担います．

　チーム医療のなかで医師の役割は，看護師や薬剤師，理学療法士，ソーシャルワーカーなど，チームを構成するメンバーの知識や意見を引き出し，それらを各職種にフィードバックしていくことです．メンバー全員は各分野の専門職として，医師にはない知識や経験，技能をもっており，それらを統合することで，患者にとって最善の医療を探り，チーム医療として実践していきます．そのなかで医師は治療方針を決定し，各スタッフにその専門職に応じて役割分担を配置していきます．そのチーム医療のリード役が医師の役割といえるでしょう．

　しかし，医療を行ううえで，医師には大きな責任があります．たとえば，患者の身体にメスを入れて手術することを法的に許されているのは医師だけですし，薬剤治療でも，その種類や投薬量を最終的に判断して処方するのは医師です．さらにリハビリテーション関連専門職に処方するのも医師です．このように医療の最終判断を求められ，決定するのも役割ですし，他の職種と比べて認められた医療行為の領域が広い分，果たす責任も非常に重いものがあります．

● 主治医とは何ですか？

　ここで，主治医という言葉がよく聞かれますが，この主治医はどのような医師のことを指すのでしょうか？

　高齢になると多くの病気を1人で抱えることもあり，内科と整形外科といったように複数の診療科を同時に受診している場合があります．その場合は，各科ごとに担当してくれる医師（担当医）が複数存在しています．また1つの診療科においても何人かの医師で構成される診療チームが1人の患者を担当することもあり，「主治医」の定義は明確ではない場合もあります．逆に患者からみた場合，自分の身体や健康を任せている医師を「主治医」と解釈することもあります．

　しかし，医師によっては診断意見や治療方針などが一緒にみている他の医師と異なる場合があり，患者はその意見に混乱する場合も少なくありません．

　そこで，その患者の疾患の診療方針全般に対して，主たる責任と決断を有する医師を「主治医」とするのが一般的です．まぎらわしいのですが，外来診療や入院診療における「担

当医」と同義であることも多く，各科の主治医としていることもあります．主治医は，診断・治療にあたって患者の多くの情報を知らなければならず，その患者の身体，社会的環境や普段の生活などについて最もよく理解している医師であることが期待されます．

(2) 実践過程（図A1）

1）疾病発症から身体診察まで

病気やケガなど身体に異常が発生すると，患者は病院や診療所などの医療機関を受診します．患者は受付で，どのような症状で来たのかを簡単に伝え，氏名，生年月日など一般情報を記載した後，診察室で診察となります．

医師は，患者の来院理由と異常な姿勢やケガなどの視診を参考に，病歴を聴取します．病歴を聴きながらも常に考えられる疾患や状態を頭に置き，いつ，どのようなときに，どのような症状・ケガが発生したのかを聴いていきます（問診）．さらに，その背景として，これまでかかった病気や，家族の病気，本人の生活習慣などを聴きます．そのことから，身体のどの部分を集中的に診察していけばよいかを推察し決定していきます．

その病歴をもとに，見て診察する視診，触れて診察する触診，身体を指などでたたいてその感触をみる打診，聴診器などを使って身体の音を聞く聴診など身体的診察を進めていきます．さらに神経の病気が疑われるときには，運動知覚検査や反射検査などの神経学的

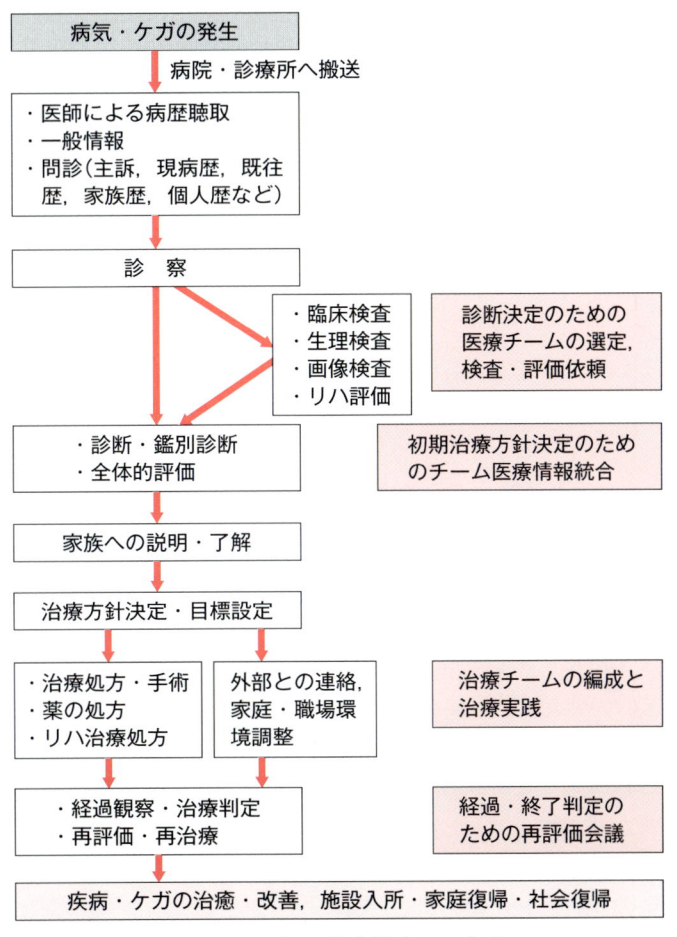

図A1 医師の臨床推論のようす

診察も加えて診察していき，おおよその疑われる疾患を考えます．

もし専門外の病気であったり，診療している病院内で検査や処置ができないと考えられる場合には，他の専門の医師を紹介したり，設備が整った施設や検査ができる病院に紹介します．

もちろん，重篤な症状がある場合や疼痛などが激しいときには問診に先立ち，その処置を行うのはいうまでもありません．

この際にはおもに看護職が診療補助を行い，診察の手助けをします．

2）正確な診断をし，病気やケガの全体的評価ができるまで

身体的診察を終えると，考えられる疾患や症状の状態を確かめ正確な診断を行うために，臨床検査や生理検査，画像検査などを指示して検査していきます．この際，確実な診断を早急に行い治療する必要がある場合もあり，正確で迅速な検査が要求されます．

生理検査や画像検査では，医師と専門職である臨床検査技師や診療放射線技師が協働して，より高度で詳細な結果判定や読影を行うことができます．熟練した高度な検査技術が検査・画像所見に反映しますので，検査法の的確な指示を出すことも医師に要求されます．医療技術を駆使した詳細な結果は，より正確な診断や治療へとつながります．

運動機能評価や認知機能評価，言語機能評価，嚥下機能評価，視覚機能などに関しては，診察の時点でも概略は評価します．しかし詳細な評価のためには，理学療法士，作業療法士，言語聴覚士，視能訓練士にそれぞれ詳細な評価の依頼をし，その評価結果を待ちます．このようにどの専門職に評価を出すかが，その後の患者の治療方針にかかわってくるので，医師は必要な専門職を選定する知識が必要になります．このようにして，診断決定のための医療チームをつくるための専門職の選定と検査依頼，評価依頼がなされます．

これらの検査や評価がなされ医師のもとに集められます．そして，その結果をもとに診断と鑑別診断が行われ，医学的な情報が整理されます．そのうえで初期治療方針決定のためのチームの中で情報交換と統合がなされ，治療の方向性が検討されます（初期治療方針会議：初回カンファレンス）．

その方向性をもとに，医師は患者・家族などに検査結果とともに診断結果の報告を行い，今後の治療方針，その予後について，十分理解されるように説明し，了解を得ます（インフォームド・コンセント）．

3）治療方針決定・目標設定から経過観察・治療判定まで

本人・家族の了解のもとに決定された治療方針や目標設定に合わせ，治療が進みます．外科的な手術などでは高い能力をもった専門職治療チームが，高齢者や合併症の多い患者では栄養サポートチームや褥瘡対策チーム，感染症チームが，身体障害など後遺症のために生活困難が生じると予想される患者のためには急性期・回復期・維持期リハビリテーションチームが，がんなどの悪性腫瘍の末期では緩和ケアチームがといったように，患者の状況に合わせたチーム医療で治療・ケアが展開されます．

悪性腫瘍などで放射線療法が必要なときには，診療放射線技師などとチームを組み治療にあたります．

また，薬物療法に際しては，薬の種類，投与量，投与期間などが薬剤師の連携で決定され治療が行われます．

身体的障害などが残るような場合，歩行移動障害などには理学療法が，上肢・手指の障

害などには作業療法が，言語・聴覚・嚥下などの障害では言語聴覚療法が適応となりますので，必要な専門職に処方をします．

また，家庭や職場など外部との連絡調整や社会・経済的問題がある場合にはソーシャルワーカーなどにチームに加わってもらいます．

このような専門的な知識と技能をもつ専門職とチームを組むことで，的確な治療が開始されます．そして，治療後の変化に応じ患者の状態が変わってきますので，治療途中での経過観察や治療判定を行います（中間評価）．各職種で再評価を行い，現状を確認しながら目標に向かって治療がなされているか確認し，もし異なった状況にあるならば再治療が必要なのかなども判定し変更していきます．

医師はこの治療が順調にいっているかどうか常に情報を得て監視をしながら，医療を進めます．

4）医療の終了判定と社会復帰

治療が進み，病院内や通院などで治療をする必要がなくなると，本人・家族の了解のもと家庭・社会に復帰していくようになります．

地域医療では自宅などで生活する人を健康に暮らせるようにサポートします．医師はかかりつけ医（ホームドクター）などとなることが多く，その役割は病気やケガのときには前述の病院の医師と同じような役割もありますが，地域医療では地域で暮らす人にとって健康の管理をしながら，さまざまな社会資源を用いる際の指示者となることもあります．

たとえば，介護保険などを使った在宅サービスや入所サービスを利用する際に医学的な指示を出すのも役割の1つです．医師は在宅などで暮らす人にとって最も有効なサービスは何かを，看護師や保健師，地域のケアマネジャーと相談しながら指示します．

在宅医療には，訪問診療，訪問看護，訪問服薬指導，訪問リハビリテーション，訪問介護などがあります．かかりつけ医は他の専門職の意見も聞きながら，最適な在宅医療の選択・決定の役割をもつ主治医となります．また，デイケアや通所リハなどの通所サービスにおいても医師の指示が必要となります．このように地域医療における医師と専門職の連携は，実施する医療行為にさまざまなものがあり，在宅医療を行う医療機関と訪問看護を行う機関の橋渡しやサービスの方法の選択調整，患者本人の身体的管理も行います．

さらに，介護老人福祉施設（特別養護老人ホーム）や介護老人保健施設（老健），介護療養型医療施設（療養病床），障害者支援施設，児童福祉施設に入所されている利用者の指示や管理なども行います．

このように地域で開業している開業医，訪問診療を支える往診医，地域で治療できないような疾患を治療する病院などが情報を交換しながら連携を強化し，保健師・訪問看護ステーション，ケアマネジャーや介護保険施設などの専門職が環境調整や関係者理解を高めることで，地域医療・福祉の役割機能を実践することができ，良好な在宅療養生活が送れることが可能となるのです．これら患者が在宅での療養生活を継続できるためのマネジメントをする役割が医師にはあります．

これらの社会資源などを効率よく利用するために，医師はこれらの社会福祉制度などに精通する必要があり，その情報・知識を得て行動することが求められます．

■ ま と め

医師が患者の病気やケガの診断をどのように考え進めていくか，それをもとに治療をど

のように行っていくかが医師の臨床推論です．推論にあたっては，診断・鑑別診断，治療法の選択，予後予測などをいかに迅速かつ正確にするかが重要となります．

医師の医療行為は，患者の診療を行う際に多くの決断が必要になります．診察している患者の訴えや症状が，医学的知識のなかでどのような状態であるのかを推定し，患者のもつ問題を的確に見つけ出します．そして多くの治療方法のなかから，患者の予後を最も良好な状態に改善すると推測できるものを選択することにあります．

臨床推論を学ぶことで，どのような方法で患者をみればよいか，そして導き出される多くの選択肢のなかから最善の治療法を行うことができるか，などを考えることで，患者にとって最も良好な予後とQOLの維持拡大につながることが期待されます．　　[前田眞治]

文　献

1) 大西弘高，The 臨床推論―研修医よ，決断のプロをめざそう，南山堂，2012．
2) 内山 靖，小林 武，前田眞治編，臨床判断学，協同医書出版，2006．

B　薬　剤　師

(1) 役　　割

薬剤師の主な職場での役割は，病院薬剤師は，調剤，服薬指導（外来・入院），薬歴管理，薬剤師外来，病棟薬剤業務，注射薬調剤，DI（drug information）業務，医薬品の管理，チーム医療への参加，PBPM（protocol-based pharmacotherapy management；プロトコールに基づく薬物治療管理）[*1]の実践，TDM（therapeutic drug monitoring；治療薬物モニタリング）[*2]，CRC（治験コーディネーター）などです．調剤薬局では，調剤，服薬指導，薬歴管理，地域医療・在宅医療への貢献です．ドラッグストアでは一般用医薬品（OTC薬）の販売，相談業務などです．さまざまな状況で，薬のプロとしての知識を活かせるような薬学的推論による職能発揮が求められています．

(2) 実践過程

ここでは，「調剤」と「薬学的管理」に分けて，薬剤師の実践過程について記述しました．「薬学的管理」とは，薬剤師が疾病の病態生理や薬理学的知識を基盤にし，さらに経験を生かして医薬品の適正使用，処方提案を図ることをいいます．具体的には，催眠鎮静薬を例に考えてみますと，①個々の患者に適した不眠症治療のための処方提案，②睡眠状況を聴取し，処方薬の適切な使用の確認と注意喚起，③薬物の依存傾向を示す患者らに対して，適正な薬物療法に関する情報を提供，④自殺企図などによる過量服薬の危険性のある患者の把握と服薬管理の徹底，などのことです．

[*1] PBPM：薬剤の種類，投与量，投与方法，投与期間などの変更や検査のオーダーについて，医師・薬剤師らにより事前に作成・合意されたプロトコールに基づき，専門的知見の活用を通じて，医師らと協働して実施すること．

[*2] TDM：血液中の薬物濃度を測定して有効で安全な薬物濃度が保たれているか確認し，薬物が治療有効濃度範囲に入るように投与設計を行うこと．対象薬物は，①薬の治療域が狭く，治療域と中毒域が近い，②薬が効いているかどうかがわからないもの，③「これ以上の濃度であれば副作用が出る」とわかっているもの，④投与量から血中濃度を予測しにくいもの，⑤過剰投与による危険性がきわめて高いもの，である．

薬剤師は，医師への疑義照会や副作用回避・有効性確保のための処方提案，適正使用のための院内プロトコール（院内でコンセンサスを得た治療計画）や医師との協議に基づく処方設計など，積極的に薬学的介入を行うよう努めなければならない（医政発0430第1号 医療スタッフの協働・連携によるチーム医療の推進について）とされています．こういった実践過程では，さまざまな局面において臨床推論が求められます．

一般的に，用語の"推論"には筋道（プロセス）があるとされていますが，その推論プロセスは，薬学の科目を当てはめると多くの科目を複合して考える応用力ともいえるかもしれません．その応用力について例をあげて説明します．

1）調　剤

処方薬から病態を推測した後に，投与量や禁忌，相互作用の確認をします．その結果，疑義照会につながることもありますし，患者への服薬指導の際に副作用の初期症状の伝達，注意喚起につながる場合もあります．

①内服の調剤　処方箋は，多くの情報が凝縮されています．それは，診療科名，氏名，性別，年齢，投与日数，処方薬から得られる情報です．診療科から受診の科がわかります．性別，年齢から患者固有の投与量を推測できます．投与日数から急性，慢性，あるいは症状の安定度がわかります．たとえば，腎障害の患者には投与量の調節を行う必要があります．適切な投与量ではない場合には疑義照会を行うべきです．

お薬手帳などで薬歴がわかれば多くの情報が得られます．同じ機序の薬が追加されている場合を考えてください．通常は切替えなのですが，併用の意図があるかもしれません．とくに，抗血小板薬や麻薬の切替え時などは注意が必要です．多科にまたがる患者の場合は胃薬が両方の科で重なって処方されてしまうことがよくあります．また，最近は一般用医薬品（OTC薬）でも病院と同じ薬が，薬剤師の指導のもとに町の薬店で買えるようになっています．そのため，飲み合わせについての情報提供をしたり，服用の有無を確認したりする必要があります．患者に何を注意点として伝えたらよいのか予測して考えることが必要になりますが，こういったプロセスがまさに臨床推論といえるでしょう．

②注射の調剤　注射では，内服と同様またはそれ以上に処方箋から推論できることがあります．TPN[*3]処方を受けている患者は経口不可の状態であることがわかります．患者の重症度が，投与薬でわかることもあります．また，薬歴から内服と注射の相互作用を確認したり，副作用発現の予測が可能になったりします．処方内容から検査値の確認が必要な場合には，検査値を入手し，投与量を疑義照会することが必要になってくることもあります．投与順序や投与ルート[*4]に特別な注意を行うべき薬品では，フィルター[*5]を通過することができるかどうか，前後フラッシュ[*6]が必要でないかどうかなどを確認する

[*3] TPN（total parenteral nutrition: 完全静脈栄養法）：必要な栄養素をすべて非経口的に中心静脈より投与すること．

[*4] 投与ルート：おもに末梢静脈か中心静脈のことをいう．輸液のpH，浸透圧，滴定酸度，組織障害性などによってどのルートで投与するかが決定される．

[*5] フィルター：TPNのルートとしてインラインフィルターを必ず使用することが推奨されている．フィルターは0.2μmのため，脂肪乳剤などの粒子径の大きい薬剤はフィルターを通過できない．そのため，フィルターを通らないルートでの投与方法を薬剤師が医師や看護師に伝える必要がある．

[*6] 前後フラッシュ：配合変化を起こす薬剤を投与する際は，点滴ルート内での反応が生じないように薬剤を投与する前と後を生理食塩水で満たし，薬剤同士が接触しないようにすること．

ことも多いです．安全で有効な投与を行うために，陥りやすい医療安全上の問題を推論しサポートすることも薬剤師の役目です．

2）薬学的管理

　薬剤師が薬学的推論を行うには，多くの患者情報から薬学的に必要な情報をしっかりと見きわめ，抽出することが重要です．薬学的に重要な情報は，観察されていても他職種では問題視されていない場合もあります．そのため，さまざまな情報から薬学的に意味のある情報であることに気づく能力が必要になります．問題点に気づくためには，知識を学ぶことが大事であり，薬学教育課程において行われます．実践力を養うには多くの経験を積んでいくよりありませんが，ここでは，薬学教育課程で学んだことをどのように応用させていくのか，その推論プロセスについて示します．また，図B1 で示すように，情報というのは，患者情報に限らず，他職種の診断（推論）も含みます．とくに看護師記録の観察項目が薬剤師にとって重要な情報になることも多いです．患者情報，医師記録，看護記録を薬剤師は入手し，薬剤師推論，薬剤師問題点の解決を実行していきます．図B1 では医師，看護師，薬剤師を例としましたが，他職種すべての推論情報を得て自職種の推論を導くことが重要です．すべての情報を得ることで，必要情報の取捨選択が可能になるからです．

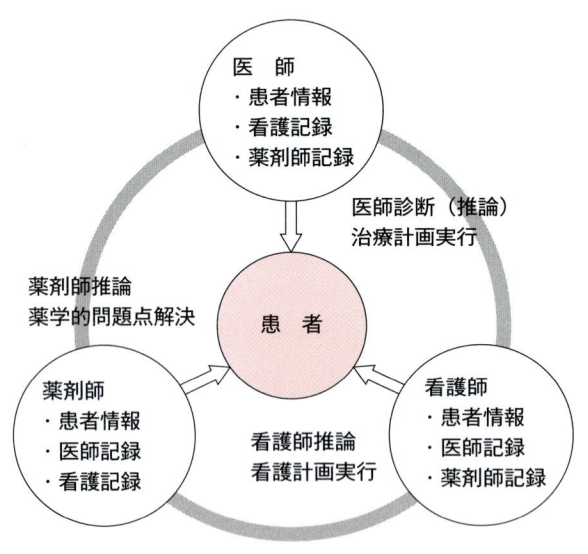

図B1　推論のための情報収集

①病院での薬学的管理

　●入院：「患者情報の入手」では，得られる患者情報をすべて入手します．患者情報の各項目のうち，入手すべき内容を図B2 に示します．医師がオーダーした検査値，食事，処方内容，そして医師記録，看護記録，バイタル，保険適応です．はじめのうちは，手順どおりにすべての情報を収集して取捨選択の方法を学んでいくほうがよいでしょう．また，薬学的管理の臨床推論の手順を図B3 に示します．患者情報を入手し，「薬学的問題点抽出」を考える段階（推論A）では，薬学の教育科目を応用し，問題点を考える推論が必要になります．そして，「他職種への行動計画」を実行するために推論Bを行います．推論Bについては，経験と他職種の職能理解が必要になるかもしれません．推論A，Bの例を表に示しました．

1. 臨床推論の実践 101

医師記録
- 病名，治療方針，検査の内容，疾患に対する薬物治療とその計画がわかります．
  応用知識：病態・病理，検査値，医療用語，薬物治療，コミュニケーション術，チーム医療など
  関連職種：医師

検査値
- 薬物の代謝，排泄に関与する重要な肝臓機能・腎臓機能がわかります．
  応用知識：検査値，薬物動態学，病態・病理，薬理，薬物治療など
  関連職種：医師，臨床検査技師，看護師

食事
- 食事形態にはさまざまあります．固形，軟菜，粥，ペースト，経腸栄養，などです．
  応用知識：生理学，病態栄養学，薬剤学，製剤学，薬理など
  関連職種：栄養士，看護師，医師，言語聴覚士

バイタル
- 血圧，脈，体温，尿，便，食事量，SAT（酸素飽和度）が通常記載されています．
  応用知識：フィジカルアセスメント，薬物治療，病態・病理，薬理など
  関連職種：看護師，医師

看護記録
- 看護計画に基づき，看護上観察された内容が記載されるのですが，その内容が，実は薬の副作用の大事な兆候であることが多くあります．薬剤師は患者を24時間見守ることができませんので，状態をよくみてよく知っている看護師の記録は非常に重要です．
  応用知識：薬効・薬理，コミュニケーション学，薬剤学，病態・病理，医療用語，看護用語など
  関連職種：看護師

処方内容
- 処方箋内容は，薬剤師が最も職能を発揮すべき重要なものです．
  応用知識：薬学の知識全般，コミュニケーション学など
  関連職種：医師，看護師，リハビリテーション，放射線技師，栄養士，医事科，臨床検査技師，視能訓練士

適正使用
- 通常の使用方法と異なる処方が出た際などは，診療ガイドラインや文献などで最新の情報を入手し，適性使用かどうか確認します．
  応用知識：DI，病態・病理，製剤学，薬剤学など
  関連職種：医師，医事科

保険適応
- 医療は保険制度で成立しています．薬剤師は適正使用と病院経営の両面から，保険適応について注意を払う必要があります．
  知識：保険制度，レセプト請求，コミュニケーション学，薬学全般など
  関連職種：医事科，医師

患者
- 患者から得られる情報は，最も重要です．その患者の訴えから，副作用の初期症状であることがわかることもあります．また，薬剤師が，確認すべき副作用症状を聴取し早期発見に努めるのは，周知のとおりです．
  応用知識：フィジカルアセスメント，コミュニケーション学，薬効・薬理など

図B2　各種の患者情報の入手

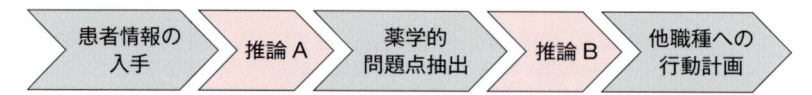

```
患者情報の入手 → 推論A → 薬学的問題点抽出 → 推論B → 他職種への行動計画
```

推論 A：患者情報（他職種推論も含む）から関係する薬学の専門科目を応用して薬学的問題点抽出を行うための思考プロセスのこと．
推論 B：薬学的問題点を解決するために，他職種の職能を理解したうえでどのようにアプローチしていくかを考えるプロセスのこと．

図 B3　薬学的管理を行う際の薬剤師推論の手順

【推論 A の例】
1. 症状が改善されないのは，薬の効果が不十分であるのか，薬が定常状態に達していないため薬効が最大限に発揮されていないのか
2. 現在の症状は，ポリファーマシー[*7]による薬の副作用ではないか
3. 急な肝機能，腎機能，心機能が悪化した際に，処方された薬の投与量，用法は適切か，腎機能低下などのために減量すべき薬はないか
4. 食事が再開となったが，薬と相性の悪い食事が提供されていないか
5. 処方された薬の中で併用禁忌や重複した処方はないか
6. 嚥下（飲み込み）が悪い場合，剤形変更を提案すべきか

【推論 B の例】
1. 減量が望ましい処方がある場合は医師に連絡する
2. 治療方針に納得できていない場合は医師に連絡する
3. 副作用が疑われる場合は医師に連絡する
4. TDM を医師に依頼する
5. 副作用の初期症状が生じたらすぐに薬剤師に教えてほしい旨を看護師に伝える

●外来：外来薬剤師業務では，医師の外来診療のような形式の場合は患者が目の前にいるので，入院とは異なり短時間での判断（推論）が要求されます．また，外来では，服薬指導業務のほか，問診を行うことも多くなっています．がん化学療法を行う患者においては，医師と協同し，CTCAE（Common Terminology Criteria for Adverse Events；有害事象共通用語規準）[*8]による副作用のグレード判定や，検査値の確認に留まらず，CT，MRI 画像の確認，聴診器使用による副作用の早期発見を行う薬剤師も増えてきています．

②**保険調剤薬局での薬学的管理**　保険調剤薬局では，病院と比較して通常入手できる情報が少なく，お薬手帳，処方箋，患者本人のみからと限定されます．その少ない情報量で服薬指導や薬学的管理をするためには，臨床推論能力が病院薬剤師以上に必要となるかもしれません．しかし，病院においても薬学的管理を行ううえで不足情報として過去の治療歴が必要である，というような推論 B にいたることもあります．その際には，入院前の血液検査データや薬歴を入手するために前医に問い合わせをすることもあります．臨床

[*7] ポリファーマシー（polypharmacy）：臨床的に必要以上の薬剤が投与されている，あるいは不必要な薬が処方されている状態．
[*8] CTCAE：有害事象共通用語規準：米国 National Cancer Institute（NCI）が主導し世界共通で使用されることを意図して作成された有害事象に関しての評価規準のこと．

推論によって必要情報を入手するという行動計画は病院薬剤師と同じです．

■ まとめ

このように，臨床推論は，臨床で働く薬剤師にとってますます必須の習得技術として認識されるようになってきています．一朝一夕に習得できるものではありませんが，基盤とする知識を薬学部の6年間でしっかり学んでいきましょう．　　　　　　　［杉山奈津子，吉田　明］

C　診療放射線技師

診療放射線技師の業務は大きく分けて，生体内の情報を画像化し診断に役立つ画像情報を提供する画像診断部門，放射性同位元素を体内に投与して放射性同位元素の集積状況を画像化する核医学部門，高エネルギー放射線を用いて体内および体表の疾患を治療する放射線治療部門に分けられます．以下に，それぞれの部門の役割と実践過程を示します．

C-1　画像診断部門

(1) 役　　割

画像診断部門において診療放射線技師は，単純X線撮影，X線造影検査，X線CT検査，磁気共鳴撮像（MRI）検査，超音波画像検査などの画像検査に携わります．さまざまな画像診断装置を駆使して，見えない体内を見えるようにすることが画像診断部門での診療放射線技師の役割といえます．

(2) 実践過程（図C1）

1）単純X線撮影

X線一般撮影は生体の臓器や組織などがそれぞれに固有しているX線吸収の差を利用して画像にします．はじめに医師の指示による撮影内容を確認します．次に被検者に対する本人確認を氏名や生年月日などで行います．被検者には障害陰影が画像上に写らないよう検査衣に着替えてもらい，適切な撮影体位に合わせX線照射野を撮影範囲に設定し，X線を照射します．このときに，放射線の照射を必要最低限の範囲に，可能な限り少ない放射線量を設定し照射するよう防護の最適化を図ります．また，被検者に対し撮影時に動かないことや呼吸の指示に従ってもらうよう，検査前のわかりやすい説明が重要となります．

2）X線造影検査

X線造影検査はX線造影剤を血管内あるいは管腔臓器内に直接注入し，造影剤と検査目的組織のX線吸収差によって血管あるいは臓器の明瞭な像を得るとともに，造影剤の流れをみることにより血流の状況や臓器の機能までも知ろうとする検査法です．造影剤は血管造影ではヨード製剤を，消化管造影では硫酸バリウム製剤などを使用しますが，副作用の発生には十分に注意を払います．血管造影では血管内に造影カテーテルやガイドワイヤーを挿入し目的血管を選択的に造影するとともに，血栓付着などにより交通しなくなった血管を再開通させたり，腫瘍への栄養血管を塞栓したりする interventional radiology（IVR）を実施することがあります．診療放射線技師は撮影装置の取り扱い，撮影位置や撮影条件の設定を行うとともに，被ばく線量の管理を行います．検査ではさまざまな専門職が協同して検査に臨みます．医師はカテーテル操作とIVR手技，看護師は患者の状態

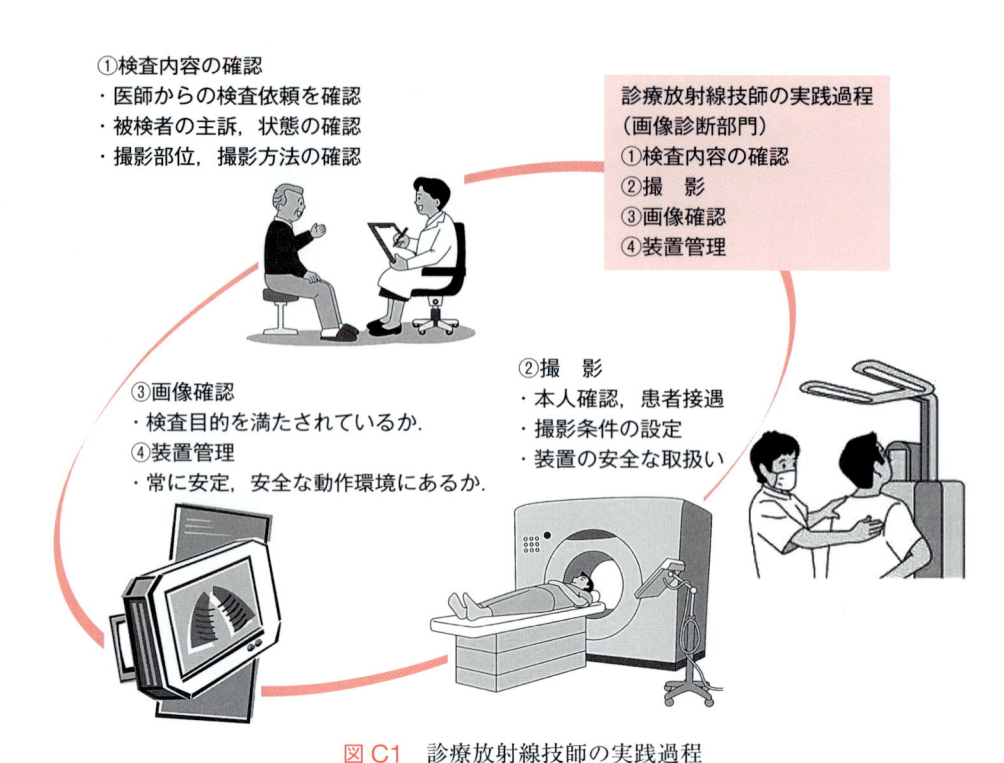

図 C1　診療放射線技師の実践過程

確認と検査使用物品の準備，臨床工学士は心電図管理を行い，それぞれの職種が専門性を生かして検査に取り組みます．

3）X線CT検査

X線CTは，多方向から得た被写体の1次元分布の情報を再構成して2次元の断層像を取得します．近年のマルチスライスCTは短時間に多くの断層像を取得できるようになり，詳細な3次元画像が作成できるとともに，心電図同期による造影検査によって冠状動脈の描出も行われるようになりました．診療放射線技師は，撮影範囲の確認，撮影条件設定を行い，造影検査では造影剤注入量および注入速度の設定を検査内容や被検者の体格および状態によって調整します．造影検査後の静脈針抜去は，法改正に伴い診療放射線技師が行える業務となりました．被検者に苦痛を伴わせず安全に施行できる知識と技術を身につけておく必要があります．

4）磁気共鳴撮像（MRI）検査

磁気共鳴撮像（MRI）は，磁気と電磁波を用いて生体内のほとんどの分子に含まれているプロトンの反応状態を描出しています．プロトン反応の差は画像のコントラストに表され，組織のわずかな信号差を描出することができます．診療放射線技師は検査前に被検者に身につけている金属物を外すよう説明するとともに，心臓ペースメーカーや人工内耳など体内に埋め込まれている金属類，電子機器の有無を必ず確認します．撮像にあたり検査内容を確認し，目的部位を描出するための撮像条件を設定します．撮像条件によってプロトン反応差が現れるとともに撮像時間や画質にも影響するため，状況に応じて設定を変更する知識が求められます．

5）超音波画像検査

超音波画像検査は超音波の特性を生かして，心臓，血管，実質性臓器，産科婦人科領域の器官を描出する方法です．一般的な検査は，ベッドに寝たり座ったりした状態でエコーゼリーを皮膚表面に塗り，そこに超音波を発信する医療器具（プローブ）を当てて行います．X線の被ばくを伴わずにリアルタイムで体内を観察できることが利点ですが，術者の技能によって結果が左右される可能性があるため，体内解剖の知識を含めた高い撮像術が求められます．さらに，超音波の利用は画像診断だけではなく，血管内治療やがん治療をはじめとして多くの治療の支援として利用されています．そのため，さまざまな疾患の特徴や治療方法，他の検査法の理解などの幅広い知識が必要となります．

■ まとめ

画像診断部門において，診療放射線技師は医師または歯科医師からの検査依頼内容を確認し，被検者の状態を確認しながら検査目的を満たす画像を提供するとともに，常に安定・安全な動作環境を保つよう装置の管理を行います．医学的な知識，X線の知識，医用機器の知識，撮影技術，そして被検者や医療スタッフとの適切なコミュニケーション能力などさまざまな知識と能力を身につけておくことが求められます．　　　　　　　　　　［室井健三］

C-2　核医学検査

(1) 役　　割（図C2）

核医学検査は人体に放射性薬剤（非密封放射性同位元素）を投与して，その直後からあるいは数時間後に撮像装置（ガンマカメラ）を使って体外から計測する検査法です．そのなかで診療放射線技師は，撮像，画像処理，解析を行い医師にその結果を提供する業務を

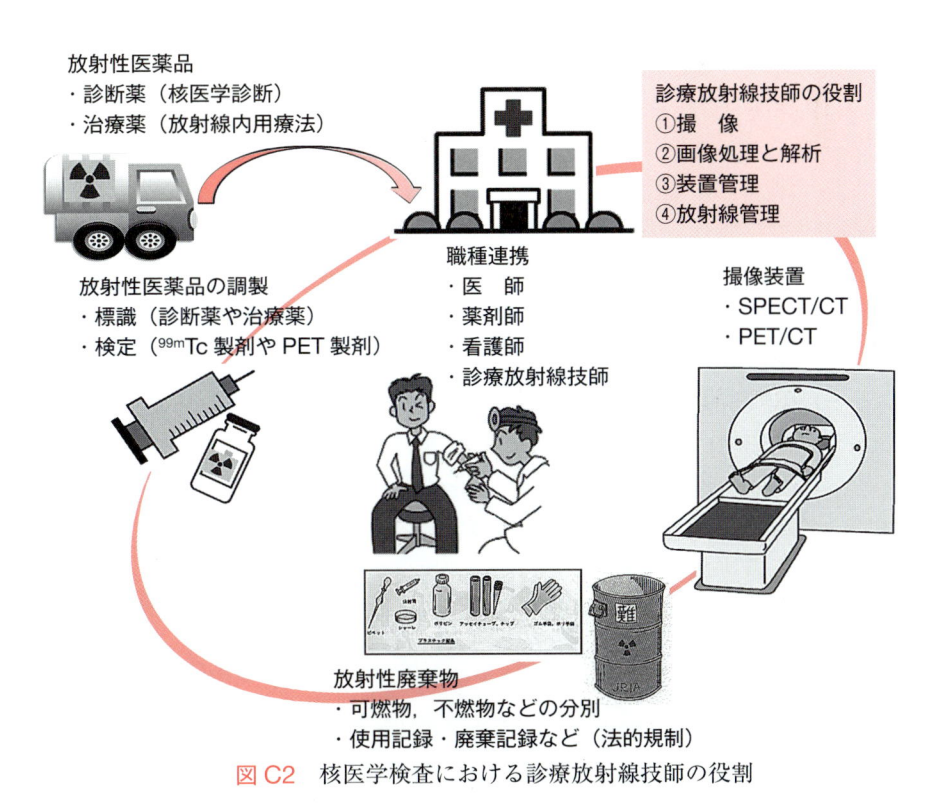

図C2　核医学検査における診療放射線技師の役割

担っています．また，使用する装置の始業終業点検や定期点検などの装置管理も行っています．その他の業務として，使用する放射性同位元素の取り扱いは法律で厳しく規制されているため，使用記録や管理，また使用する管理区域内の場の測定など検査業務とは別に行わなければなりません．

(2) 実践過程

1) 撮像

核医学画像はX線撮影のように人体を透過したX線を画像化するのではなく，人体に投与した放射性医薬品が目的臓器に集積した後，そこから放出されたガンマ線を体外から検出し画像化するものです．そのため，患者への放射線被ばくの低減のため投与量も決められています．投与量が少ないと検出される光子数（情報量）も少なくなり，画質に影響することになります．よって限られた情報量で良質な画像を得るため専門的で高度な撮像技術が要求されています．

診療放射線技師が取り扱う画像装置も年々進化を遂げ，放射線検出効率を上げかつ高分解能の画像が得られる装置が開発されるようになりました．現在では2検出器のSPECT（single photon emission computed tomography）と呼ばれる装置が主流となっています．またドーナツ型にして消滅ガンマ線を検出できるようにしたPET（positron emission computed tomography）装置もあります．最近では核医学の機能画像の特徴とX線CTの形態画像を融合させたSPECT/CT装置やPET/CT装置も使われるようになりました．

2) 画像処理と解析

専用装置を使って得られた情報は，画像処理，解析の仕方によっては画質や画像情報に大きく影響することになります．言い換えれば「手づくり」であるため，診療放射線技師の知識と技術が問われるところです．画像診断は正常画像との比較あるいは標準値との比較でもって診断を行うため，誤った情報を提供すれば誤診につながることになります．

3) 機器の管理

核医学検査室で使用されている機器は，前述したSPECT/CT装置やPET/CT装置の他周辺機器として放射能量を測定するドーズキャリブレーターやウエルカウンターなどがあります．これらの装置は，医療法でメーカーによる定期的な保守点検が義務付けられています．また，医療機器は施設内で定期的な点検や始業時・終業時点検を行わなくてはなりません．診療放射線技師は，それらの装置に関する構造や性能を熟知した専門職として機器の保守管理を行わなければなりません．

4) 放射線管理

放射性医薬品は非密封放射性同位元素に属すため，病院で使用するにあたっては医療法施行規則，電離放射線障害防止規則，放射線障害防止法施行規則の3法令の規制を受けることになります．そこで，診療放射線技師が日常行う業務としては，個人の被ばく線量の測定，月1回の環境放射線の測定があります．また放射性医薬品の受け取りから管理区域内で発生した汚染物（可燃物，難燃物，不燃物）の分別廃棄を記録し保存しておかなければなりません．これらは診療放射線技師の重要な役割の1つといえます．

■まとめ

本項では，臨床における診療放射線技師の役割について核医学分野について簡単にまとめました．核医学検査は患者に放射性同位元素を投与して行う検査であるため，患者に

とって安全安心な検査でなければなりません．そのためには，患者への十分な説明と理解が求められます．また，医療従事者の放射線防護のためには，他の職種との連携を図ることが重要となります．

[福喜多博義]

C-3 放射線治療

(1) 役　割（図C3）

　放射線治療は，放射線腫瘍医ががんの進展および全身状態を把握したうえで，患者ごとに照射計画を立案し実施します．この治療はやり直しがきかず，予定どおりに完遂させなければ治療効果が期待できません．放射線治療を担当する診療放射線技師は，治療を完遂するために患者の心身状態の把握に努め，照射業務を担います．さらに治療成績に大きく影響する照射技術の検証や線量測定，装置の動作確認などの安全保守管理業務を担い，常に新しい技術導入を図っています．

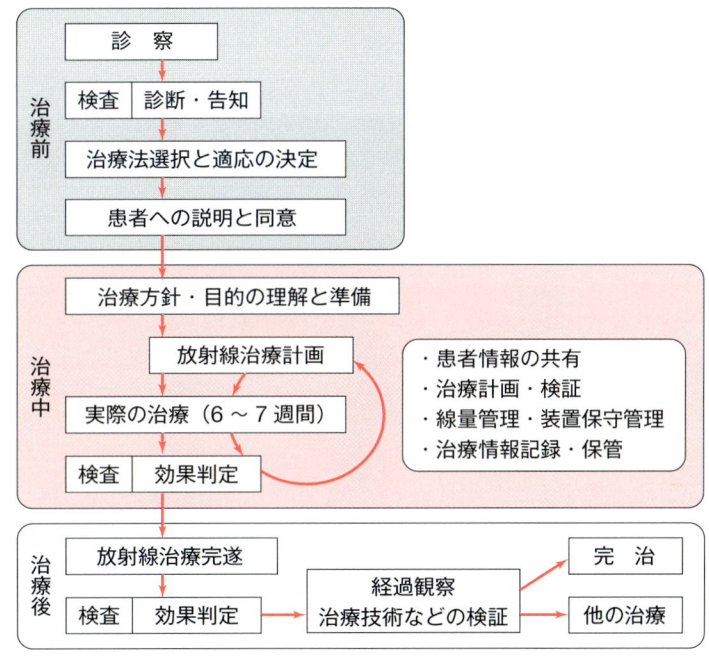

図C3　放射線治療にかかわる診療放射線技師の役割

(2) 実践過程

1) 治療方針・目的の理解

　放射線治療を開始する前に放射線腫瘍医が診察を行い，X線検査，CT，MRI，PETなどの画像診断，腫瘍の病理診断，病期判定，腫瘍の進展範囲，その他の検査結果や患者の全身状態をもとに治療の目的・方法を決めます．同じ腫瘍でも，治療の目的が根治か緩和によって投与線量や分割回数が異なります．標準的な照射スケジュールは，2 Gy/回/日，5日/週で30回程度です（Gy：グレイ，吸収線量の単位）．医療スタッフはこれらの情報を共有し治療方針・目的を確実に理解したうえで，おのおの専門職としての業務を遂行します．

2) 放射線治療計画（治療計画）

　① 治療計画に必要な画像の取得　　さまざまな情報をもとに照射位置や範囲を決める

ために，医師の指示のもとCTやX線透視装置を用いて画像を取得します．とくに，CTは治療する腫瘍位置の決定と放射線の吸収線量分布（線量分布）を計算するため，不可欠となります．また必要に応じてMRIやPET検査なども行います．

② 治療補助具（固定具）の作成　　照射精度は治療成績に影響します．毎回同じ体位で同じ場所に正確に照射するための固定具や専用の枕などを，患者に合わせて作成します．

③ 照射方法の決定，線量分布計算　　放射線治療計画装置（以下，計画装置）を用いて，照射する部位（腫瘍の範囲とリンパ節，各臓器の位置など）を，CT画像を利用して設定します．

次に，照射角度や照射範囲などを決めて体内の線量分布を計算し，投与線量を決定します．臓器によって放射線感受性が異なるため投与線量には限度があり，できる限り重篤な有害事象（治療や処置に際して起こる兆候や症状）が発生しないように設定します．診療放射線技師は医学物理士とともに，これらの方法が適切であるかを検証します．照射方法が決まると，皮膚あるいは固定具表面にマーキングを行い，さらに治療装置に計画装置で作成したデータを転送し確認作業を実施します．

3）実際の治療

治療計画で決定した照射方法で放射線治療を開始します．

① 患者セットアップ，照射位置の確認　　治療計画で決定した患者固定具を用いて，治療装置の寝台上で照射の準備をmm単位の精度で行います．

② 照　射　　照射位置確認後，照射室外から監視モニターにて患者の様子を確認しながら照射を行います．照射時間は方法によりますが1回数分で終了します．照射時に介助などで照射室内に待機することは絶対にできません．

4）治療期間中の対応

放射線治療期間中は，定期的に放射線腫瘍医が診察を行います．日々の観察は，実際に治療に携わっている診療放射線技師や看護師が行います．これは，腫瘍の状態や有害事象などを把握することが目的で，日常会話での情報収集も非常に重要となります．医療スタッフはそれらの情報を共有し治療計画どおりに実施可能かを判断します．必要に応じて医師の指示のもと画像検査などを実施します．

5）治療終了

放射線治療後は放射線腫瘍医が定期的に診察します．治療方法によっては治療終了後に効果が現れたり，数年後に有害事象が発生する場合があることから，腫瘍の治癒や腫瘍状態，再発や障害が発生していないかなどを評価します．

6）装置保守管理

装置の保守管理は毎日の始業点検・終業点検のほかに，週ごと・月ごと・年ごとに行う点検があります．正確な線量投与を実現するために，放射線治療品質管理士・医学物理士とともにその業務を担います．

7）治療情報の記録・保管

放射線治療にかかわるすべての情報は半永久的に保管されます．正確な治療記録が治療成績や方法を分析するために非常に重要となります．

■ まとめ

放射線治療における診療放射線技師の業務は多岐にわたります．それぞれの過程で多く

の情報を分析・評価し，それをフィードバックすることで正確で安全な治療を実施しています．

[橋本光康]

D 臨床検査技師

(1) 役　割

　臨床の場において患者が抱える問題はさまざまであり，それは新たな疾患の発症や基礎疾患の悪化，あるいは薬剤による副作用などと多岐にわたるものです．このようななかで患者の病態を正しく評価し，問題点を見きわめるためには，患者の主訴や臨床症状とともに臨床検査データを把握することが不可欠な要素となります．そして，これらの臨床検査データは常に信憑性の高い生体情報であり，さらに臨床が必要とする時間に遅延させることなく提供されることが原則となります．すなわち，臨床推論を進めるうえでの臨床検査技師の役割は，臨床の望むありとあらゆる検査を的確な時間に実施し，精度の高い正確なデータを迅速に準備することが最も重要なポイントとなります．

　かつては，病院内の検査データは公共性を必要としませんでした．しかし，病診連携や病病連携などのネットワーク医療が推奨され，患者紹介やセカンドオピニオンによる他病院への受診などが日常となった現在，患者の臨床検査データは複数の医療機関で利用されるようになりました．したがって，各病院の臨床検査データにおける単位や基準範囲が地域の医療機関のものと著しく異なるようでは検査データの共有化を妨げる原因になってしまいます．このような背景から，国内および国際的に標準化された検査法の選択や体系に基づいた的確なデータ管理を行うことも臨床検査技師の重要な役割となってきました．

　医療は日進月歩であり，それに伴い臨床検査技術もめざましい進歩を遂げています．臨床検査技師は常にアンテナを張り，これらの情報収集に努め，新たな検査情報を第一線の臨床の場に提供していくことが求められています．臨床検査のプロとして医師やほかのメディカルスタッフに対し検査所見の詳細や，病態解明のためにさらに必要な検査項目について積極的にアドバイスを行ってこそ，チーム医療のなかでの臨床検査技師の役割が達成されるものと考えられます．

(2) 実践過程

　現在，患者の病態解明のために用いられる臨床検査項目数は1,000項目以上に上り，その中で日常診療に常時必要とされる項目数は120項目前後と考えられています．これらの臨床検査値をもとに臨床推論を実践していくわけですが，とくに問題となるのは異常値を認めた際の対応です．ここではとくに緊急性が高く，患者への早急な対処を必要とする「パニック値」をとりあげ，パニック値を認めた場合の臨床検査技師の対応手順と職種間の連携について考えてみたいと思います．

1) パニック値とは

　パニック値（panic value）は，「生命が危ぶまれるほど危険な状態にあることを示唆する異常値で，直ちに治療を開始すれば救命しうるが，その診断は臨床的な診察だけでは困難で検査によってのみ可能である．」と定義されています．パニック値の設定は医療施設ごとに独自性をもって行われるのがつねであり，臨床検査室と各診療科の医師の十分な協

議のもとに決定され，さらに迅速かつ確実に臨床医に伝達される方法を院内に構築する必要があります．表 D1 は高木病院臨床検査室のパニック値と予測される危険な病態についてまとめたものです．臨床検査技師としてこれらのパニック値を把握しておくことはもちろん，つね日頃よりパニック値を認めた際の対応についてシミュレーションしていくことが大切です．

表 D1　高木病院臨床検査室におけるパニック値の設定

検査項目（単位）	基準範囲	パニック値		予測される危険な病態	
		下限	上限	低値	高値
pH	7.35～7.45	≦7.2	7.6≦	重症アシドーシス	重症アルカローシス
PaO_2 (mmHg)	80～100	≦50	—	重症低酸素結晶	
$PaCO_2$ (mmHg)	35～45	≦20	70≦	呼吸性アルカローシス	CO_2 ナルコーシス
HCO_3^- (mEq/L)	22～26	≦10	40≦	代謝性アシドーシス	代謝性アルカローシス
AST (U/L)	11～32	—	1000≦	—	重症肝障害
ALT (U/L)	11～46	—	1000≦	—	〃
クレアチニン (mg/dL)	0.5～1.0	—	5.0≦	—	重症腎疾患
アミラーゼ (U/L)	43～124	—	900≦	—	急性膵炎
アンモニア (μg/dL)	28～70	—	150≦	—	肝性昏睡
Na (mEq/L)	135～145	≦120	160≦	心不全，水中毒	高度脱水，意識障害
K (mEq/L)	3.5～5.0	≦2.4	6.0≦	筋力低下，麻痺，不整脈	不整脈，心停止
K 新生児 (mEq/L)	3.5～5.0	≦2.4	8.5≦	〃	〃
Ca (mg/dL)	8.8～10.6	≦6.0	14.0≦	テタニー，痙攣	原発性副甲状腺機能亢進症，悪性腫瘍
総ビリルビン 新生児 (mg/dL)	0.4～1.2	—	18.0≦	—	脳障害
血糖 (mg/dL)	70～109	≦50	400≦	低血糖発作	糖尿病性昏睡
血糖 新生児 (mg/dL)	70～109	≦40	300≦	〃	〃
CRP 小児 (mg/dL)	0.3 未満	—	20.0≦	—	重症感染症，敗血症
白血球数 (/μL)	3,600～9,000	≦1500	20,000≦	免疫不全，血液疾患	重症感染症，白血病
白血球数 小児 (/μL)	3,600～9,000	—	30,000≦	〃	〃
ヘモグロビン (g/dL)	男 13.4～17.1 女 11.1～15.2	≦5.0	19.0≦	重症貧血	多血症
血小板数 (×10^4/μL)	15.3～34.6	≦3.0	100.0≦	出血傾向	血小板増加症
PT-INR	1±0.1	—	3.0≦		出血傾向
髄液細胞数 (/μL)	5 以下	—	1000≦		細菌性髄膜炎
髄液グラム染色	陰性	菌検出		細菌性髄膜炎	
血液培養	陰性			敗血症	

2）パニック値を認めたら

　パニック値は患者の生命を左右するほどの極端な異常値であり，早急に医師に連絡する必要があるのですが，パニック値に遭遇した臨床検査技師がまず最初にやるべきことは，検出したパニック値の信憑性について検証することなのです．偽りのデータをパニック値として報告することにより，誤った投薬・治療が行われる危険性があるからです．次に示す 3 つの内容について検証を行う必要があるわけですが，これらは限られた時間のなかできわめて迅速に実施されなければなりません（図 D1）．

　①**検査過誤の否定**　精度管理の手法の 1 つである個別検体管理として，前回値チェックと項目間相関チェック実施します．

　●前回値チェック：デルタチェックともいい，患者の前回値があれば今回の測定値との比較を行います．これにより，患者ごとの病態を把握するとともに検体の取り違えや，検体

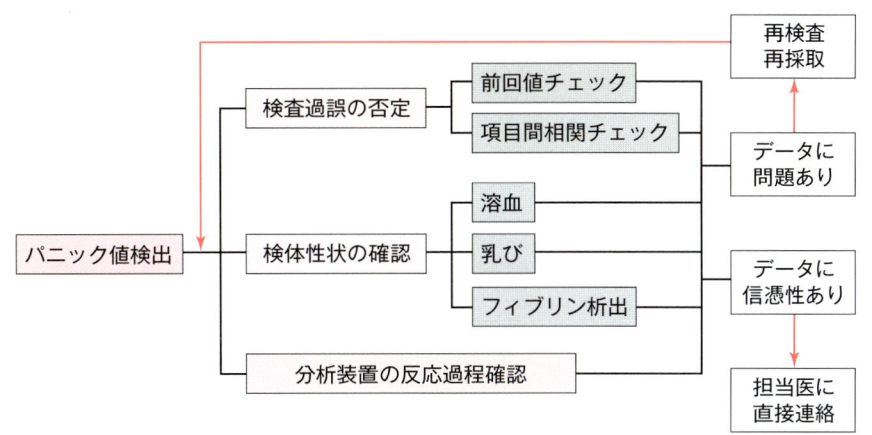

図 D1　パニック値を認めた際の臨床検査技師の対応

表 D2　前回値チェックにより検体採取時の異常（輸液混入）を発見できた例

検査項目（単位）	今回値	前回値	基準範囲
AST (U/L)	48	67	11 ～ 32
ALT (U/L)	23	53	11 ～ 46
尿素窒素 (mg/dL)	33	72	9 ～ 21
クレアチニン (mg/dL)	1.79	3.84	0.5 ～ 1.0
Na (mEq/L)	135	136	135 ～ 145
K (mEq/L)	4.2	4.6	3.5 ～ 5.0
Cl (mEq/L)	104	102	0.4 ～ 1.2
血糖 (mg/dL)	83	98	70 ～ 109
赤血球数（× $10^4/\mu L$）	283	388	男 430 ～ 560 女 380 ～ 500
白血球数 (/μL)	2,890	5,260	3,600 ～ 9,000
ヘモグロビン (g/dL)	4.8	10.7	男 13.4 ～ 17.1 女 11.1 ～ 15.2
ヘマトクリット (%)	15.2	32.1	男 40.4 ～ 51.1 女 35.6 ～ 45.4
血小板数（× $10^4/\mu L$）	12.2	26.5	15.3 ～ 34.6

採取時の異常を発見できる可能性があります．

　表 D2 に前回値チェックが有効であった実例を示します．症例は腎機能障害にて入院治療中の 60 歳代の男性です．

　今回の測定値ではヘモグロビンが 4.8 g/dL とパニック値を示すとともに，赤血球数，白血球数，ヘマトクリット，血小板数などの血液学的検査値にも著明な低下が認められ，あたかも汎血球減少症を疑う検査所見です．しかし，この検査データを 2 日前の「前回値」と比較すると，電解質（Na, K, Cl）や血糖を除くすべての生化学検査項目が一挙に半分以下の値に低下していることがわかります．まるで血液が何かによって希釈されたような値です．病棟看護師に確認したところ，患者に失血を疑うような病態はなく，患者は点滴中で検査担当の看護師は輸液を行っているライン側の腕から採血を行ったとのことでした．すなわち輸液の混入した血液で測定を行った結果，このようなデータを示したわけです．電解質や血糖値がほとんど変動していない理由は，輸液成分が患者血液成分と同等であったためと考えられ，これも輸液混入を裏付ける重要な所見となります．輸液ラインと反対

側の腕からの採血を依頼し再測定を行ったところ，矛盾のない検査値を検出することができました．

● 項目間相関チェック：ロジックチェックともいい，患者病態により相関関係を示す項目をチェックします．たとえばNaとCl，ASTとALT，尿素窒素とクレアチニン，白血球数とCRPなどがそれに当たります．これらの項目はおおむね相関性をもって増減することから検出した検査値が実際に存在しうる検査データであるのかどうかの判断材料となります．これらの項目間値に極端な差が認められる場合，前回値チェックと同様に採血時の状況を確認したり，次に示す検体性状の確認や分析装置の反応過程の確認を行います．

②検体性状の確認　パニック値を測定した検体を肉眼で観察し，検査データの不確かさの要因となる溶血，乳びやフィブリン析出がないかの確認を行います．

● 溶血により影響を受けやすい項目：
・上昇：LD，AST，K，CK（クレアチンキナーゼ）
・低下：インスリン，BNP（脳性ナトリウム利尿ペプチドホルモン）

● 乳びにより影響を受けやすい項目：総蛋白，ビリルビン，リン脂質，中性脂肪，尿酸，コレステロール，血清鉄，CK，CRP．溶血や乳びが原因で検査値に歪みを来たす場合は医師や看護師に連絡し，必要であれば再度検体採取を依頼する必要があります．

● フィブリン析出：自動分析装置にセットした血清検体にフィブリンが析出すると，サンプリングノズルの先端にフィブリンが付着し検体を吸引できなくなってしまいます．その結果として測定項目の一部あるいは全体に異常低値が認められます．抗凝固剤を治療に使用している患者や透析中の患者によくみられる現象であり，フィブリンを取り除いての再検や，緊急の場合にはヘパリンなどの抗凝固剤を用いた血漿による測定が必要となります．

③分析装置の反応過程の確認　現在，臨床検査室で使用されている分析装置の多くにはモニターが装備されており，各測定項目の反応過程を振り返って検索することができます．反応プロセスに異常がある場合は反応セルの確認やキャリブレーションの実施が必要となります．

■ おわりに

　パニック値に代表される検査異常値はその性質上，24時間体制の緊急検査において認められることが多く，とくにスタッフ数が限られている日祝日や夜間帯に遭遇する可能性が十分に考えられます．データについてほかのキャリアのある技師に十分に相談できないまま，再検査を実施すべきかどうか迷うことも少なくないはずです．しかし，迷っている間にも患者の病態は刻々と悪化していることを忘れてはなりません．再検査は確かに必要なのですが，その一方で病態や患者状況からパニック値の説明が可能であれば，再検査は必ずしも必要ではないと考えられます．前述したプロセスに従い検査データの信憑性を確認できたら，まずは担当医師に連絡し検出したデータが臨床的にありうるデータであるのかについて意見を求めることが重要です．医師と連絡が取れない場合は，患者病態を把握している看護師から情報収集することも大切なことです．重要なポイントは医師や看護師と日ごろから十分なコミュニケーションをとっておくことであり，そうすることで緊急時の円滑なやり取りが可能になると考えられます．さらに，緊急医療の現場で活躍する臨床検査技師に望まれることは，日常業務のなかで淡々と検査データの作成のみに終始するのではなく，常に患者病態を踏まえたうえで検査データを観察することを習慣づけることが

重要であり，そうすることが臨床推論を進めていくうえでの有効な手段になるものと考えます．

[大田喜孝]

文献

1) 日本臨床検査自動化学会科学技術委員会，極端値・パニック値対応マニュアル，日本臨床検査自動化学会会誌，30(補冊 1)，162，2005．
2) 三村邦裕ほか，臨床検査学講座 臨床検査総論（第 3 版），医歯薬出版，2015．
3) 大澤 進ほか，臨床検査学講座 検査管理総論（第 4 版），医歯薬出版，2011．
4) 河合 忠ほか，異常値の出るメカニズム（第 6 版），医学書院，2013．

E 視能訓練士

(1) 役　　割

　　視能訓練士は視能訓練士法によって，健康政策六法の「第六章　リハビリテーション医療技術者関係」のなかに位置づけられています．現代の日本は高齢化社会をむかえ，慢性疾患の増加とともに中高年の視覚障害者もまた増加傾向を示しています．視能訓練士はさまざまな疾患について充分な知識と理解をもって眼科一般検査や視能矯正訓練，検診業務だけではなく視覚障害者のリハビリテーションを行う役割を担っています．

(2) 実践過程

　　視能訓練士が視機能の異常を訴える患者に対して行う臨床推論の実践過程について説明します．視能訓練士の臨床推論は，1)診断のための推論と，診断後の 2)視能矯正訓練，支援（ケア）のための推論の 2 つに大きく分けられます（図 E1）．後者は医師による処置や手術など直接的治療以外に行われるものをさします．また小児，中高齢者という，3)年齢の違いによる推論過程におけるポイントについて述べます．

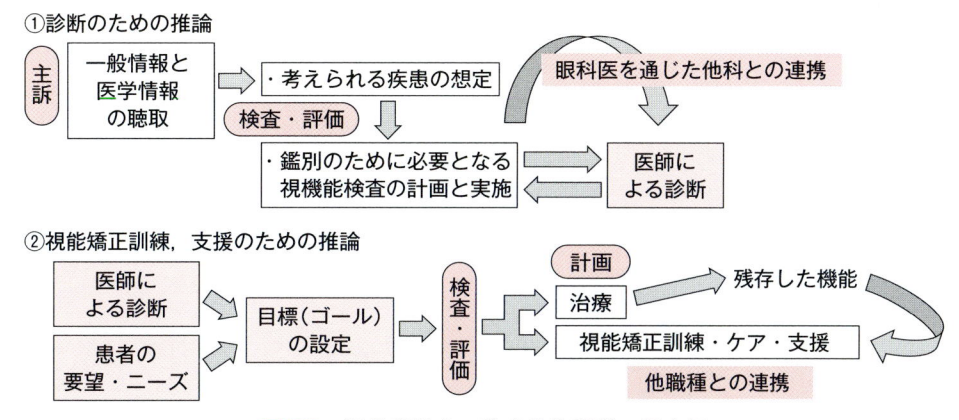

図 E1　視能訓練士の臨床推論過程の概念図

1) 診断のための推論

　　患者の主訴に関して，不足している情報を得るための質問をします．この質問によって必要となる一般情報と医学情報を整理し，想定される疾患のリストアップと絞り込みを行います．一般情報では年齢や性別，職業，家族情報が重要となってきます．医学情報では周産期異常の有無，既往歴，家族歴，投薬歴が重要です．眼鏡・コンタクトレンズの使用

歴がある場合は，その使用状況についての確認が必須です．

　質問による想定疾患の絞り込みができた段階で医師とのやりとりを経て，鑑別のために必要となる視機能検査を計画し実施します．得られた検査データを整理して医師に診断の一助となるデータを提供し，診断が確定されます．このように，視能訓練士は診断に至る一連の過程のなかで重要な役割を担っています．

2）視能矯正訓練，支援のための推論

　視能矯正訓練では両眼視機能の異常をもつ斜視や弱視の患者に対し，視機能を向上させるために，眼鏡による屈折矯正や遮閉法などによって視力の発達を促す訓練や，融像機能が悪く斜視になる場合には症例に応じて融像訓練をするなど両眼視機能を高める訓練をします．屈折検査，視力検査，眼位検査，両眼視機能検査などから得られた医学情報をもとに，適切な視環境のもとで患者の視覚発達を促す環境構築に努めます．

　可能なかぎり治療をしても，視力・視野・色覚・調節などの視機能に障害が残った場合，患者の残存（保有）している視機能を最大限に活用し，QOV（quality of vision）の向上をめざす支援（ロービジョンケア）を行います（表E1）．残存した視機能を最大限活用し仕事，学業，家庭生活などを継続できるよう支援するためには，患者の一般情報の整理に加え，ニーズに応じて医学的な治療，補助具の選定・活用訓練，心理・社会的相談，社会適応訓練を行う必要があります．そのためには眼科の医師や視能訓練士だけでなく各専門職と一丸となって医学，心理・社会的支援を行うチーム医療が必要不可欠です．

　これまで見てきたように，推論過程では患者の主訴，ニーズをもとに，一般情報，医学情報，検査所見とその評価などの膨大な情報を把握して整理する必要があります．国際生活機能分類（ICF）を活用することで患者の全体像の把握と他職種との連携が容易になります．

表E1　ロービジョンケアの種類

種類	方法
①視野拡大法	視力良好で視野が中心部のみ残存している場合は，度数の強い凹レンズを眼前に置くことで周囲の像が縮小して見え，限られた視野のなかに多くの情報を入れることができるようにする．
②文字拡大法	視野が広くても視力が悪く文字が読めない場合，虫眼鏡の要領で度数の強い凸レンズを使用し，文字を大きくして読みやすくする．
③フレネル膜プリズムなどによるスキャン獲得訓練	欠損部分の視野方向にプリズムの基底を瞳孔からわずかにずらして，眼鏡レンズの上にフレネル膜プリズムを貼り，眼球運動を併用して周囲の情報を認知しやすくする．
④眼球運動訓練	対象物を追従する眼球運動により全体像を把握することで，視野は狭くても対象物を滑らかに追うことができるようにする．結果的に見える範囲を広げられるようになる．
⑤遮光眼鏡	明るさは保ちつつ，まぶしさを軽減させる目的で幅広い患者に使用する．

3）年齢の違いによる推論過程のポイント

　小児と高齢者では想定疾患が大きく異なるため，以下に小児と中高齢者に分けて推論過程のポイントを述べます．

　①小児に対する推論過程で重要なこと　小児の場合，本人が不自由を訴えることが少ないので，ふだん本人にかかわっている家族などからの話を注意深く聴取します．眼科受診のきっかけや，いつ頃からどんなときにその症状がみられるのかなどについて情報整理を行います．健診で眼科受診を勧められるケースも多いです．これらの家族からの情報に

加えて，健診結果，眼科医師の診断所見，視能訓練士の注意深い観察（近づいて見る，まぶしがる，物によくぶつかるなど）が想定疾患を絞り込むための情報整理の点で重要となります．

また医師や視能訓練士は，家族に検査のようすを見せるなどして，患児の見え方や不自由さを家族に十分説明し理解してもらう必要があります．幼児・児童期は，保育士や教師と協力体制を組んで見やすい条件づくりを行います．ケアが保育園や学校生活に適応しているかを常に確認します．

小児で想定される疾患として，大きく分けて①発達期に生じる病態と②先天異常による器質的疾患が想定されます．

●発達期に生じる病態：乳幼児や小児は視覚が発達する時期でもあるため，視覚の発達も促しながらのケアが重要となります．想定される病態として，屈折異常や斜視，弱視があります．一般情報の整理として斜視であれば，いつ頃から，どんなときに目の位置がずれるのか，姿勢や頭位の異常はないかなどの情報を整理します．受診前の眼の状態を確認する目的で，乳幼児期の写真を持参してもらうこともあります．

遠視や近視などの屈折異常がある場合，眼鏡処方により適切な屈折矯正をして視覚の発達を促します．小児弱視などの治療用眼鏡等にかかる療養費は健康保険の適用となり，眼鏡作成費用は療養費として支給を受けることができます．屈折異常の管理に加え，とくに両眼視機能や視線の方向（眼位）の経過を管理します．

●先天異常による器質的疾患：障害の原因疾患の大部分が先天素因（未熟児網膜症，網膜色素変性，先天眼振，視神経萎縮，先天緑内障（牛眼）など）によるものです．また出生時から視覚障害がある場合だけではなく，病状が進行して若年の頃になって障害が出てくる場合があるので，発達段階に応じた視機能評価とニーズに対応し，屈折異常の管理をして視覚の発達を促しながら器質的疾患の治療を行う必要があります．

②中高齢者に対する推論過程で重要なこと　小児や若年者と比較すると，複数の目以外の内科や外科など，他科の疾患を有する頻度が高く，年齢的に感覚・運動能力が衰えていること，場合によっては就労継続という大きな問題が発生する点で大きく異なります．

中高齢者では加齢に伴う視機能の変化を理解することがとても重要です．また，「ボケる」「かすむ」「見えにくい」などの主訴に基づき，片目をつぶると症状の改善がみられるか，眼鏡をかけると症状の改善はあるか，といった質問で想定疾患を絞り込みます．症状が解消あるいは改善する場合は視機能障害を呈する病態（屈折異常，老視，調節障害，麻痺性斜視，輻輳不全，開散麻痺，斜視など）です．改善がみられない場合は器質的眼疾患（白内障や加齢黄斑変性）となります（図 E2 実践過程 1, 2 参照）．

加齢に伴う生理的視機能低下（老視）だけではなく，さまざまな原因で発症する緑内障，糖尿病の合併症（糖尿病網膜症，調節障害，外眼筋麻痺など）や，遺伝性の疾患の網膜色素変性などがあります．また，脳梗塞や脳腫瘍が原因で起こる半盲や半側空間無視なども視機能障害を来す重要な病気です．緑内障における視機能障害は主として視野障害で，日常生活においてまぶしい，暗い，頭痛，はっきり見えない（視野の欠損部分があって全体が欠けたように見える）などの主訴があり，日本人における失明原因の第1位となっています．徐々に進行する疾患であり，日常は両眼で見ているために症状に気づきにくい病気です（見え方のシミュレーション：図 E3）．人間ドックなどの検診が早期発見・治療に重

実践過程1 【視力低下や複視の症状は訴えが多彩】　・視能訓練士の実践過程

ボケる，かすむ，見えにくい，ダブって見える，にじんで見える，霧がかかったように見える

- 片目をつぶると症状が解消 — Yes → 複視
  - 遠方視で症状悪化 → 開散麻痺
  - 近方視で症状悪化 → 輻輳不全
  - 視線の向きで症状異なる → 麻痺性斜視
  - ・眼位・眼球運動検査で障害の程度，方向，運動の種類を定量的に評価
  - ・頭位以上の有無や複視の性状・程度を評価
  - ・自覚的に改善するならプリズム眼鏡作成

- No ↓
- 屈折矯正で改善 — Yes → 屈折異常
  - 裸眼で遠くが見えにくい → 近視
  - 裸眼で近くが見えにくい → 老視・調節障害
  - 裸眼で遠近ともに見えにくい → 遠視（中高年），乱視
  - 現在の眼鏡でよく見えない → ・度数が合っていない
  - ・適切な屈折矯正度数のレンズを用いて装用練習
  - ・レンズの汚れや傷，鼻パッドやフレームの歪みをチェック → 洗浄で解決できない場合は眼鏡店で調整

- No ↓
- 器質的眼科疾患（角膜，水晶体，ぶどう膜，網膜硝子体，視神経）→ 視機能検査　瞳孔，色覚，画像撮影（光干渉断層計）／視野，フリッカー，超音波，電気生理

[例1] 白内障
- 顕著な視力低下 → 認知症の症例は視覚入力の減弱で，認知症が増悪する場合あり → 手術適応の検討（医師）
- 羞明（まぶしく感じる）→ ・遮光眼鏡の装用指導，照明の工夫

[例2] 加齢黄斑変性：視野の中心が見えない・歪んでみえる → ・ルーペによる拡大，中心外固視訓練

実践過程2

疾患にかかわらず対象事例が高齢者の場合，加齢に伴う視機能の変化を理解することが大切（老年看護学）

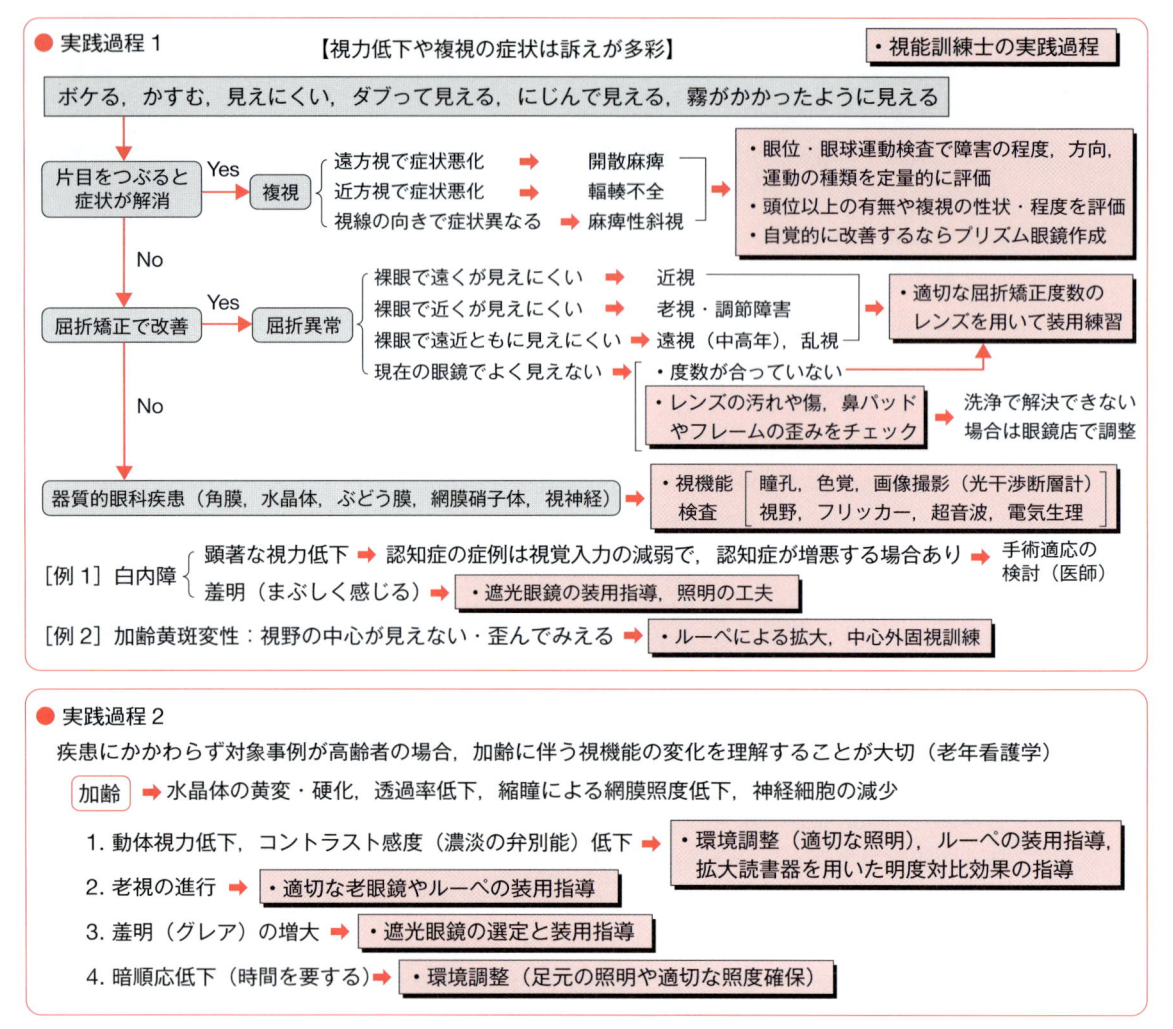

加齢 → 水晶体の黄変・硬化，透過率低下，縮瞳による網膜照度低下，神経細胞の減少

1. 動体視力低下，コントラスト感度（濃淡の弁別能）低下 → ・環境調整（適切な照明），ルーペの装用指導，拡大読書器を用いた明度対比効果の指導
2. 老視の進行 → ・適切な老眼鏡やルーペの装用指導
3. 羞明（グレア）の増大 → ・遮光眼鏡の選定と装用指導
4. 暗順応低下（時間を要する）→ ・環境調整（足元の照明や適切な照度確保）

図E2　視能訓練士の実践過程

要な役割を果たします．加齢黄斑変性は加齢により網膜の黄斑部に障害が起こる病気です．片眼または両眼の視力障害とともに中心視野は欠損していますが，周辺視野は十分にあります．その結果，日常の生活行動や歩行は可能でも，見たい部分が見えない，見たい部分が歪んで見えるなどの症状があるため，症状を自覚しやすい疾患です．重要な書類や新聞が読めないなどの不自由があります（見え方のシミュレーション：図E4）．

　網膜色素変性は網膜に異常がみられる遺伝性の疾患で夜盲，輪状暗点や視野狭窄，視力低下が特徴的な症状です．進行性の病気ですが，進行度や症状が起こる順序は個人差があります．ロービジョンケアが重要な役割を果たす代表的な疾患といえます．

　このように，視野障害者と視力障害者は同じロービジョン者であってもその日常生活上での障害内容は大きく異なります．

　また糖尿病の合併症である網膜症による視力低下のほかに，虚血性の眼球運動神経麻痺（麻痺性斜視）で複視に悩まされる症例では，3〜6か月は経過観察をした後，残存斜視や複視に悩まされる場合，手術治療やプリズム眼鏡が適応となります．脳梗塞や脳腫瘍患者で起こる半盲や半側空間無視の症例では，最初に残存している視野の自覚をしてもらう

ことから始め，見えない方向へ眼を動かす習慣を身に付ける訓練や，症例によってはプリズム眼鏡を併用し残存視野を最大限活用できるようにします．このような症例では作業療法士や理学療法士とのチーム医療が欠かせません．

そのほかに拡大鏡，単眼鏡や弱視眼鏡，遮光眼鏡，拡大読書器などがあり，必要に応じ

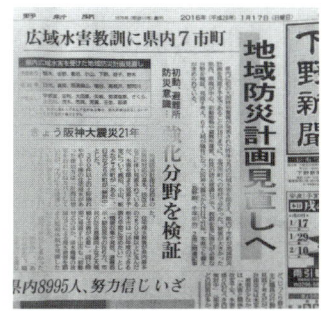

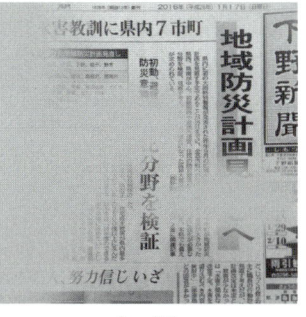

| 初期 | 中期 | 後期 |

図 E3　緑内障の進行度による見え方の変化のシミュレーション

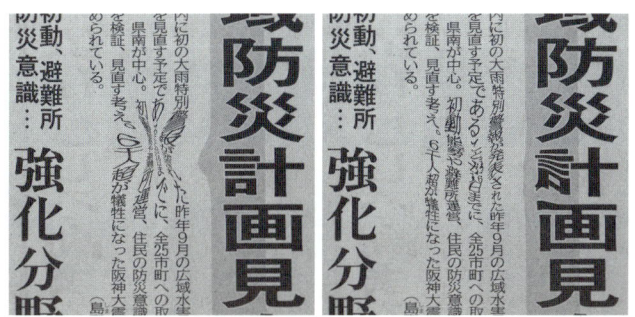

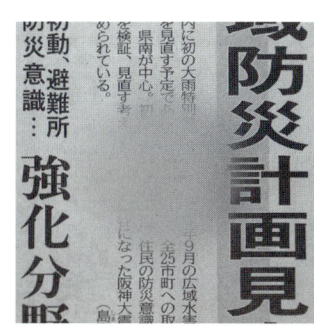

| 変視症（歪んで見える） | | 中心暗点 |

図 E4　加齢黄斑変性の見え方のシミュレーション

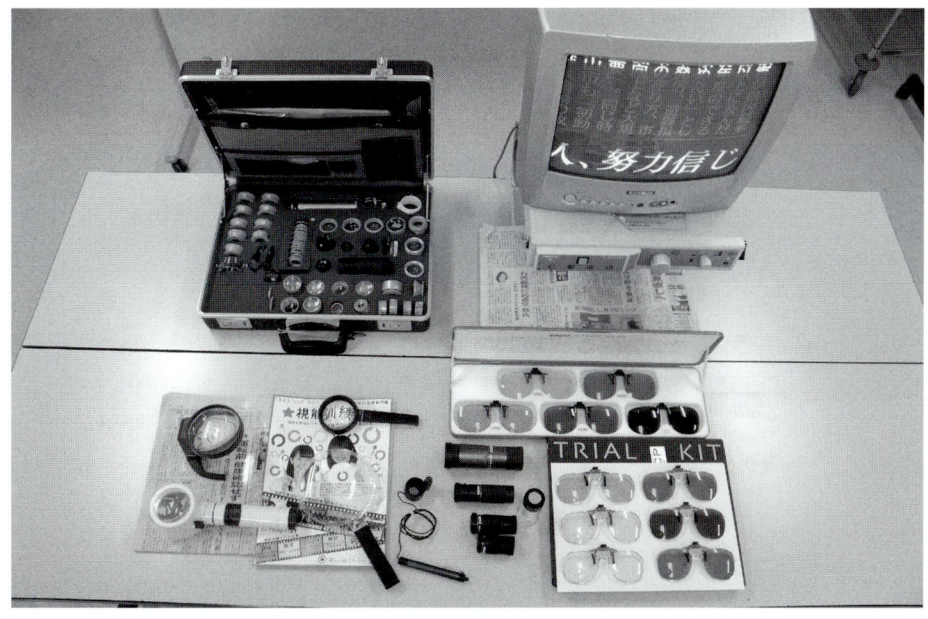

図 E5　ロービジョンケアで用いる拡大鏡や遮光眼鏡，拡大読書器 E

てこれらの方法を組み合わせてケアをします（図E2および図E5）．ロービジョンケアで最も重要なことは，患者の不安を理解し気持ちに沿ったケアを心がけることです．

［内山仁志，藤山由紀子，新井田孝裕］

F 理学療法士

(1) 役割

理学療法士の役割は，対象者のQOLの向上を視野に入れながら身体機能および基本的な動作能力の維持・改善を支援していくことです．国際生活機能分類（ICF）のモデルに絡めて解釈すると，「対象者の心身機能障害や活動制限の相互依存性および相対的独立性を正しく把握しつつ，それらと環境との調整を図りながら参加制約を最小限にとどめること」とも換言できます．なかでも理学療法士は，対象者の活動が"できない"要因について，心身機能面における問題仮説を整理しながら，日常生活における活動の適応性を高めるための諸条件を明らかにしていく必要があります．

(2) 実践過程

医療における臨床推論では，一般的に症候学あるいは障害学的な視点で分析（診断・評価）を行い，介入（治療・支援）が行われます．

症候学とは，「疾患によって引き起こされるさまざまな現象（症状（symptom）と徴候（sign））の観察や確認を通して，その意味についての解釈を深めていくもの」です．臨床医学では，主要な症状や徴候からその病態生理を理解し，病理学的な変化を類推して，正確な診断に基づきその原因を除去・軽減するための治療（内科的な薬物療法，外科的な手術療法）が行われます．

一方，障害学とは，「広義の障害を構成する要素や各要素の相互関係を含めた構造の分析，心理・社会面を含めた適応に関する診断・評価と介入効果を究明するもの」です．2001年にWHOの総会で採択された国際生活機能分類では対象者を中心とした全人間的な概念形成を特徴とし，保健・医療・福祉のすべての領域で適用可能な共通言語を提示しています．これまでの国際障害分類（ICIDH）の視点である機能・能力（否定的側面）に加え，中立的な名称を使用し，肯定的な側面や促通因子を明確に位置づけています．また，背景因子として環境因子と個人因子も明確に位置づけ，各構成要素の相互依存性と相対的独立性についても明示しています．

医療の進歩に伴い，多くの医療専門職が誕生し，各医療専門職のなかでも更なる専門分化が進んできています．専門分化すればするほど対象者への介入が縦割的な側面で分断され，非連続的な介入になりがちですが，対象者を取りまく現代のチーム医療の枠組みのなかで，さまざまな医療専門職は分化した存在ではあっても，相対的かつ連続的な判断と介入が求められます．理学療法士としては，対象者の個別性や絶対性を尊重しつつ，対象者にとって目的指向的な生活・社会貢献型介入モデルを具現化していく必要があります．つまり，理学療法士が所属するさまざまな領域での共通点は，対象者の動作・活動の観察を通して，症候学的視点および障害学的視点の双方を備えた「症候障害学」の視点で臨床推論を展開し，活動制限や参加制約を軽減するための理学療法を施さなければならないとい

うことです．実践的な臨床推論過程の基盤をなす「症候障害学」とは，「健康状態および環境の変化によって引き起こされる現象としての動作の観察を基軸に，心身機能不全の要因とともに活動の適応性を究明するもの」といえます（図F1）．

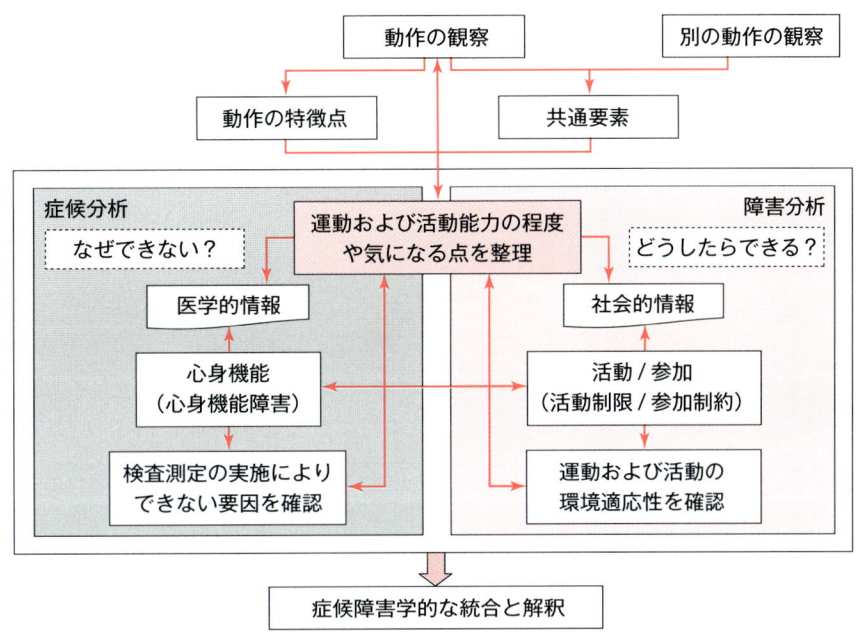

図 F1　症候障害学における臨床推論過程［文献2）を改変］

1）動作および活動の観察を通して活動制限の原因となる機能障害の仮説立案

　観察のポイントは，「機能的制限の重症度を判断すること」と「演繹仮説を提唱すること」の2つになります．対象者の自然な動作の観察を通して，まずその動作ができるか，できないかを判断していきます．次に，動作ができるのであればその動作の大まかな特徴を列挙し，さまざまな場面で行われる動作に共通した特徴を整理していきます．一方で，さまざまな動作間で異なる特徴を比較し，動作の重症度を大まかにとらえることも大切になります．ただ，最初から動作の工程を細かく分析しようとすると確認すべき点を見過ごしてしまうことになりかねません．この点は経験が影響するともいえますが，"木を見て，森を見ない"状態にならないように留意することが大切なのです．

　たとえば，脳卒中片麻痺患者において，膝の伸展運動がみられない場合，運動麻痺や関節拘縮の可能性が予測されますが，椅子座位から立位に姿勢変換しても膝の伸展運動がみられず，下肢に荷重することで痛みを伴ったり，十分に支えることができないほどの筋力低下や深部感覚の問題を示すかもしれません．この段階では動作を通して予測される仮説でしかありませんが，運動や動作の困難さを示す要因と考えられる関節可動域や筋力および痛覚・深部感覚に関する検査・測定を行うことで，心身機能の重症度を明らかにすることが可能です．ただ，高齢者において問題になるのは運動機能面ばかりではありません．過去の転倒経験による恐怖心があれば，座位から立位になっただけで，全身の緊張に伴う上下肢の痙縮が亢進し，運動や動作を制限されます．

　ここで確認された種々の動作の特徴を，「なぜできないのか」という症候分析的視点と，「どのようにしたらできるようになるのか」という障害学的視点で明らかにしていく必要

があります．

2) 症候分析：「なぜできないのか」の検証ポイント

　症候分析のポイントは，運動や動作の可否に加えて，所要時間の視点が大切になります．たとえば，脳卒中片麻痺患者のように一側の運動麻痺の影響により，必要以上の努力を要し左右の運動効率が悪くなれば，動作の遂行方法がこれまでのやり方とは異なるため運動や動作に時間を要したり，結果的に代償性を引き起こすことが推測されます．逆に，パーキンソン病患者のように歩行動作の開始が困難だったり，運動の幅が限定される要因を有しているものの，いったん歩き始めると速度を調整できず立ち止まれなくなるようなことがあれば安全面の点でもリスクが高くなります．患者自身がこの点を自覚していたり，運動感覚の違和感を感じているような場合，運動や活動することに不安を抱え，あえて動こうとしなくなることも推測されます．

　このような症候分析によって，運動や動作の制限因子となる心身機能障害を究明することに加え，心身機能と運動や活動の制限との関連を明らかにしていくことが必要になります．

3) 障害分析：「どうしたらできるようになるか」の検証ポイント

　障害分析のポイントは，まず大切なのは患者自身に動く意志があるかどうかを確認することです．動く意志がある場合，その運動や動作が時間をかければできるようになるものなのか，また，やり方に対して何らかの工夫や心身機能の改善を促すことでできるようになるものなのか，という推論のもと社会的情報と患者の運動や動作の関連を明らかにしていくことが重要になります．たとえば，大腿骨頸部外側骨折をきたした高齢者にベッドからの立ち上がりを支援する際，立ち上がりやすいようにベッドの高さを高めに設定したり，ベッドの端に腰掛けさせたり，足底に体重を移しやすいように踵を引かせたり，口頭指示，見守り，一部介助のうち，一部介助をしようと判断していく過程が，まさに臨床推論なのです．また，実際に立ち上がらせたときに後方からの介助に依存していたという実感から，

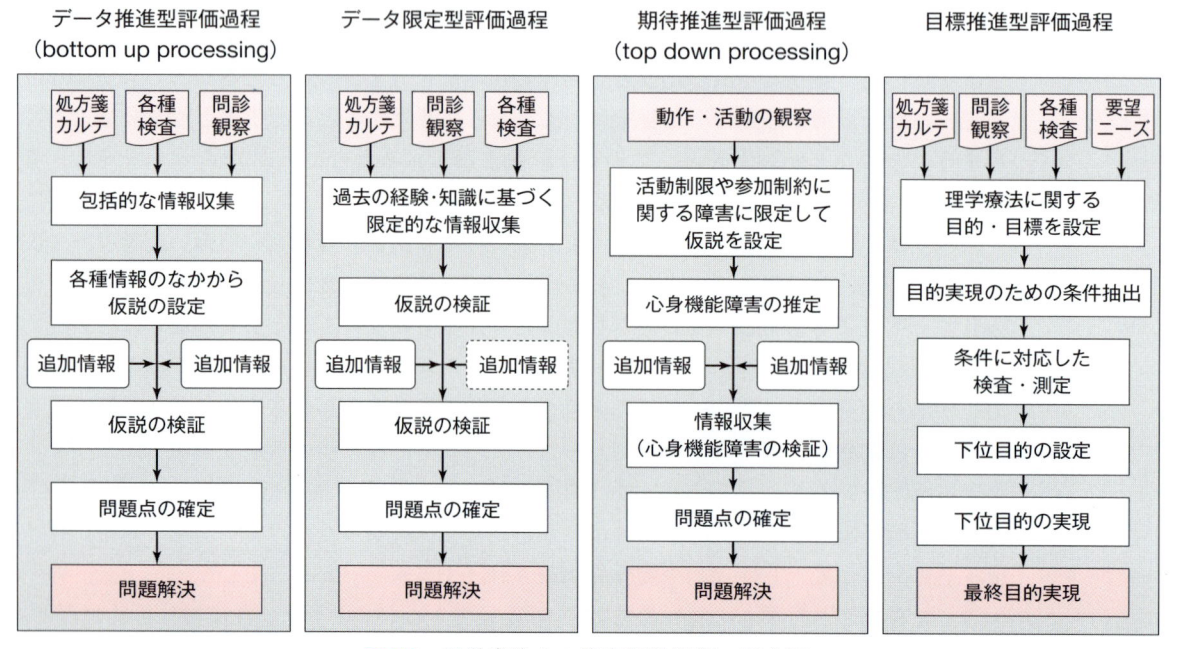

図F2　理学療法士の臨床推論過程の概念図

前方への重心移動を促す目的で手をつく台を前に設けてみようと思ったり，何度も繰り返し練習させる必要があると思ったりすることなども，患者の改善の可能性を期待したうえでの臨床推論の大切な視点といえます．

理学療法における臨床推論の過程には，帰納的問題解決法（ボトムアップ）と演繹的問題解決法（トップダウン）に大別されます．和島によると，ボトムアップを「データ推進型評価過程」，トップダウンを「期待推進型評価過程」と表現を置き換え，実際の臨床場面で行われる「データ限定型評価過程」と「目的推進型評価過程」のメタ認知的思考に相当する2つを加え，理学療法士がこのそれぞれを対象者に応じて相互に補完しながら用いるべきと述べています[1]（図F2，表F1）．急性期医療では「データ限定型あるいはデータ推進型」を，回復期医療機関や外来通院では「期待推進型」，在宅では「目的推進型」の評価過程が適用しやすいとしています．

表F1　理学療法士の臨床推論過程

名　称	データ推進型評価過程	データ限定型評価過程	期待推進型評価過程	目的推進型評価過程
説　明	処方箋の診断名や障害名の情報から心身機能障害の種類や部位を特定することができず，面接や観察，そして各種検査・測定を包括的に実施する評価過程．	過去の経験や知識に基づき処方箋に記載された診断名や障害名の情報から心身機能障害や活動制限を予測でき，限定した検査・測定項目で障害像を明確にできる場合に適用される評価過程．	実際の活動を観察したり，運動・動作分析をもとに，対象者のある心身機能障害や活動制限に限定して仮説を設定し，その仮説に従って心身機能障害を推定しながら原因を追究したり，因果関係を明らかにする評価過程．	対象者の状態を評価した後に，対象者のニーズや生活全体から見わたして，何が必要であるのかという視点で取り組むべき「目的・目標」を初めに設定し，それを解決するための条件や障害を階層的に見出していく評価過程．
具体例	脳梗塞により急性期医療機関に緊急入院し，3日後から理学療法を開始した片麻痺症例． 初めに神経学的検査，運動機能評価，筋緊張検査，徒手筋力検査，感覚検査，関節可動域検査，高次脳機能検査，動作・歩行分析，ADL評価などをひと通り行った後，各データを統合・解釈して，問題点を抽出．最終学年の臨床実習でよく行われる評価過程．	外来受診した腓骨神経麻痺症例． 経験があれば足関節・足趾の問題点（筋力低下，関節可動制限，感覚障害，歩行障害）が容易に予測される．心身機能障害に対しては関節可動域検査，筋力検査，感覚検査などを行う．また，活動制限に対しては各種の歩行能力測定を行う．臨床実習で多くの類似疾患を経験する機会があればこの評価過程を実践することは可能．	回復期病棟に入院している脳梗塞による片麻痺症例． 座位保持は自立しているが，立ち上がり，立位保持が介助，歩行が不可能といった活動制限をきたしている場合，各動作を困難にしている心身機能障害の要素である股関節可動域の伸展制限，非麻痺側下肢の筋力低下，麻痺側下肢の痙性麻痺，高次脳機能障害など，種々の原因仮説を立てる．その仮説を証明するための検査・測定を行い，問題点を明らかにしていく．実際の臨床現場でよく実践されているが，学生が臨床実習で行うには困難な評価過程．	在宅で日中ベッド上安静を強いられている脳梗塞による片麻痺症例． ベッド上安静からの脱却と座位保持時間の延長を第1の目的・目標に掲げ，その実現の可能性を評価する．ベッド上安静の原因となっている頭部・体幹の筋力低下（心身機能障害），起き上がりや座位保持能力低下（活動制限），介助者が高齢（参加制約）を明らかにし，早期に解決可能な問題点から積極的に介入していく．たとえば，訪問リハで理学療法士が起き上がりや座位保持を継続的に指導し，定期的な確認を通して介助者の負担軽減を図っていくようなことなど．学生が臨床実習で行うには最も困難な評価過程．

［文献1）を改変］

理学療法士が対象とする疾患・障害・変調の多様化と健康への関与，そして理学療法士の働く場が医療から保健・福祉分野にまで広がってきていることからも，心身機能の制限という単一の視点で対応することが困難になり，それぞれの専門領域ごとに臨床推論の視点を拡大することが必要となりました．

急性期医療機関では，新生児から高齢者まで発症早期からかかわることが多いため，臨床推論の視点はまずは病理学的変化による心身機能の障害におかれ，回復の程度によって活動制限から参加制約へと視点を広げていく必要があります．発症直後の脳血管障害では，データ推進型評価過程を採用し，包括的な評価のもとに問題点の抽出に漏れがないように留意しなければなりません．

回復期医療機関では，廃用症候群の予防と基本的身体活動能力について重点をおいた期待推進型評価過程を採用し，心身機能障害と活動制限について評価・介入を入念に行いながら，後の生活の場となる自宅や施設における環境との不適合を最小限にとどめるような取り組みが必要になります．

在宅では，対象者のニーズに応えるべく目的推進型評価過程を採用し，心身機能の障害とその予防・維持・改善を目標とした理学療法介入と環境整備に重点をおいた取り組みが必要になります．

■ まとめ

学生は臨床経験がないため，臨床実習における臨床推論上，一般的にデータ推進型評価過程（図F3）で進められることが多いものです．検査・測定の実施や検証作業としての治療実施を除けば，基本的には机上作業であり，さまざまな情報をもとに思考を繰り返すことになります．患者に関する情報収集は，カルテ（診療録）や他職種からの聞き取りを含めた間接的情報収集と，問診を通して確認する直接的情報収集に分けられます．疾患や病態からある程度の検査・測定項目を列挙することは可能ですが，得られた抽象的な問題点が多岐にわたればわたるほど，治療目標や治療方針を決定することは困難になりがちです．このことはいうまでもなく臨床経験の乏しさからくるものであり，この段階で臨床実習指導者の指導が必要になるのが現実です．しかし，いったん治療目標や治療方針が具体的に示されると，具体的な問題点の優先順位は比較的決定しやすくなります．問題点の優

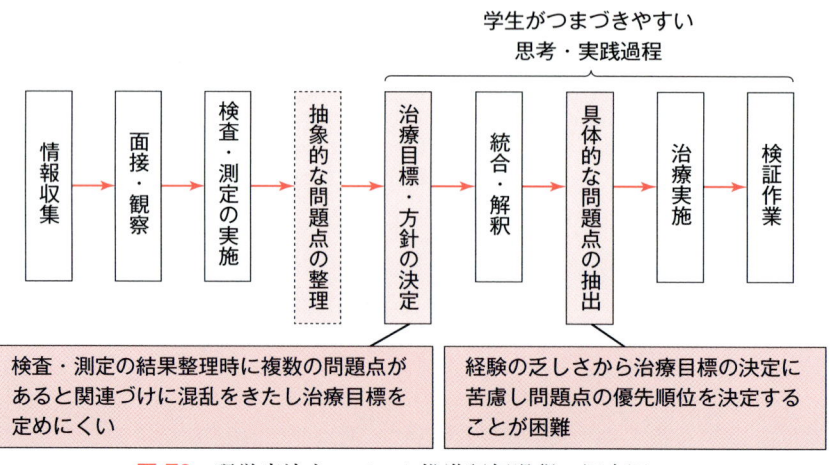

図F3 理学療法士のデータ推進評価過程の概念図

先順位が決定した段階では，より上位の問題点を解決するための統合と解釈を推論していくことになりますが，この過程で行われるのが臨床における理学療法士の臨床推論であり，そのポイントは，対象者の心身機能・活動の能力を中心にとらえ，対象者の改善に向けた適応性が病態と介入する環境や時期によって，どのように変化するのかを究明していくことです．運動・活動分析への基礎学問の応用と経験的介入手段から根拠に基づく理学療法への能動的変換の意識を持ち続けることによって，理学療法を展開する場に応じた臨床推論のメタ認知的視点がより明確になっていきます． ［森田正治］

文　献

1）和島英明，理学療法のための臨床問題解決法，協同医書，1997．
2）内山　靖，症候障害学序説―理学療法の臨床思考過程モデル，文光堂，2006．

G　作業療法士

(1) 役　　割

　作業療法（occupational therapy；OT）とは，「身体又は精神に障害のある者，またはそれが予測される者に対し，その主体的な生活の獲得を図るため，諸機能の回復，維持及び開発を促す作業活動を用いて，治療，指導及び援助を行うこと」と定義されています（日本作業療法士協会）．つまり，対象者（患者）が主体的な生活を送るために必要な心身機能を回復させ，対象者（患者）が望む質の高い生活を送ることができるための治療や指導，援助を行うものです．

　この定義のもと，作業療法士の役割は，対象者（患者）の生活の質（quality of life：QOL）の向上のために必要な心身の機能や構造を改善あるいは向上し，日常的な活動や職業的能力を改善・拡大することです．そのために，活動における応用動作や日常生活活動（activities of daily living；ADL），就労支援に関する機能や能力，環境的な要因および個人的な要因などを改善するための治療や指導，援助を行います．

　これらの役割を果たすために，作業療法の介入手段には次の4つの概念が含まれています．
　①人の精神的，身体的側面を同時に重要視すること，
　②活動（諸作業）を治療や訓練の手段として用いること，
　③心身の機能の回復に補助・代償の手段を利用するとともに，必要に応じてそれらの考
　　案，作成，提言を行うこと．また，これらの目的を達成するために，
　④作業療法士が自分自身を治療の手段として利用すること（therapeutic use of self）です．

(2) 実践過程

　作業療法の実践過程は，主治医が処方した作業療法処方箋（指示箋）に始まります．作業療法の処方箋には，対象者（患者）の性別および年齢，診断名，作業療法の治療目的，実施（処方）期間および禁忌事項などが記載されていますが，作業療法士はこの処方箋（指示）のもとに作業療法を実施することになっています．

　以下，作業療法の基本的な実践過程を図 G1 に示します．

1) 評価（OT 初期評価）

　作業療法の処方箋をもとに，対象者（患者）の評価を行います．作業療法の開始時に行

```
┌─────────────────────────────┐
│  1）評価（OT 初期評価）      │
└─────────────────────────────┘
   評価計画を立て，評価を実施する
   ・情報収集
   ・面接
   ・観察
   ・評価テスト（検査・測定）
           ↓
┌─────────────────────────────┐────────────┐
│  2）全体像の把握             │            │
└─────────────────────────────┘            ↓
   評価結果から，全体像をICFの項目に沿ってまとめる
   ・心身機能，身体構造の肯定的側面と否定的側面の列挙
   ・活動の肯定的側面と否定的側面の列挙        ┌──────────────┐
   ・参加の肯定的側面と否定的側面の列挙        │ 3)′将来像の予測│
   ・環境因子の肯定的側面と否定的側面の列挙    └──────────────┘
   ・個人因子の肯定的側面と否定的側面の列挙
           ↓
┌─────────────────────────────┐←───────────┘
│  3）対応すべき生活機能と障害の把握 │
└─────────────────────────────┘
   全体像から特徴を抽出し，焦点化する
   ・全体像（列挙した評価結果）から，重要と思われる内容
     を選び出し，作業療法で優先すべき順位をつける．
           ↓
┌─────────────────────────────┐←───────────┐
│  4）作業療法計画             │            │
└─────────────────────────────┘            │
   作業療法プログラムを立て，ゴールを設定する
   ・作業療法（治療・指導・援助）の計画を立てる．
   ・リハビリテーション・ゴール，長期目標，短期目標を設定する．
           ↓                              ┌──────────────┐
┌─────────────────────────────┐            │ 4)′計画の見直し│
│  5）作業療法の実施           │            └──────────────┘
└─────────────────────────────┘                  ↑
   作業療法（プログラム）を実践する
   ・治療・指導・援助の準備をする．
   ・治療・指導・援助の内容を対象者に説明し，同意を得る．
   ・計画（プログラム）にそった治療・指導・援助を行う．
           ↓
┌─────────────────────────────┐────────────┘
│  6）再評価（最終評価）        │
└─────────────────────────────┘
   作業療法の効果を判定，検討する
   ・再評価の計画を立てる．
   ・再評価を実施する．
   ・作業療法の効果を検討する．
   ・必要に応じて，作業療法プログラムの見直しを行う．
           ↓
┌─────────────────────────────┐
│  7）作業療法の終了           │
└─────────────────────────────┘
   作業療法の効果を判定する
   ・最終評価の計画を立てる．
   ・最終評価を実施する．
   ・最終的な作業療法の効果を検討する．
   ・必要に応じて，申し送りを行う．
           ↓
┌─────────────────────────────┐
│  8）フォローアップ           │
└─────────────────────────────┘
   外来作業療法，地域作業療法へ移行
```

図 G1　作業療法の実践過程（基本的な流れ）

う評価を「作業療法の初期評価」といいます．評価の内容は，(狭義の) ①情報収集と②面接，③観察，④評価テスト（検査・測定）です．

①情報収集　情報収集は対象者（患者）にかかわる医療関係者や職業的リハビリテーションの関係者，心理・社会的リハビリテーション関係者などがもつ情報を得る過程です．

具体的な情報源は，カルテ，主治医，担当看護師，理学療法士，言語聴覚士，社会福祉士（精神保健福祉士），臨床心理士，介護福祉士および，その他の関連職種で，場合によっては対象者（患者）の家族や退院後の生活環境に関係する人たちからも情報を収集します．その他の関連職種は，視能訓練士や薬剤師，検査技師，診療放射線技師，義肢装具士などです．また，退院後に関係する人は，たとえば職場復帰をする場合であれば，復帰する職場の上司や同僚，あるいは職業指導員，職業能力開発員，職業カウンセラーなどです．さらに，学業期にある対象者（患者）の場合は，復学する学校の教員や生活指導員，スポーツ指導員なども情報収集の対象となります．

②面　接　面接は，対象者（患者）と作業療法士の直接的な情報収集の手段です．同時に，それ以降の治療関係を構築するためのインテーク面接としての重要な意味もあります．すなわち，情報収集で得られた内容の確認とともに，作業療法を開始するための説明と同意が含まれます．とくに，初回面接では，「対象者（患者）から話を聞き出す」というよりも，「作業療法士自身のことや作業療法の意義，目的を知ってもらう」ということに重点を置き，それ以降の作業療法をスムーズに進めるための礎とすることが重要です．

③観　察　観察は，対象者（患者）の生活場面や行動，活動を直接的に知るための実際場面での評価です．つまり，対象者（患者）の能力や行動特性などが実際場面でどのように行われているかを作業療法士自身の目で確かめる機会となります．同時に，情報収集で得られた内容を作業療法士自身が確認するという機会でもあります．

たとえば，入院患者の場合は病棟内の生活場面やリハビリテーション場面を観察し，通院患者（通所者）の場合は自宅での生活場面や地域での活動場面を観察します．「百聞は一見にしかず」の諺にあるように，実際に対象者（患者）の行動や行為を観察することはきわめて重要です．

④評価テスト（検査・測定）　作業療法の評価テスト（検査・測定）で用いる評価項目は，作業療法の各専門分野によってさまざまなものがあります．たとえば，身体障害分野では関節可動域（range of motion；ROM）テストや徒手筋力検査法（Manual Muscle Testing；MMT），感覚テスト，機能的自立度評価表（Functional Independence Measure；FIM），ADL評価などです．近年では，身体障害分野と老年期障害分野において，「生活行為向上マネジメント」関連の評価が取り入れられており，対象者（患者）の生活行為に関する評価から，生活行為向上プラン，申し送りまでの一連の作業療法介入をマニュアル化したものもあります．精神障害分野では，陽性陰性評価尺度（PANSS）や各種の作業能力の評価表，投影的検査を用いた性格検査などがあります．また，発達障害分野の評価テストでは，各種の発達検査やウェクスラー児童用知能検査（Wechsler Intelligence Scale for Children；WISC），身体的な機能評価などがあります．

これらの評価テストは客観的な指標となる評価であり，関連職種との情報交換や連携に際しての有効な情報伝達の手段となります．つまり，面接や観察から得た評価内容は，多かれ少なかれ作業療法士の主観的要素が含まれていますが，標準化された評価テストから

得た評価結果は，他職種との連携に際しての有用な共通言語となります．

2）全体像の把握

全体像の把握とは，評価で得た情報を国際生活機能分類（International Classification of Functioning, Disability and Health；ICF）（図 G2）の項目にそってまとめることです．

評価から得られた対象者（患者）に関する評価結果は，項目ごとに列挙すれば膨大な情報量であり，そのままでは利用できません．そのため，内容を整理して，作業療法を実施するうえで重要なものをピックアップする必要があります．情報内容を整理するために，国際生活機能分類の各構成要素（心身機能・身体構造，活動，参加，環境因子，個人因子）ごとに，肯定的側面と否定的側面がわかるように記載して，振り分けます．

```
                    健康状態
                （変調または病気）
                       │
        ┌──────────────┼──────────────┐
        │              │              │
   心身機能・身体構造   活動状況        参加状況
   ・肯定的側面        ・肯定的側面    ・肯定的側面
   ・否定的側面        ・否定的側面    ・否定的側面
        └──────────────┼──────────────┘
                       │
              ┌────────┴────────┐
           環境因子           個人因子
          ・肯定的側面       ・肯定的側面
          ・否定的側面       ・否定的側面
```

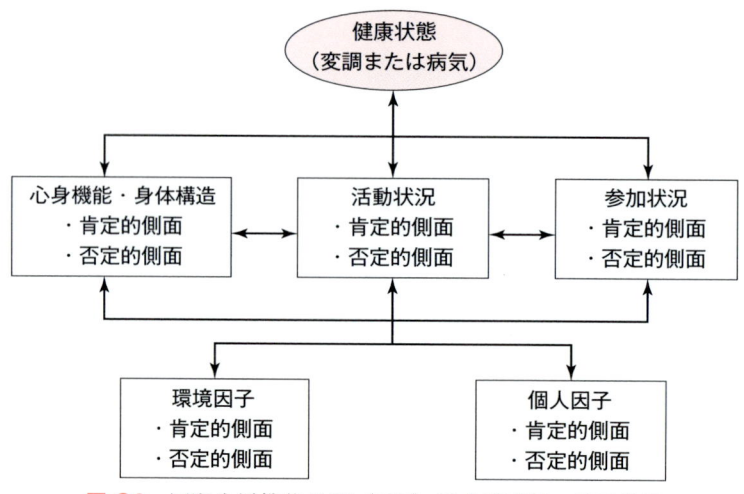

図 G2　国際生活機能分類（ICF）構成要素間の相互作用

3）対応すべき生活機能と障害の把握

全体像の把握の後に，国際生活機能分類の各構成要素に振り分けた肯定的側面と否定的側面の関係性を検討するとともに，全体像から特徴を抽出し，焦点化します．つまり，全体像（列挙した評価結果）から，重要と思われる内容を選び出し，作業療法で優先すべき項目に順位をつけます．この場合に，とくに注意すべきことは，「直接的に得た情報を優先する」ということです．すなわち，カルテや他部門から得られた情報を優先するのではなく，作業療法士自身が直接行った面接や観察，評価テストの内容をとくに重要視するということです．その理由は，作業療法の役割のなかで述べたように，「（作業療法士自身が）自己を有効に活かすことを治療の手段として用いる」ためであり，対象者（患者）-作業療法士間の相互関係がその後の作業療法に大きく影響を及ぼすからです．直接的に得た情報を活用することが，作業療法士自身と対象者（患者）との関係性を治療に活用することにつながります．

ところで，多くの評価結果から「全体像から特徴を抽出し，焦点化する」という作業は大変に難しいものです．これを的確に実施するには，対象者（患者）の急性期から回復期，維持期までの治療を数多く経験することが必要です．数多くの事例を経験することで，対象者（患者）の将来像を予測することができるようになり，その時点で何を優先して（焦点をあてて）作業療法を行うべきかがわかるようになるのです．経験の豊富な作業療法士

は，頭のなかで過去に担当した数多くの事例の経過と照らし合わせて，演繹的に「課題の焦点化」を行っています．すなわち，対象者（患者）の特徴や課題の焦点化をスムーズに行うには，それ相応の治療経験が必要だということです．

そこで，この経験不足を補うために，経験の少ない作業療法士や学生は，最初に対象者（患者）の将来像とリハビリテーション・ゴールを考えてみるという方法があります（図G1の3）'）．先に将来像を考えてみて，「リハビリテーション・ゴール」から「長期目標」と「短期目標」を考え，短期目標を達成するための「作業療法プログラム」，そしてその「作業療法プログラムの意味・治療目的」を考えるという演繹的な思考過程が解決のヒントになります．この思考過程の中で，焦点化すべき評価結果の項目が理解できるようになることが期待できます．さらには，この思考過程が適切かどうかの確認のために，多くの事例を経験している先輩作業療法士の助言（帰納的アドバイス）を受けることも必要であり，これらをうまく組み合わせることで焦点化が可能になってきます．

4）作業療法計画

「全体像からの特徴の抽出・焦点化」ができれば，次は「作業療法計画を立てる」という実践過程になります．作業療法の介入手段は，入院患者を対象とする場合は「治療」といわれたり，デイケアや発達障害関連の施設では「訓練」，地域（在宅）リハビリテーションの過程では「指導」とよばれたりします．いずれも対象者（患者）に対する作業療法プログラムの実践過程（介入）ですので，ここでは「治療・指導・援助」というよび方をします．作業療法計画には，治療・指導・援助のプログラム計画と，そのプログラムのゴールの設定が含まれます．

作業療法のプログラム計画には，治療・指導・援助の内容（種目）と目的，方法，期間，場所などが含まれます．また，作業療法プログラムの短期的な目的が「短期目標」で，複数の短期目標の組合せによる長期的な目的が「作業療法の長期目標」となります．さらに，作業療法の長期目標と関連職種（他職種）の治療目的をすべて含めたものが「リハビリテーション・ゴール」です．

5）作業療法の実施

作業療法の実施とは，計画した作業療法プログラムにそった作業療法の準備を行い，治療・指導・援助を実際に行う一連の治療的介入のことです．作業療法の実施に際しては，対象者（患者）に対して作業療法プログラムの内容と目的を説明し，同意を得ることが必要です（インフォームド・コンセント）．また，作業療法を実施している期間は，必ず作業療法の実施内容を記録し，症状の変化や治療・指導・援助による対象者（患者）の状態の経過を記録します．

6）再評価（最終評価）と作業療法の終了

作業療法実施期間中あるいは作業療法の終了にあたっては，再評価（最終評価）を行います．再評価は，実施した作業療法の効果判定であるとともに，作業療法のエビデンスにもつながります．再評価で十分な効果が得られていない場合は，作業療法計画の見直しを行います（図G1の4）'）．また，作業療法の終了時に行う最終評価は，作業療法終了後のフォローアップ（デイケアや外来作業療法，訪問リハビリテーションなど）を受ける場合の有効な情報となります．加えて，必要に応じてフォローアップのための申し送り事項を記録して，作業療法の実践過程を終了します．

■ まとめ

作業療法は，対象者（患者）のQOLを向上させるための治療・指導・援助です．その実践過程は，評価（初期評価）に始まります．すべての医療行為がそうであるように，最初の診たてが肝心であって，作業療法の初期評価から得られた情報を対象者（患者）のQOLの向上のために有効に活用することが重要です．

［原口健三］

H　言語聴覚士

(1) 役割

1) コミュニケーション障害と言語聴覚士の役割

私たちはことばを用いてお互いの意思や想いを相手に伝え，コミュニケーションを成立させます．また，ことばはコミュニケーションの道具としての役割だけでなく，思考，記憶，学習などとも密接に関係し，人の成長発達や生活を支え，生きていくうえで欠かすことができないものです．

たとえば，脳血管障害によって失語症になると，ことばが思い出せない，ことばの意味が理解できない，読み書きができないなどといった機能的障害だけでなく，それによって引き起こされる家族や友人と会話ができないというコミュニケーション上の問題，職場復帰ができないといった仕事上の問題，そして経済的な問題も生じることになります．言語聴覚士は，言語聴覚障害がある人に対し最大限の機能回復や発達を支えるとともに，現在の能力で効果的にコミュニケーションを図り，その人らしい生活や人生の回復を目的に支援を行う必要があります．

そのために，言語聴覚士は言語・コミュニケーション・摂食嚥下などの問題について専門的知識・技術を用いて問題解決を図ります．

2) ことばの鎖と言語・コミュニケーション障害

言語聴覚障害は，言語の受容から表出に至るまでのいずれかのレベルにおいて何らかの障害がある状態で，その実態は複雑多岐にわたります．

「ことばの鎖」（speech chain）（図H1）はこの複雑な音声言語の発語（表出）過程から

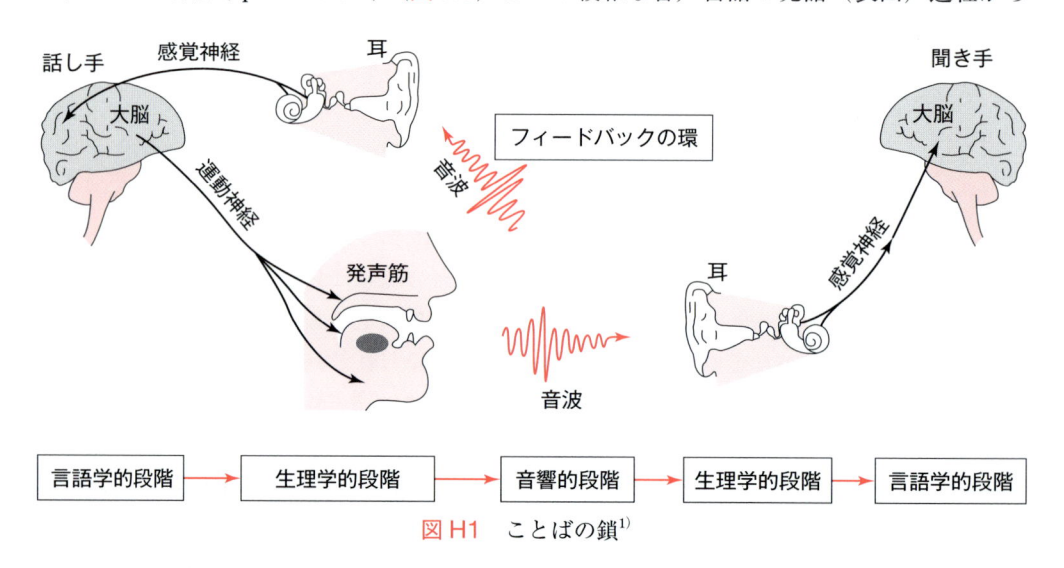

図H1　ことばの鎖[1)]

認知（受容）過程までを図式化したもので，コミュニケーションの仕組みと障害を考えるうえで大変役立ちます．

　ことばを発する人の脳においては，伝えたい内容について考え，それを文法的に正しい文に変換する「言語学的段階」があり，それが話しことばとして表出するために運動神経を通して声帯，舌，唇などの発声発語器官に運動指令が出され，発声発語器官の筋肉が動いて音声がつくられる「生理学的段階（出力系）」を経て，空気振動としての音声となります．音声となった段階を「音響学的段階」とよびます．この音声を聞き手が認知する過程は，耳によって音が神経の電気信号に変換される「生理学的段階（入力系）」を経て，大脳に伝わった電気信号がことばに変換されて理解される「言語学的段階」に分けられています．

　言語・コミュニケーションの問題が，この「ことばの鎖」のどの段階に生じているのかを探ることで支援の方法を考える助けになります．

　「言語学的段階」の障害は，言語の想起や理解などに問題が生じた状態です．ここには，知的障害や自閉スペクトラム症に伴う言語発達障害や脳血管障害に伴う失語症／高次脳機能障害などが当てはまります．

　「生理学的段階」の障害は，言語聴覚情報の出力系と入力系の障害に大別されます．出力系の障害には，口蓋裂言語，脳性麻痺言語，運動障害性構音障害などです．この障害は多くの場合，摂食・嚥下障害を合併することになります．入力系の障害は聴覚障害です．子どもの聴覚障害の場合には，言語獲得にも影響を及ぼし，「言語学的段階」の問題も引き起こすことになります．

(2) 実践過程

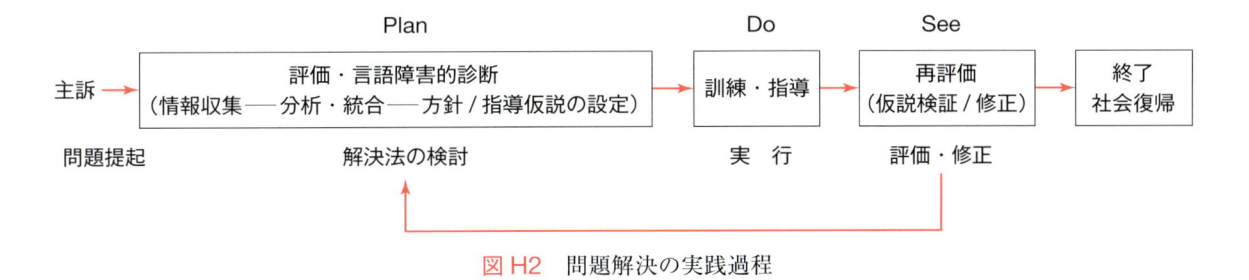

図 H2　問題解決の実践過程

1）言語聴覚療法の基本的な流れ

　言語聴覚療法の実践過程は，①評価・言語障害学的診断（以下，評価・診断），②訓練・指導，③再評価という一連の流れで進みます（図 H2）．

①評価・診断

●情報収集：患者は医療機関を受診し，医師から言語聴覚療法の処方を受けます．言語聴覚士はその処方に従い，はじめに評価・診断を行います．

　①主訴・生育歴・生活歴・既往歴：言語聴覚士は本人または家族との面接を通して，主訴について傾聴することが大切です．このことが，本人・家族とのラポール形成につながり，その後の情報収集にも影響を与えます．

　そして，問題がどのような状況のもとに起こり，どのような経過を経て現在に至ったかについて，まず経過を明らかにします．生育歴（言語面・身体面・行動面），医学的既往歴，教育的・職業的・社会的背景，病前の言語習慣，趣味，経済的問題などについて聴取しま

す．このような情報は，障害の総合的な評価に不可欠であると同時に，訓練・指導を計画する際の種々のヒントも提供してくれることになります．

　②関連分野からの情報：個々の事例によって，必要とされる情報の種類もさまざまです．たとえば，医学情報として言語機能とかかわり合いをもつ種々の疾患の有無，医学的診断名，現症，予後，理学療法，作業療法などに関する情報です．心理・行動面では，知的発達，学習能力，行動特徴，適応状態などに関する情報となります．

　③患者本人の行動の観察：評価・診断段階での中心的な活動です．その観察にあたっては重要な役割を果たすのが各種の検査です．各障害別または，機能別のさまざまな検査が用いられます．

●分析・統合過程：収集した情報をもとに，言語聴覚障害の有無，あるとすればその種類と重症度の判定，改善の見通しを立てます．

　①障害の有無，障害の種類と重症度の判定：得られた複数の情報とその相互関係を，専門的知見に照らし合わせて総合的に検討し，障害に関する仮説を立てます．

　②予後の判定：次に回復（ないし発達）への可能性を検討します．障害を発現させ，持続させている要因を探ります．言語検査以外の諸検査から得られる情報を総合的に検討することが必要です．

●方針／指導仮説の設定：言語・コミュニケーションの改善を目的として，患者本人と障害を取り巻く周囲の環境や関係要因に対して行うはたらきかけです．

　①指導方針・指導仮説の設定：言語機能そのものの障害と予後に加えて，医学的予後，社会的，環境要因（病前の言語習慣，教育的背景，職業，回復への意欲，家族構成など）を総合的に検討し，設定します．

　②指導目標：指導においては，言語機能の回復と長期目標と短期目標について計画します．その際には，国際生活機能分類（ICF）に基づき，機能障害，能力障害へのアプローチと併せて，家族指導，社会的不利を軽減するための"環境"への働きかけを考えます．長期目標では，指導の最終目標（たとえば，現職復帰，転職，家庭復帰の可能性などに関する長期的な見通し）を決定し，短期目標では，数週間ないし1，2か月の短期間を単位として，言語機能のどの側面をどう改善を図るかについての目標を立てます．

●インフォームド・コンセント：本人，家族に対して評価・診断結果を説明しインフォームド・コンセントを得ることが重要です．患者や家族にコミュニケーション障害およびその訓練／指導法に関する情報をわかりやすく提供して，今後の方針の決定権を本人に与え，本人（家族）の同意を得て指導内容について決定します．

　②**訓練・指導**　　決定した目標と方針に基づき，具体的な指導計画を立案し実施します．計画の作成にあたっては，指導目標を達成するために必要な具体的な方法（たとえば，指導に用いる教材や，1回の指導時間の長さや回数など）を検討します．実際の指導を考える際には，①本人に対する直接的指導，②環境面へのはたらきかけの2つの側面について考えます．そして，言語聴覚療法を組み立てるうえでは国際生活機能分類の概念的枠組みが参考となります．

●本人に対する直接的指導：患者の全身状態に心理状態に配慮しつつ，できるだけ早期に開始します．言語聴覚療法では，語が喚起されない，発音がおかしい，聞こえが悪いといった問題に対応するだけでなく，それに伴って生じた心理・社会的な問題を含め全人的な対

応が求められます．言語聴覚障害では機能性構音障害など一部の障害を除き，機能の完全回復や獲得は困難です．そこで，訓練・指導では機能障害の最大限の回復・獲得を促すと同時に，障害がある程度残っても，現在の能力で効果的にコミュニケーションをとり，その人らしく生活を営むことができるように支援していくことが重要です．

●環境面へのはたらきかけ：本人と密接な関係をもつ家族，友人，教師，職場の同僚や上司などを対象として，障害の正しい理解に役立つ種々の情報を提供するとともに，より効果的なコミュニケーションを図るための具体的な方法について助言を行います．たとえば，幼児の場合は親に対して就寝前の絵本の読み聞かせや，早寝早起きなどの生活習慣を整えていくことについて助言します．このような生活環境面へのはたらきかけは，子どもの成長発達を促すことにもつながり，重要な環境整備になります．

③**再評価**　訓練・指導の開始後一定の期間をおいて再評価を行います．得られた結果が目標に達していない場合はその原因を探り，指導方針，指導内容を修正していくことになります．

- 再検査・検討：初回時に用いた検査を同一条件下で実施し，その結果を当初の指導目標と検討します．期待する回復や改善，あるいは発達が得られていない場合にはその理由がどこにあるかを検討します．
- 指導方針の修正：再評価の結果に基づいて指導方針を修正します．そして，新たに修正された方針に基づき，再び指導計画を計画し実施します．そして一定期間後再評価を実施します．

■ **ま と め**

言語聴覚障害者に対する実践過程を図H2に従いながら述べてきました．重要なことは，Plan-Do-Seeのサイクルを機能させ，常に言語聴覚士自身が言語聴覚臨床を振り返りながら，向上心をもち，真摯に取り組むことだといえるでしょう． ［畦上恭彦］

文　献

1) Denes P.B., Pinson, E.N, *The Speech Chain*, Bell Telephone Laboratories, 1963. (訳書：切替一郎，藤村　靖監修，神山五郎，戸塚元吉共訳，話しことばの科学：その物理学と生理学，東京大学出版会，1966)

I　看　護　師

(1) 役　割

看護の目的は，健康のあらゆるレベルにある人を対象に個人が健康的に日常生活を営みその人らしく生きることを支援することです．そのための看護の役割として，健康の保持増進，疾病の予防，健康の回復，平和な死への援助があげられます．具体的には，①生活行動の援助，②診療に伴う援助，③生活や診療についての説明や指導，相談，④他関連職種との連絡・調整，協働，⑤患者や多職種とのコーディネーターの役割，などがあげられます．

法的な側面からみると，保健師助産師看護師法第5条において，「『看護師』とは，厚生労働大臣の免許を受けて，傷病者若しくはじょく婦に対する療養上の世話または診療の補助を行うことを業とする者をいう」と定められています．傷病者とは，疾患や外傷を負っ

ている人を指し，これらの人は正常な身体の形態や機能に支障が生じた状態にある人です．また，じょく婦とは，出産後間もない時期にある人で，妊娠や分娩によって生じた母体のさまざまな変化が，分娩後，妊娠前の状態に戻るまでの期間（分娩後約2か月間）にある人です．これらの人々の療養上の世話または診療の補助を行うことが看護師の役割であるといえます．

療養上の世話とは，環境整備や食事の世話，身体の清潔の保持や排泄の援助などであり，その人の生活を整える援助を指します．これらは看護師が独自の判断で行う業務です．一方，診療の補助は，診療を受ける対象者が安全に安心してしかも効果的に診療を受けられるように補助するということです．診察や検査を受ける対象者の補助や，採血や注射の一部，導尿や浣腸の実施が該当します．しかし，療養上の世話と診療の補助，診療の補助と医行為との区別はとてもあいまいで複雑です．

たとえば「気持ちがよい」という目的で氷枕を使う場合は，療養上の世話の範疇ですが，炎症が強い場所を冷やすとなると，診療の補助の範疇です．また，「脳低体温療法」で全身の体温を下げる行為は明らかに医行為である，といった具合です．

このように対象者の状況や目的などによって，その役割の性質が変わるのです．図I1は，医行為と看護行為の関係を示したものです．医行為には，医師でなければ行うことのできない絶対的医行為と相対的医行為があり，相対的医行為の一部は，看護師が行う診療の補助の内容と重なっています．また，それらの範囲は，状況や社会の動きのなかで，幅が広がったり，狭まったり，解釈が変わったりしており，このような状況が，役割区別をあいまいにする1つにもなっています．

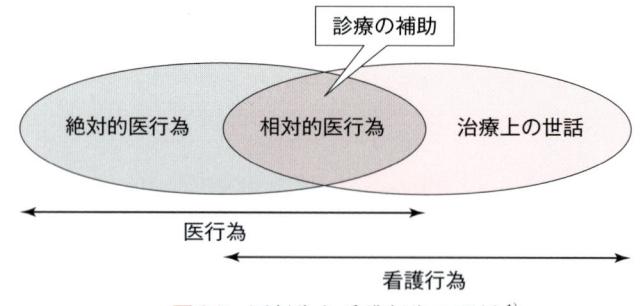

図I1 医行為と看護行為の関係[1]

(2) 実践過程

看護の仕事は，人々の健康上の問題を捉え，問題の解決に向けてその人に合った看護を実践することです．そのための方法論として，「看護過程（nursing process）」があります（図I2）．

看護過程とは，「看護の知識体系と経験に基づいて，人々の健康上の問題を見極め，最適かつ個別的な看護を提供するための組織的・系統的な看護実践方法の一つであり，看護理論や看護モデルを看護実践へつなぐ方法である．看護過程は，次の5つのステップ（アセスメント，看護診断［問題の明確化］，計画立案，実施，評価）に分けられている場合が多く，これらのステップは互いに関連して動的に循環しらせん状に進み，『評価』に基づいて再び次の『アセスメント』へとつながっています．また，看護過程は，看護の対象となる人々と看護実践者との対人的関係の中で成立し，展開するものである．すなわち，

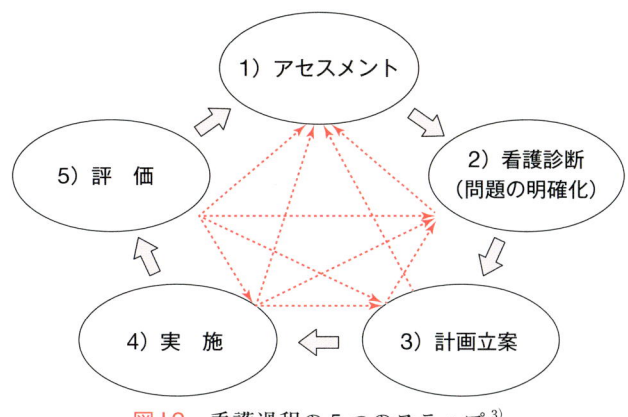

図12 看護過程の5つのステップ[3]

看護過程は，対人的援助関係の過程を基盤として，看護の目標を達成するための科学的な問題解決法を応用した思考過程の筋道である.」と定義されています[2].

上記定義に示された看護過程の5つのステップについて，順にみていきましょう．

1）アセスメント

アセスメントとは，日本語にすると「査定」や「評価」と訳され，いろいろ調べて客観的に評価し結論を出すことを意味しています．このステップでは，対象者を理解しその対象者の健康上の問題を明らかにしていくために，情報収集と情報の解釈・分析・判断を行います．

「情報収集」は，対象の看護の必要性を見きわめるために必要な主観的情報・客観的情報を系統的に収集します．収集した情報は，一つひとつが正確で確実な事実であるかどうかを確認して整理します．整理にあたっては，看護師の看護観を反映した情報収集の枠組み（アセスメントカテゴリー）を活用します．

「情報の解釈・分析・判断」とは，「情報のもつ意味」を考えることです．得られた情報をもとに解釈，分析，判断したり，その情報から先を推測したり，統合したりします．そのプロセスは，まず，収集した情報が正常か異常かを見分けます．標準値や正常値でない場合，その程度を知るとともに，そうなった原因・誘因を探ります．さらに，現在の状態が続いた場合の今後のなり行きを予測し，援助が必要かどうかの判断をします．これらを情報収集の枠組み（アセスメントカテゴリー）に沿って行います．

2）診断（問題の明確化）

ここでいう診断は，看護師が自らの職務責任範囲内で担う看護上の問題を指しています．アセスメントの結果を統合し，看護を必要とする問題（診断・看護上の問題）を明確にし，簡潔に表現します．

問題には，患者の苦痛や不安など，生活に関連した問題，精神的な問題，自立に関連した問題といった看護師が医師やほかの専門家に依存せず，独自に責任をもち判断し解決，緩和，減少，予防できる看護独自の問題と，発熱や出血傾向といったさまざまな症状，生理学的合併症といった看護師が他の医療従事者，とくに医師と一緒に診断・対処する共同問題があります．また，より健康に，という視点での問題も扱います．

3）計画立案

ここでは，明確化された看護上の問題に対して，問題ごとに，解決すべき問題の優先順

位の決定，問題に対する目標の設定，目標を達成するための具体的看護を立案します．

優先順位の決定とは，解決すべき問題に順位をつけることです．その時のその患者にとっての重要性と緊急性をもとに判断・決定します．優先順位の判断基準の例としては，マズローのニーズの階層性，起こりうる危険性の高い問題の予測などがあります．

明らかにされた問題について，対象者の到達目標を立案します．つまり，看護することによって予測される対象者の望ましい状態や結果，期待される行動を示すことです．対象者の状況に応じて，3～4週間で達成する長期目標と，数日～1週間程度で達成可能な短期目標を設定します．

次に，その目標を達成するための具体的看護を計画立案します．具体的看護の内容は，目標達成に向けて実行可能な内容を看護師の行動として具体的に表現します．一般に，観察計画（O-P），直接ケア計画（T-P），指導計画（E-P）の3つに分けて立案します．

4）実　施

3）で立案した計画を実施します．計画に基づいて，かつ，その日その時の対象者の状況や反応に合わせて必要な項目を選択したり，組み合せたりしながら実施します．対象の反応を絶えず観察し，必要によってはその場で修正しながら計画を実施します．実施の際にも看護過程と同様の思考過程が活用されています．

5）評　価

実施した看護援助を評価します．具体的には，まず，実施した看護の結果，問題が解決されたかどうかを，目標と照らし合わせて判断します．判断は，看護の成果・結果として現れる対象者の反応や行動をもとにして行います．目標を達成できなかった場合は，どこに原因があったのか，対象の新たな情報を手掛かりに，それまでのステップに戻って確認・検討し，必要な修正をしていきます．目標の達成状況の評価は，3）であげた達成予定日を参考に，適切な時期を選び評価します．

これら5つのステップはそれぞれ独立した順序性をもつものではなく，互いに関係し合っています．必要に応じて，看護過程の各ステップに戻り，看護過程を繰り返していきます．そうすることで，より対象者の状況に合った看護実践を行っていくことが可能になります．

■まとめ

看護師の仕事は，対象者の療養上の世話と診療の補助です．診療の補助とは，対象者が安全に安楽に効果的に診療を受けることができるように診療の補助を行うことです．看護師の仕事は，通常では当たり前のことで，意識しないとなかなか気づかないものでもあり，良い看護ほど他者に気づかれにくいというものです．医療施設においては，看護師は24時間365日対象者のそばにいて，生活の時間をともに過ごしています．その時だけ，という「点」ではなく，一連の生活過程に寄り添って，その人を主体として行動しています．

看護を行うにあたっては，看護過程を用いています．そうすることで，根拠に基づき責任をもって，対象者中心の看護を系統的・組織的に提供しています．そのためには，知識や技術，看護者としての態度が必要です．

［蔵谷範子］

文　献

1) 志自岐康子，松尾ミヨ子，習田明裕編，ナーシング・グラフィカ基礎看護学①看護学概論，p.192，メディカ出版，2014．
2) 日本看護科学学会看護学術用語検討委員会編，看護学を構成する重要な用語集，http://jans.umin.

ac.jp/iinkai/yougo/pdf/terms.pdf, 2011.）
3）ライダー島崎玲子，岡崎寿美子，小山敦代編，看護学概論（第3版）看護追求へのアプローチ，p.154, 医歯薬出版，2013.

J 保健師

　保健師は，病院ないし在宅の患者への対応を主とする看護師業務に加え，生活の場である地域や企業における健康全般を活動領域としています．そのため，看護師として要求される臨床推論技術に加えて保健師に特有な臨床推論技術が要求されます．本項では，保健師に特有な臨床推論の実践過程について解説します．

(1) 役　　割

　保健師は，看護師としての業務以外に，健康な人の健康維持・増進や診断前の疾病患者への医療機関受診促進，退院患者のケアといった個人を対象とした活動のほか，それらの個人の家族などに対するはたらきかけや自治体，理学療法士や作業療法士，介護職などの他職種を含む地域の支援体制との調整に加え，地域住民や企業などの集団に対する健康維持・増進や地域全体での疾病予防や感染拡大防止などを目的とした活動まで，非常に幅広い活動を要求されています．

(2) 実践過程

　保健師は，個人に対しては，①日常生活にて健康を維持・増進するための意識付けや，具体的な方法の指導，②疾病を自覚していないか，または危険性を認識していない患者への受診を勧める指導，③退院患者の生活改善につながるような指導，などの過程で臨床推論の技術を疾病患者以外にも幅広い対象に活用することが求められます．また，それらの個人の家族や地域支援体制に対しては，臨床推論結果を用いて個人のQOLを向上させるようはたらきかけを行います．

　一方，地域住民や企業などの集団に対しては，所属する個人への対策だけでなく集団としての健康を促進することが求められるため，集団を対象とした臨床推論の技術を用い，対策の立案および実施を行います．

　いずれの過程においても，保健師は自らが臨床推論を行えるようにするだけでなく，臨床推論結果を用いて他者が行動できるようにしなければなりません．他者は単に結果だけでは行動できませんので，臨床推論過程を納得できるように説明することも重要です．

　以下，対象別の臨床推論について解説します．

1）個人に対する臨床推論

　健康な人を対象とする場合，疾病やケガなどに至るプロセスを想定し，罹患や受傷の危険性を下げる対策を立案・実行するために臨床推論を用います．

　疾病が感染症であれば臨床推論の技術を用いて感染経路を想定，その感染経路を絶つような行動への指導につなげます．たとえば，インフルエンザであれば外出時のマスク着用，帰宅時の手洗いやうがいの励行，居室の加湿などが挙げられます．精神疾患であれば日常の生活で起こり得る不眠や不安感の危険性などを臨床推論の技術で想定，生活指導につなげます．ケガに対しては，個人の行動だけでなく建物や危険と思われる施設の場所などについても臨床推論の技術を用いて予防策を検討します．

疾病を自覚していない人に対しては，疾病そのものや疾病が重症化した場合の危険性を臨床推論の結果を用いて説明し，自覚させることで医療機関受診を促します．生活習慣病などの自覚症状がないか軽度な疾病は，現状から推定できる重篤化への道筋を説明し，一方で生活改善方法とその効果を当人の状況および意欲をかき立てるようはたらきかけなければなりません．ここでは単に疾病の知識だけでなく，生活改善についての臨床推論が必要となります．

退院患者に対しては，後遺症などの影響を把握し，退院後の生活を臨床推論によって検討し，リハビリテーション効果の向上やQOL向上に取り組みます．リハビリテーションには医師や病棟看護師，理学療法士および作業療法士や場合によっては介護職との連携が必要ですが，効果的な連携の中心には臨床推論によって導き出された計画が各職種に共有されていなければなりません．

また，これらの個人の周囲にいる家族や公的機関に対し，臨床推論の結果を用いて行動の指導または依頼を行います．

2）集団に対する臨床推論

集団としての健康は，集団を構成する個人としての健康と，個人の健康を左右する組織としての活動の両面から考える必要があります．

健康な組織とは，集団を構成する個人の健康を維持・向上させる組織といえます．そのため，個人としての健康は，集団の健康状態を計測するための基準値として活用されます．

個人としての健康の側面では，個人に対する臨床推論で述べた内容のほか，組織のなかで活動することによって受けるストレスや疾病感染，受傷についての臨床推論が用いられます．

組織としての活動の側面では，製造業における生産設備などの組織の用意する物理的環境についての考察や，企業における組織構造や生む業務目標設定，人事・成績評価，処遇，ノルマなどの営業管理方法などの精神的・身体的影響についての考察に臨床推論の技術を用います．

企業などの組織では，パワハラやセクハラ，モラハラなどの各種ハラスメントが問題になるようになってきていますが，これらは単に禁止してもなくなりません．安易な指摘はハラスメント行為を隠蔽させることも多いため，ハラスメント行為がなくなることによるメリットを示し，納得させる必要があります．ここで臨床推論を的確に用い，良くなることを示すことができれば，組織力の向上にもつながります．

3）地域に対する臨床推論

地域としての健康は，集団の場合と同様の人の行動に関する活動のほか，疾病の感染拡大防止や怪我を誘発する設備など，環境に関する活動を考慮しなければなりません．

そのため，地域に対する臨床推論の実施には，疫学的または人間工学的なアプローチを含む幅の広い技術が要求されます．

疫学的アプローチは，感染症の感染経路を明らかにし，感染拡大に役立てることができます．この目的では，スーパーコンピューターを用いて人の移動と接触をシミュレーションすることで，パンデミックの発生と拡大の状況とそれに対する対策の効果を予測することができるようになってきています．

人間工学的アプローチは，物理的動作についての推論だけでなく，心理的な誘導につい

ても効果的な臨床推論が要求されるようになってきています．

(3) 中小企業における臨床推論の事例

対象となった企業はO市にある鉄鋼関連B会社です．主な業務は，大手鉄鋼メーカーの下請けです．

総従業員数は社長を含め72名，男性勤労者は58名で平均年齢45.33±14.24歳，女性勤労者は13名で平均年齢47.15±14.24歳です．工場長1名，技術・営業部グループ長男性1名，工務部グループ主任男性2名，技術・営業無グループ主任男性1名，工場内（工務）勤労者は48名，技術営業職（技術職と営業職を兼務）は男性4名，事務職主任女性1名，事務職女性12名です．平均年収は約300万円です．

健康管理体制については，2012年3月に保健師が介入する以前は，衛生管理者の選出や産業医の選任などは行われておらず，安全衛生管理体制もありませんでした．2012年6月より，保健師が週に1回来社したことを契機に，産業保健活動を開始しました．

1）実態調査

B社のストレス状態を把握するため多面的生活ストレス調査表[1]を使用しました．

本調査表は，ライスコアを含め，生活習慣，疲労度，生活適応，うつ傾向，神経症的傾向，心身症的傾向，アルコール依存度，感情喪失度，過剰適応型性格，攻撃型性格，生活満足度12尺度からなり，それぞれ細分化された138の質問項目に対する「いいえ」「どちらでもない」「はい」の3段階の回答を0点，1点，2点とスコア化したものです．ライスケールの95パーセンタイルが尺度合計8点のところにあり，それ以上であるものは，すべての回答を除外し，ライスケール以外の11尺度で解析しました．生活習慣，疲労度，生活適応，うつ傾向，神経症的傾向，心身症的傾向，アルコール依存度，感情喪失度，過剰適応型性格，攻撃型性格，生活満足度の11尺度の各項目の合計点に応じて，「良好」「概ね良好」「やや注意」「注意」の4段階に区分しました．統計解析を行うにあたっては「良好」「概ね良好」を『良好』，「やや注意」「要注意」を『注意』と解析区分をまとめて行っています．

2）臨床推論を用いた保健師活動

調査結果をもとに，以下のとおり活動を進めました．

①就業区分の明確化　ストレス状態の結果と健康診断結果から就業管理区分である通常勤務・就業制限・就業禁止の区分を設定しました．

②就業上問題のあるケースへのフォローアップ　メンタルヘルスを含む問題があるケース，あるいは就業制限・就業禁止の対象となったケースでは，心理相談員などの専門職者へつなぎ，定期的に面談を行いました．場合によっては所属長や産業医とも話し合いの機会をもつように手配しました．

③管理職者や一般勤労者を対象としたメンタルヘルス教室　産業医，心理相談員などの専門職者と共同しメンタルヘルス教育を実施しました．

④結　果　メンタルヘルス教育前後において比較したところ，男性勤労者では生活習慣，疲労度，うつ傾向，神経症的傾向，心身症的傾向，感情喪失度，生活満足度の項目で有意差がみられました．ただし，女性勤労者では有意差はみられませんでした．

また，専門医療職者と協同したことにより，社長や管理職者たちは，以前は珍しくなかった威圧的な言動がみられなくなり，部下の話に耳を傾けるような傾向が現れはじめました．この結果，従業員たちのストレス状態の全面的な改善傾向がみられるようになりました．

3）事例の考察

　中小企業は，大企業と比較するとメンタルヘルスへの取り組みに格差がみられるといわれています．この事例の企業では，大企業と比べ労働組合もなく福利厚生面の充実も図られていませんでした．しかし，専門医療職種者達と介入したことで，従業員の欠勤が減少し取引先への営業回数が増えたことや，一般勤労者からの業務提案件数も増加傾向となったことで利益を生む方向性がみえてきたとの報告を社長から受けています．この企業は，介入以前と比較し，従業員だけでなく企業としてもより健康になったといえるでしょう．

　本事例の産業保健活動では，ストレス調査表による個別調査結果から臨床推論によりメンタルヘルス問題の推定や今後の予想を実施し，個人面談やメンタルヘルス教育などの対策に結びつけています．この結果，勤労者の職場適応状態などを専門医療職者たちと包括的に把握し対応できました．このように，臨床推論は個人の疾病にのみ効果があるのではなく，組織の健康を維持・向上させるためにも積極的に活用すべきといえます．

　2015年から50人以上の職場で義務化された労働安全衛生法に基づく「ストレスチェック制度」を，義務だからといって仕方なく実施するのではなく前向きに活用することも，臨床推論を使いこなす保健師の重要な役割です．

■ まとめ

　臨床推論は，保健師業務の広い範囲で活用すべき技術です．とくに，個人ではなく地域や社会に対する活動の根拠として用いる非常に重要な技術といえます．

　適切に臨床推論を活用できれば，組織の健康維持・向上にも有効であり，そのことは単に組織の構成員の健康の維持・向上に止まらず，保健師の担当する組織全体の健康にも寄与します．

　保健師は，自らの担当する臨床の範囲を適切に認識し，積極的に臨床推論の技術を活用しなければなりません．

［洲崎好香］

文　献

1）熊井三治，洲崎好香，田代美津子，藤井眞一．勤労者における新たな多面的生活ストレス調査表の妥当性と有用性について．16(1)：8-16，日本健康医学会雑誌，2007．

K　社会福祉士

(1) 役　割

　社会福祉士の援助の基盤となるソーシャルワークについて，国際ソーシャルワーカー連盟（2000年7月）では以下のように定義されています．

> 　ソーシャルワーク専門職は，人間の福利（ウェルビーイング）の増進を目指して，社会の変革を進め，人間関係における問題解決を図り，人々のエンパワーメントと解放を促していく．ソーシャルワークは人間の行動と社会システムに関する理論を利用して，人びとがその環境と相互に影響し合う接点に介入する．人権と社会正義の原理は，ソーシャルワークの拠り所とする基盤である．

　社会福祉士は，この定義に則って患者や対象者を支援していきます．エンパワメントの

視点や，人権と社会正義を重んじる点は，ほかの専門職の価値観との差異や特徴とよべる点かもしれません．そして，患者や対象者だけでなくその家族や取り巻く環境にも働きかけ，より良い支援へ導くことを目標としています．そのため，関係する職種との連携も求められ，社会福祉士及び介護福祉士法47条において「医療福祉援助職との連携を保たなければならない」とされています．

スタッフ同士の細やかな連携や，患者や対象者，その家族の支援が求められるなかで問題となるものに，コミュニケーションがあります．

ドラッカーは，専門家のコミュニケーションについて，次のように述べています[1]．

> 専門家にとってはコミュニケーションが問題である．自らのアウトプットがほかのもののインプットにならない限り，成果は上がらない．専門家のアウトプットとは知識であり情報である．彼ら専門家のアウトプットを使うべき者が，彼らの言おうとしていること，行おうとしていることを理解しなければならない．

専門用語は，専門職以外にはわかりにくい言葉であり，そのようななかで患者や対象者が自分のニーズを把握し，それを表明することは難しいことです．また，専門職間でも専門用語を介したコミュニケーションでは意思疎通を図る難しさがあります．

社会福祉士が他職種と連携する際には，患者や対象者のニーズや思いを引き出し，家族の意向などを治療方針に反映することや，治療や支援に関する情報をわかりやすく説明することも求められ，患者や対象者，医療職の間の橋渡しをするなど重要な役割を担っています．

一般情報を整理する際に，症状や所見を抽象度の高い医学用語に置き換えた医学情報SQ（semantic qualifier）を用いて，症例研究が行われることがあります．

医師や専門職が記す症例報告においてはSQが書かれていることが多いですが，社会福祉士は他職種に対して専門用語を平易にわかりやすく伝えることが求められます．症例報告に記される福祉の専門用語を説明する際に，どのような言葉が当てはまるかを考え，その専門用語と内容や意味を説明する過程を通して，患者や利用者の隠れたニーズの発見につながることもあります．

学修や実際の現場では，患者や利用者の言葉を，SQで説明できるかどうか，SQにした際に落としてしまう患者や対象者の個別化された情報の意味について，社会福祉士は気をつける必要があります．

(2) 実践過程

ソーシャルワークの展開過程は，図K1に示したように7つの過程を通じて展開されま

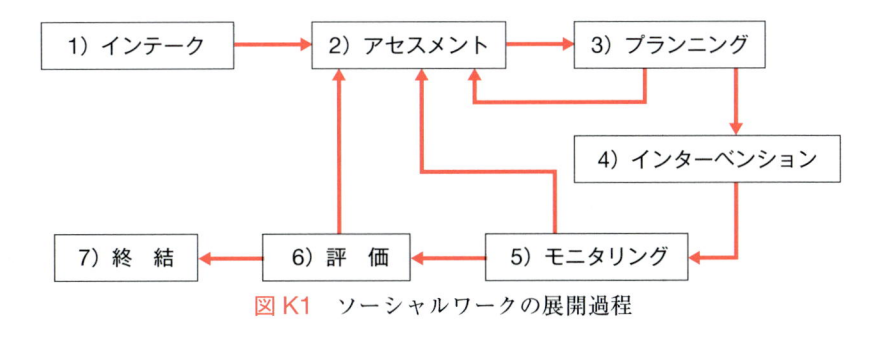

図K1　ソーシャルワークの展開過程

す．ここでは，実践過程の展開時期別に，社会福祉士が対応する際のポイントについて，解説していきます．

1）インテーク

インテーク（受理面接）は，クライエント（患者や対象者）が最初に援助機関や援助者と出会う場面です．支援の対象者本人が来談しない場合もあり，来談者の背後にいる支援を必要とする人とつながるためにも，来談者とのラポール（信頼関係）を築く重要な機会となります．経験の浅い社会福祉士は，関係をつくろうと頑張りすぎてしまい，かえって来談者の足が遠くなってしまうこともあるので，関係づくりには注意が必要です．

2）アセスメント

アセスメントは，クライエントやその家族，それを取りまく地域の状況について情報収集を行ない，問題の原因を分析し，解決に向けての方向性を考えるプロセスです．

アセスメントする情報として，心身の健康状態，生活環境，家族状況，家計，社会参加，地域との関係など幅広く収集します．アセスメントする際に，クライエントのライフヒストリーの聴取や，ストレングス，社会資源などについて考慮する必要があります．

児童福祉や障害者福祉，高齢者福祉の現場においては，支援を必要とする人の家族や関係者から話を聞くことも多く，家族のニーズやホープと，支援の対象者自身のニーズやホープが異なる可能性もあります．これらの点に注意しながら，対象者自身や家族にとってより良い支援になるようアセスメントを進める必要があります．

3）プランニング

アセスメントにおいて収集した情報をもとに，援助の目標設定を患者や対象者とともに考える過程です．援助内容や社会資源とつなげるための計画を立てます．

患者や対象者は，抱える問題によって，無力感を感じていたり，何もできないし，何も変わらないと感じていることから，主体的に計画を立てることが難しいこともあります．社会福祉士は，患者や対象者のもつストレングスに気づくことや，社会資源などの情報を提供し，寄り添いエンパワメントしながら支援します．プランニングの段階で情報が足りていなければ，アセスメントを再度行います．

4）インターベンション（介入）

インターベンションとは，プランニングに基づいた支援方法を実施することです．実践内容には，社会福祉士による患者や対象者に対する直接的な支援と，患者や対象者を支援する機関への情報提供や連携の間接的な支援があります．

患者や対象者によっては，機関や制度，サービスを紹介されても実際には，申請まで辿り着かないことがあります．紹介や各種機関へ連絡するだけでなく，申請する際に必要となる書類の作成を手伝ったり，各種機関に同行して手続きを行い，確実に制度やサービスと結びつけるように直接的な支援を行うことも重要となります．

5）モニタリング

モニタリングとは，患者や対象者に提供された援助の内容について経過観察を行うことです．計画どおりに支援が提供されているか，提供された支援の効果測定を行うこともあります．支援が計画どおりに進んでいない場合には再アセスメントをし，プランニングを再度行う必要があります．

インターベンションした結果，患者や対象者に対してあまり効果が上がっていない場合，

隠れたニーズやホープを拾えていない場合があります．また，状況や環境の変化によりプランニングにおいて計画された支援が行えない場合もあります．そのようなときは，インターベンションする方法を変える必要がありますが，再アセスメントを行わずに支援を提供すると，患者や対象者の期待するものからさらに遠ざかってしまうことがあります．きちんと再アセスメントし直すことが，より良い支援へつながります．

6）評　価

評価は，プランニングで掲げた最終目標が達成され，患者や対象者のニーズが満たされているか判断する段階です．援助が効果を上げているかどうかを判断し，継続的な支援を必要とするのか，終結するかを決定します．

患者や対象者自身の評価，社会福祉士自身の主観的な評価だけでなく，時には客観的な指標として効果測定の結果を用いて，判断することも必要です．

7）終　結

援助の目的が達成されるか，もしくは改善された場合に終結となります．患者や対象者が他機関に送致された場合や，援助者との間で援助の必要がなくなったことが確認された場合も終結となります．

終結に至るとそこでいったんは，支援が終了となりますが，フォローアップを求められることもあり，新たな問題に直面した場合には支援が再開されることになります．支援が再開される状況を想定しておくことで，速やかな対応が可能となります．

■まとめ

関連職種連携教育やチーム支援を行っている現場において，福祉を学ぶ学生や，現場で働いている社会福祉士にしてみたら，他職種の専門用語はわからない言葉ばかりで，他学科・他職種の知識量に圧倒されてしまうことがあります．

しかし，社会福祉専門職に求められることは，他職種の知識を習得することではなく，患者や対象者のウェルビーイングや，ストレングスの視点で，それらの情報を活用できるかどうか考え，患者や対象者にとってより良い支援をすることにあります．スーパービジョン，コンサルテーション，グループワークを理論的にも実践的にも多く学んでいることが福祉職を目指す学生や社会福祉士の強みといえます．

関連職種連携教育において，こんな事例がありました．

服薬量を自分で勝手に変えてしまい，調子が悪い，転倒してしまったと訴えてくる患者に対し，命の危険にもつながることから服薬指導をきちんと行うことが必要ではないかという意見が各学科の学生から多数あがりました．そのようななかで福祉を学ぶ学生から出た発言は，こういうものでした．

「80歳を過ぎた患者さんに対し，服薬指導を行っても，この患者さんはきちんと薬を飲まないのでは？　患者さんが自分から服薬に協力してくれるような工夫や，きちんと服薬しなかったことが医師がわかる方がいいのでは？」

服薬指導をすることよりも，どうしたら，患者が服薬を自らきちんとするようになるかという話がチームの支援の焦点になりました．そこで学生たちの考えたアイデアはこういうものでした．

この患者は高齢でしたがiPadを使いこなし，メールやネットを普段からしている人だったので，「お薬カレンダー」のようなiPadで管理できるアプリをみつけてきて，飲んだ薬

の量とそのときの様子をiPadに記録してもらい，通院時にもってきて医師にみせてくれるように提案したところ，関心を示してくれました．

このように，必要だから服薬指導をするという視点から患者のストレングスに焦点を当て，自ら服薬に取り組むような工夫は，患者個人へ個別化された対応が行われることになり，福祉職ならではの視点といえます．

学修・研修におけるグループワークや，医療福祉専門職とチームを組んで連携して支援を行う際に，福祉の専門職としての視点や，社会福祉の技法を活用し，患者や対象者へより良い支援をすることが期待されます． ［木村 秀，小林雅彦］

文 献

1) ドラッカー，P.F.，マネジメント［エッセンシャル版］基本と原則，p.125，ダイヤモンド社，2001．

L　精神保健福祉士

(1) 役　割

精神保健福祉士は，心に病や障害を抱える人々やその家族に対して助言や指導を，また，日常生活に適応するために必要な生活技能訓練などを行い，その人らしい生活ができるようサポートします（表L1）．

疾病と障害の並存という特性をもつ精神障害者は，生活上の困難を抱えていることが多いため，医療と福祉の双方向からの支援が必要です．医療の視点のみではなく「生活者」の視点で本人を理解し，関連職種や家族，関係者，地域の関係機関と協働して支援を展開していくことが精神保健福祉士の役割です．

表L1　精神保健福祉士の業務

目 的	人々に対して「人と環境の相互作用」の観点から，その人がもっている力を発揮し，主体的に本人が望む生活を実現することを支援する
目 標	・本人・集団（グループ）の主体性を尊重し，それぞれが力をつけていくプロセス（エンパワメント）を支援する ・本人の訴えや語り，思いに寄り添い「かかわり」を通して信頼関係を構築する ・本人の望む生き方，暮らしと合わせて，今おかれている生活の現状把握（本人の力，生活のしづらさ，周囲環境の状況など），困っていること（ニーズ）を的確に把握し，望む生き方，暮らしに近づけるための具体的な方策をともに考える
業 務	［個別支援］ 所属機関のサービス利用に関する支援援助，所属機関外のサービス利用に関する支援／情報提供，受診／受療に関する支援，療養中の問題調整，所属機関のサービス利用中の問題調整，退院／退所支援，経済的問題解決の支援，住居支援，就労／社会参加に関する支援，雇用における問題解決の支援，教育問題調整，家族関係の問題調整，対人関係／社会関係の問題調整，生活基盤の形成支援，心理的情緒的支援，疾病／障害の理解に関する支援，権利行使の支援 ［集団に対する支援］ グループワーク，セルフヘルプグループ・ピア活動への側面的支援および協働，家族への支援

［公益財団法人日本精神保健福祉士協会，精神保健福祉士業務指針及び業務分類第2版より一部抜粋］

(2) 実践過程

精神保健福祉士の実践過程は（図L1）のようになります．精神保健福祉士の活躍の場は多岐にわたりますが，ここでは医療機関を中心に説明します．

1. 臨床推論の実践　　143

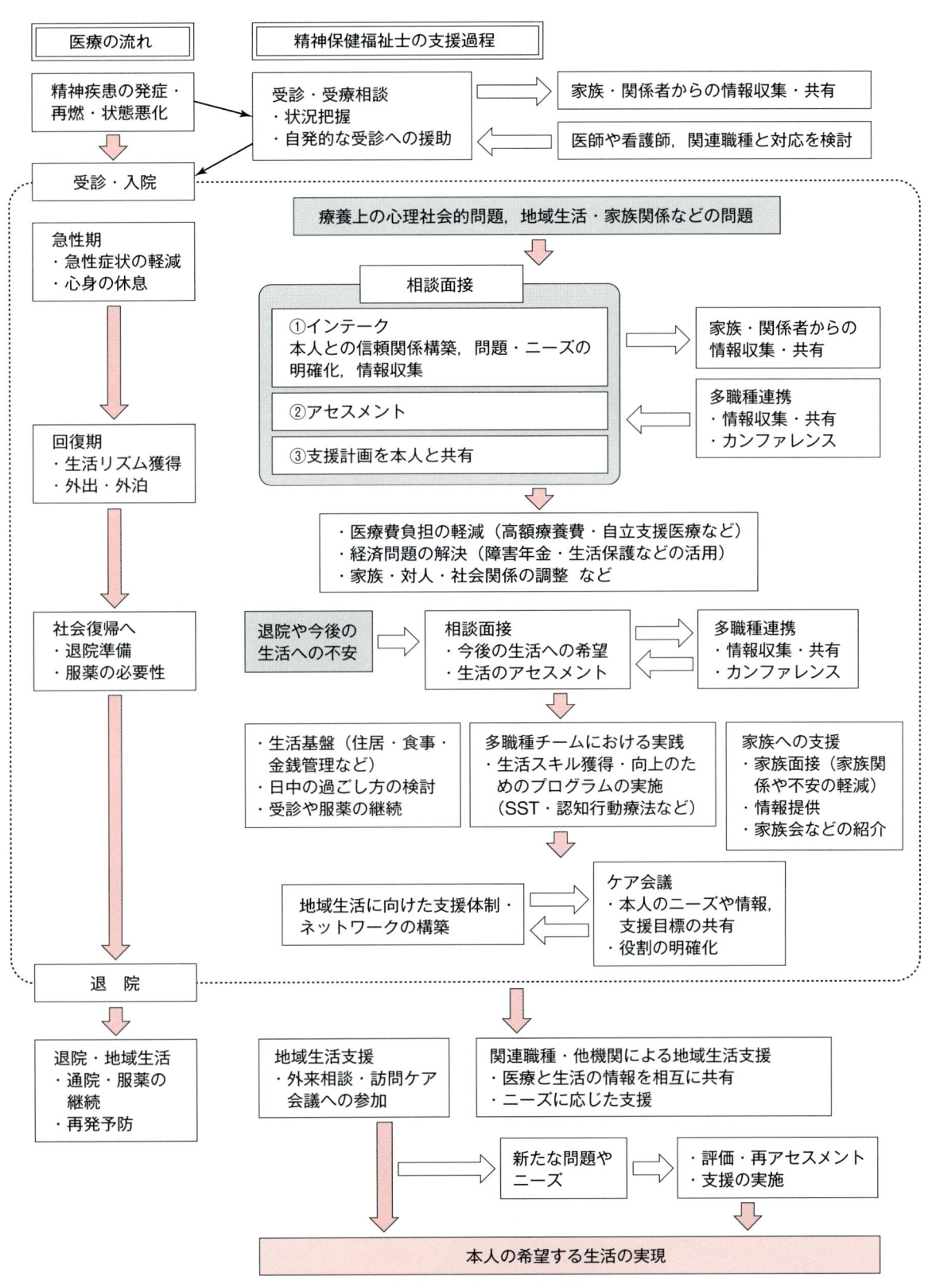

```
医療の流れ                 精神保健福祉士の支援過程

精神疾患の発症・      受診・受療相談              家族・関係者からの情報収集・共有
再燃・状態悪化        ・状況把握
                    ・自発的な受診への援助       医師や看護師，関連職種と対応を検討
      ↓
受診・入院
  ┌──────────────────────────────────────────────────┐
  │                                                  │
急性期               療養上の心理社会的問題，地域生活・家族関係などの問題
・急性症状の軽減              ↓
・心身の休息            相談面接

                    ①インテーク                   家族・関係者からの
                    本人との信頼関係構築，問題・ニーズの   情報収集・共有
                    明確化，情報収集

                    ②アセスメント                 多職種連携
                                                 ・情報収集・共有
回復期               ③支援計画を本人と共有          ・カンファレンス
・生活リズム獲得
・外出・外泊               ↓
                    ・医療費負担の軽減（高額療養費・自立支援医療など）
                    ・経済問題の解決（障害年金・生活保護などの活用）
                    ・家族・対人・社会関係の調整　など

社会復帰へ          退院や今後の    相談面接          多職種連携
・退院準備          生活への不安  ・今後の生活への希望   ・情報収集・共有
・服薬の必要性                  ・生活のアセスメント   ・カンファレンス

                    ・生活基盤（住居・食事・   多職種チームにおける実践    家族への支援
                    金銭管理など）         ・生活スキル獲得・向上のための  ・家族面接（家族関
                    ・日中の過ごし方の検討    プログラムの実施           係や不安の軽減）
                    ・受診や服薬の継続       （SST・認知行動療法など）   ・情報提供
                                                                  ・家族会などの紹介

                    地域生活に向けた支援体制・   ケア会議
                    ネットワークの構築         ・本人のニーズや情報，
                                             支援目標の共有
                                             ・役割の明確化
  │                                                  │
退院
  └──────────────────────────────────────────────────┘

退院・地域生活      地域生活支援       関連職種・他機関による地域生活支援
・通院・服薬の      ・外来相談・訪問ケア  ・医療と生活の情報を相互に共有
継続              会議への参加       ・ニーズに応じた支援
・再発予防
                                  新たな問題や        ・評価・再アセスメント
                                  ニーズ              ・支援の実施

                            本人の希望する生活の実現
```

図L1　精神保健福祉士の臨床推論

1）急性期におけるかかわり

> 　一人暮らしをしていたAさんは，統合失調症を発症．あるとき「周囲が悪口や自分のうわさをしている」と思い，外出ができなくなりました．近隣に「やめてくれ」と怒鳴り込みトラブルになったり，家族に手をあげるといった日々が続きました．家族の勧めで入院しましたが，入院費や今後アパートに帰ることへの不安を感じています．

［医療の目標］
- 急性症状の軽減，心身の休息

［精神保健福祉士のかかわり］
- 受診・受療に関する相談
- 療養に伴う問題の解決（入院費・生活費・入院中の生活など）
- 経済的問題や家族関係，対人関係・社会関係などの地域生活における心理社会的問題の調整・解決

①受診・受療に関する相談　自傷他害のおそれや緊急性を要する受診相談は，多くの場合が家族や関係者からの相談です．本人が受診を拒否していることも少なくなく，どう接し，対処したらよいか苦慮しています．

　受診・受療に伴う本人の不安や戸惑いを受け止め，医療の必要性を本人が認識し，自身の判断で受診できるよう支援します．受診を拒否していたとしても，幻聴や妄想によって体験している辛さに寄り添い，一緒に解決策を考えていく姿勢が大切です．

- 疾病や現象，現病歴，生活の状況を把握し，疾病の理解や受容，家族，経済などの問題，対処能力など，受診・受療を困難にしている問題や全体の状況アセスメント
- 自傷他害の有無や緊急性などを把握し，医師や看護師，関係機関と連携し対応を検討

②相談面接　精神保健福祉士のかかわりは，さまざまな生活問題や福祉的課題を抱えた人との相談から始まります．クライエントとの関係は長期に及ぶことも少なくないため，信頼関係の構築は，支援を展開していくうえでの基盤となります．

●**インテーク**：Aさんの体験は客観的にみれば妄想ですが，本人にとっては現実的に起こっている出来事そのものです．そのため，周囲に理解してもらえない辛さや，試行錯誤して対処を試みても解決に至らず，疲弊し絶望感や無力感を感じていることも考えられます．

　まずは，本人の言葉に耳を傾け，辛さや思いを受け止めます．そして，本人が安心し「何か解決策を一緒に考えてくれるのではないか」と思えるよう，相手を惹きつけることが重要です．面接では，本人の生活世界をイメージしながら，これまでの生活や問題への対処，今後の希望などを理解していきます．その際，表情・しぐさ・振る舞いなど，非言語的表現にも注目し，その意味を洞察します．

［インテークの目的］
①不安と緊張を和らげる
②問題と主訴を明確にする
③相談理由や経路を明確にする
④問題発生の経過の把握
⑤本人や家族の問題解決能力の見きわめ

⑥援助を受ける意思の確認
⑦機関の機能として提供できるサービスの内容を説明
⑧援助契約

●アセスメント：インテークのみでは不十分な情報の収集を行い，本人理解を深めます．自宅や活動の場など，本人の生活空間を訪問してみると，病棟や面接室ではわからない本人の生活そのものに触れ，より深く理解することができるでしょう．クライエント像を，心理状態も含めて生きたものとして思い描けることが大切です．

本人のニーズや希望・集められた情報をもとに，クライエントの身体・心理的側面，社会環境との相互関係を総合的に判断し，解決すべき問題と援助の道筋をクライエントとともに明らかにしていきます．

[アセスメントに必要な情報]
①クライエント個人を理解するための情報：生育歴，現在の生活状況，精神疾患や障害の経過と現状など
②クライエントの問題に関する情報：問題状況，問題に対する思いや対処法など
③クライエントの生活に深いかかわりのある人についての情報：家族との関係性，関係者や問題への対処に役割を果たしている人との関係性など

●支援計画：支援計画は本人の希望を中核に据え，家族や関係者の意見など一方向に偏らないよう作成します．問題の解決や軽減を目標とし，援助関係において達成される課題を本人と共有します．

③療養に伴う問題の解決

精神疾患は慢性的経過をたどり療養も長期になることから，病気や今後の生活，経済的問題，仕事や学業，療養中の家族のケアなどさまざまな不安を抱えます．これらの心理社会的問題を解決することは，医療の継続のみならず，本人の人生を支えることにつながります．

たとえば，医療費については高額療養費や自立支援医療などの医療費負担軽減の制度を活用し，収入面については障害年金や生活保護などを活用します．複雑で時間を要する手続きもあるため，情報提供にとどまらず，必要に応じて申請手続きに同行もします．

2）社会復帰に向けたかかわり

> Bさんは25歳のときに入院し，約20年間入院しています．「自由な生活がしたい」と語る一方，「帰れる場所が無い」「退院したら今よりももっとお金がかかるのではないか」「家事を全部自分でやれるか不安」と語っています．

[医療の目標]
- 精神症状の安定，規則正しい生活，服薬の必要性の理解

本人の希望やニーズに基づき，地域生活に向けて一緒に考え活動する段階です．多職種協働で生活スキルや能力向上のための訓練を行ったり，社会資源の調整を行います．

[精神保健福祉士のかかわり]
- 地域生活に向けて，生活基盤の形成や居住支援，就労，教育，居場所をつくる支援
- 疾病・障害の理解に対する支援
- 受診や服薬の継続への支援
- 権利擁護・権利行使の支援

・ネットワーキング

地域生活に向けた支援　地域生活に向けて，具体的な生活イメージを本人と共有していきます．どのような支援や訓練があれば地域生活が可能になるかという視点が大切です．長い入院による社会生活の経験不足や生活スキルの低下も少なくありません．退院に不安がある場合にはその背景を理解し，本人の望む暮らしを一緒に考えていきます．

たとえば，自炊に不安がある場合，調理実習を行い本人の生活スキルを伸ばしていく方法と，ホームヘルパーの利用やスーパーでお弁当を買うという選択肢があります．

金銭管理については，管理の視点だけではなく，「少しずつお金を貯めて趣味の絵画の筆を買いたい」といった，その人らしく生活の幅を広げていける視点も大切です．

施設入所への支援では，施設の機能や雰囲気，1日の流れ，アメニティ，そこで暮らす人たちの文化などをアセスメントします．そして，見学や体験外泊を行い，そこでの暮らしのイメージを本人とつくり上げていきます．また，困ったときに相談し頼ることができるよう，スタッフや入居者との関係構築も行っていきます．

日中の過ごし方は，本人の生活を構成する重要な部分です．本人の望む暮らしをもとに，情報提供・見学・体験通所を行います．働きたい希望に対しては一般就労のほか，就労支援事業所の活用を，リハビリテーションが必要な場合にはデイケアを活用します．

受診や服薬の継続は，地域生活において不可欠です．しかし，長期にわたり服薬し続けることは容易なことではありません．たとえば，服薬カレンダーを利用したり，地域のスタッフに声かけしてもらうなど，本人の生活に合わせた管理方法を検討します．

（3）ネットワーキング

疾患と障害を併せもつ精神障害者の多様なニーズを解決し，生活を支援していくためには，関連職種や他機関など保健医療福祉の連携が不可欠です．

1）院内他職種との連携

入院患者の場合，日々の院内カンファレンスで患者の状態や変化，本人を取り巻く状況を共有し，多角的に理解を深めていきます．本人のニーズを医療・福祉の両方の側面から包括的にとらえます．医療的な情報が大部分を占めるなかで，精神保健福祉士は生活者としての視点でアセスメントした本人像をもとに，多職種と情報共有し支援目標を検討していきます．

2）地域生活を支える支援体制の構築

地域生活支援においては，家族や保健医療福祉のさまざまな機関による支援体制を構築し，クライエントの多様なニーズに対応していくことが不可欠です．異なる専門職間や支

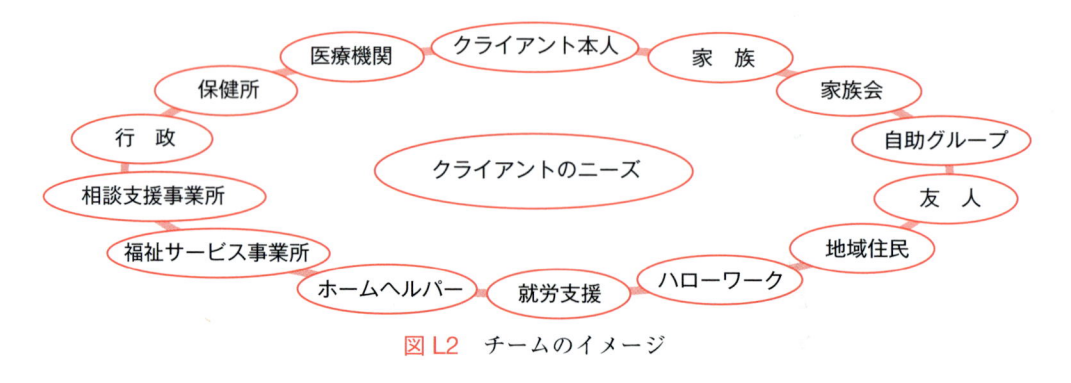

図L2　チームのイメージ

援機関間で生活面や医療面の情報, 目標を共有し, 機関の役割の明確化と連携を行います.

ここで大切なのは, 本人も含めたチームをつくることです（図L2）. 専門職で固まったチームのなかで患者は, 「自分のことがどのように話し合われていくのだろう」と不安な状態です. 精神保健福祉士は, 患者が主体となれるようエンパワメントしたり, 患者の思いを代弁します.

家族は, 患者を支える最も身近な存在である一方, 家族への援助が必要な場合もあります. 家族関係の調整や家族面接, 家族会などの自助グループの紹介などを行います.

(4) その人らしく生活していくために

退院後も医療機関の精神保健福祉士は, 地域生活支援の一端を担い, 外来相談や訪問, ケア会議などさまざまな形でかかわります. 医療的情報を地域の支援者と共有するとともに, 地域での生活状況を医療スタッフとも共有します.

地域生活が安定してくると, 本人からも「一人暮らしをしてみたい」「一般就労に挑戦したい」など, 新たな希望が出てきます. ニーズに合わせて評価と再アセスメント, 支援を繰り返していきます.

人の生活は奥深く複雑であり, さまざまな関係性のなかで構成されています. そのため, 精神保健福祉士はその人にとっての生活を理解し, 寄り添っていくことが大切です. 病や障害を抱えながらも自己実現し「これで良かった」と思えるような生活への支援を目指します.

■ ま と め

精神保健福祉士の支援は幅広く, さまざまな生活上のニーズの解決に向けてクライエントとともに取り組んでいきます. 根拠をもった支援を展開していくためにも, 臨床推論を学ぶことが大切です.

一方で, 精神保健福祉士が支援の拠り所としていくのは, クライエントの言葉であり, クライエントの思いです. 一人ひとりの異なったニーズに対して, 本人に寄り添いながら支援方法を考え実践していくことが大切です. それら日々の実践を言語化し, 臨床における知を積み重ねていくことで臨床推論が深まっていくと考えられます. ［佐藤祐樹, 小林雅彦］

M 介護福祉士

(1) 役　　割

日常生活に困難を抱えている人々（以下, 利用者）の生活を支援する介護福祉士には, どのような役割があるのでしょうか. 端的に述べれば, 介護福祉士とは「利用者に疾病や障害があっても, その人らしく生活できるように生活を支援する対人援助職」といえます. 疾病や障害といっても, その人, その状況によって症状などは大きく異なります. そのため, 一人ひとりの生活上の困難や希望, 課題を把握し, その人に合った生活を支援することが重要な役割になってきます. もう少し具体的に述べると, 実際に利用者に生活支援をするには, ただ介護をするのではなく利用者の「自立（律）」「QOL（生活の質：quality of life）の向上」「自己選択・自己決定の尊重」を考えながら実施していきます. これらを実現するためにも, 利用者の生活習慣・文化・価値観の尊重, 安全の確保, 予防的な対応,

社会との交流促進などを考えながら生活支援を行います．利用者の生活を管理するわけではなく，利用者と生活をともにするパートナーとして利用者に携わっていきます（共生）．また，利用者の日常生活の支援をするということは利用者のさまざまな思いや悩みなどと向き合う立場でもあり，慢性期の臨床では利用者に一番近いところで支援を実施する対人援助職といえるかもしれません．よって，利用者の希望や思いを代弁する役割も介護福祉士は担っています．

(2) 実践過程

それでは，前述してきた介護福祉士の役割を実践するために，何をどのように考えていけばよいのでしょうか．利用者がその人らしく生きるために生活支援をより効果的に実施するには，大きく分けて2段階の思考過程があります．それは，介護福祉士個人としての思考過程と，介護職というチームとしての思考過程です．図M1は生活支援実施までの全体の流れを示したもので，最初に介護福祉士個人の思考があり，次に個々の思考を集約していく過程として介護職チームとしての思考があります．そして，介護職チームの思考を言語化したものが介護計画となり，計画に沿った生活支援を実施していくという流れになります．以下，介護福祉士個人としての思考過程，介護職チームとしての思考過程について述べてみたいと思います．

介護福祉士個人の思考 → 介護職チームの思考 → 介護計画 → 生活支援の実施

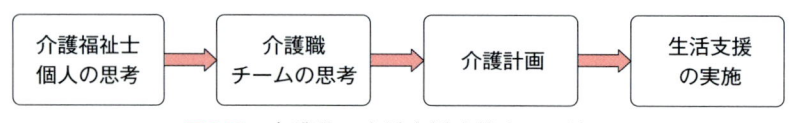

図 M1　介護職の生活支援実施までの流れ

1）介護福祉士個人としての思考過程

まず，介護福祉士個人がどのように思考しながら生活支援を実施していくのかについては，Ⅰ編1.2節Mの「介護福祉士」で述べたように，利用者の情報を収集しながら，情報の意味，情報と情報の関連などについて理解しながら利用者の生活課題を明らかにし，利用者個々の状況・状態に即した生活支援を実施できるように携わっていきます．これが基本的な介護福祉士の思考過程といってよいかもしれません．しかし，情報を収集すればいつも利用者の生活課題を把握することができ，それに対する生活支援が実践できるわけではありません．認知症のBPSD（behavioral and psychological symptoms of dementia）に対する支援，終末期の生活支援，高齢者を支えている家族介護者の支援など，個別性がきわめて高く，生活課題を把握することが困難な実践は多く存在します．そんなとき，介護福祉士個人としてどのように考えるべきなのか．その答えになるものが，ドナルド・ショーンの「反省的実践」といえます．反省的実践という言葉自体は米国の教育学者であるジョン・デューイの「反省的思考」に由来しているものですが，その後，ショーンが反省的実践家としての思考・概念を広めてきました．この反省的実践としての思考は教育学や看護学のなかでも重要性が指摘されていますが，介護福祉学や社会福祉学のなかでもその思考の方法は有効です．

ショーンは反省的実践を2つの概念，すなわち「行為のなかの省察（reflection in action）」と「行為についての省察（reflection on action）」に分けています．この2つを介護福祉士の生活支援の実践に合わせて具体的に説明すれば，介護福祉士は生活支援を実践しながら，「今，この場面，この状況で何が必要なのか（状況と対話）」を常に考え，問題を把握し，

それに対する計画を立案し，実施するという過程を繰り返していることです（行為のなかの省察）。そして，生活支援を実施した後においても，改めて「あの場面の対応は適切であったのか」と自らに問うことにより，新しい発見を導くというものです（行為についての省察）。前述したように利用者の生活課題が複雑化する近年において，介護福祉士はただ知識や技術を利用者に適用するだけではなく，思考しながら生活支援し，実施した生活支援を省察しながら次の生活支援につなげていくという思考の流れが重要になってきます．図M2 は行為後の思考過程を図式化したものです．

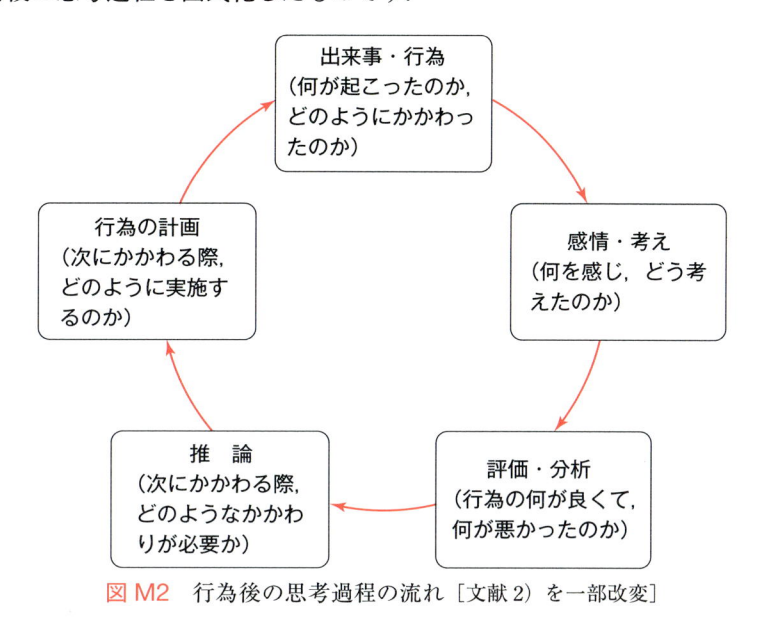

```
出来事・行為
（何が起こったのか，どのようにかかわったのか）
　↓
感情・考え
（何を感じ，どう考えたのか）
　↓
評価・分析
（行為の何が良くて，何が悪かったのか）
　↓
推　論
（次にかかわる際，どのようなかかわりが必要か）
　↓
行為の計画
（次にかかわる際，どのように実施するのか）
　↑（循環）
```

図 M2　行為後の思考過程の流れ［文献 2）を一部改変］

このように介護福祉士個人としての思考過程として，利用者の情報を収集しながら，生活課題を把握して携わっていくという思考過程と，生活支援を実践しながらも思考するという反省的実践を示しました．しかし，利用者のその人らしい生活を実現していくには，これだけでは不完全です．このような個人としての思考過程を実施しながら，個々の介護福祉士の思考を集結し，利用者に対する生活支援をどのように継続，統一していくのかといった問題が現出します．それに対応するのが次に述べる「介護職チームとしての思考過程」ということになります．

2）介護職チームとしての思考過程

利用者に対する生活支援は 365 日 24 時間，交代勤務のなかで実践していくものです（在宅介護の現場では家族介護者などと一緒に支援をしていきます）．複数の介護福祉士が協働して，利用者の生活支援を実施していくわけですが，利用者の疾病や障害，症状などは個別性が高く，介護福祉士個々の感じ方，捉え方などもさまざまです．つまり，個々の介護福祉士の考え方などに違いがあれば，介護職チームとして意見などを統一し，どのようにチームとして生活支援を実施していくのかといった同一職種の連携を考えなくてはなりません．この同一職種連携を実施していくための方法がカンファレンス（会議）であり，ダイアログ（対話）です．どちらも，介護福祉士個々の意見を出し合い，どのように生活支援を実施していくのかについて考える，介護職チームとしての思考をする場です．

まず，カンファレンスは，互いがもっている利用者の情報を出し合い，利用者の生活課

題を介護職チームで探っていきます．そして，同時にその課題に対して，どのように生活支援を実施していくのかを検討するわけです．つまり，介護福祉士個人の思考過程で実施していることを，複数の介護福祉士で実施するものであり，考える過程は介護福祉士個人のものと変わりはありません（介護過程の展開でいえば，情報収集および情報の関連づけ・統合化，計画立案まで流れがここに当てはまります）．複数の介護福祉士が実施することで，より多面的な情報収集およびアセスメント，課題分析ができるという利点があります．この介護職チームで検討し合い，利用者に対する生活支援が計画として書類に記載されたものが「介護計画」ということになります．介護計画の作成には利用者を担当し，主として計画を立案する介護福祉士がいますが，あくまでも計画案であり，それを検討したり，修正したり，調整して，どのように生活支援を実施していくのかを決めるのがカンファレンスというわけです．以上のように，何かを決定して業務を進行させたいときには，カンファレンスが適しています．しかし，介護福祉士個々の意見などが大きく異なっていたりする場合は，カンファレンスは適していません．そこで有効な方法になってくるのが，次に示すダイアログとなります．

　ダイアログは対話と訳され，その特徴は「お互いの異なった意見を尊重しながら，どのような方法が利用者にとってベストであるのか，チームとして思考すること」にあるといえます．ダイアログでは介護福祉士個々の意見や考え方は異なっていてかまいませんし，むしろ異なっているからこそ，多面的に物事をみることができ，検討できるという考え方をします．意見や考え方が対立しても，人間（介護福祉士）が対立しているわけではありませんので，お互いを尊重して個々の利用者に適した生活支援の実施を検討していきます．

　このように，介護職チームとしての思考，そして方法（カンファレンスおよびダイアログ）を述べてきました．しかし，生活支援の特徴である365日24時間の交代勤務という特徴が，介護職チームのカンファレンスやダイアログを実施する場を少なくしているのも事実です．いつ，どのような場所で，どのように実施していくのかが，今後の課題といえるでしょう．

■ まとめ：より良い介護福祉実践に向けて

　法的に介護福祉士とは「専門的知識及び技術をもつて，身体上又は精神上の障害があることにより日常生活を営むのに支障がある者につき心身の状況に応じた介護を行い，並びにその者及びその介護者に対して介護に関する指導を行う（社会福祉士及び介護福祉士法）」ものです．「心身の状況に応じた介護」という文言が出てきますが，「心身の状況」を専門的に判断して，生活支援を実施するのはもちろん介護福祉士ですから，どう判断するのかという思考過程は専門職としての重要な技術になるわけです．これまで述べてきた思考過程がすべてではありませんが，利用者のその人らしい生活を支える対人援助職として，利用者と向き合いながらも，常に考え，思考していくことが重要になってきます．

［藤江慎二］

文　献

1) 柳沢昌一，三輪建二監訳，省察的実践とは何か―プロフェッショナルの行為と思考，鳳書房，2007．
2) 津田紀子，前田ひとみ，リフレクションのエビデンス―クリティカルシンキング能力の育成，臨床看護，**32**(12)：1695，2006．

N ケアマネジャー

ケアマネジャーの実践過程は，大きく次の手順により進められます．
（1）エントリー（契約・受理面接），（2）アセスメント（ニーズの分析），（3）ケアプランの作成（計画の立案・調整），（4）ケアプランの実施，（5）モニタリング（中途の評価），（6）サービス評価，（7）フォローアップ（または終結）．通常は，フォローアップを通して，再度アセスメントを行い（2）の手順に再度進みます（図N1）．

```
(1) エントリー（契約・受理面接）
        ↓
(2) アセスメント（ニーズの分析）  ←──┐
        ↓                              │
(3) ケアプランの作成（計画立案・調整）  │
        ↓                              │
(4) ケアプランの実施                   │ (7) フォローアップ
        ↓                              │
(5) モニタリング（評価）               │
        ↓                              │
(6) サービス評価                       │
        ↓                              │
(7)' 終 結 ────────────────────────────┘
```

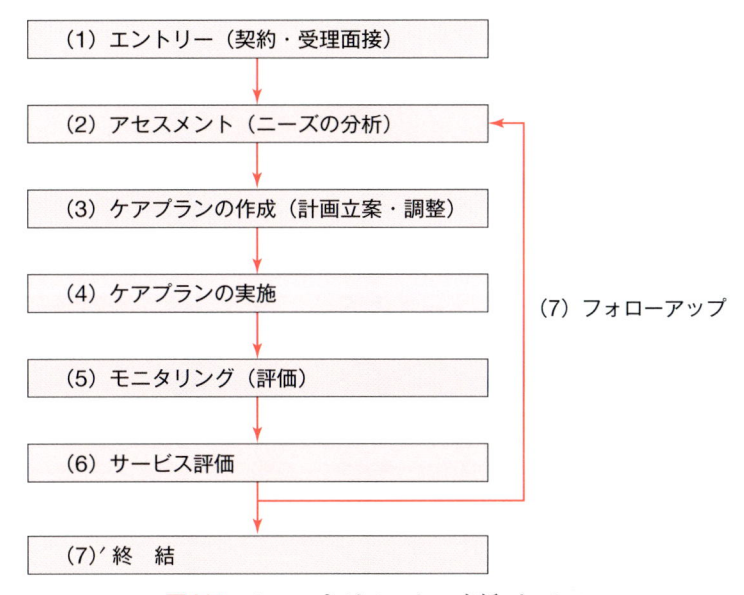

図N1　ケアマネジメントの支援プロセス

(1) エントリー

介護保険制度は，サービス利用の前提条件として「要介護認定」が位置づけられています．したがって，ケアマネジャーは，病院や施設などからの退院となり，日常的な生活支援や要介護状況に関する相談から「要介護認定」の申請にかかわっていく場合と，要介護認定を受けた後から関わるケースの2通りがあります．

いずれにしても「要介護認定」後にクライエントとケアマネジャー（居宅介護支援事業所）がケアマネジメント（居宅介護支援）の契約を交わすとともに，保険者である市町村への「居宅サービス計画依頼届出書」によってエントリーが完了します．

(2) アセスメント

アセスメントは，クライエントの自立に向けた支援目標を実現するために，生活していくうえでの解決すべき課題を確定するものです．前述したとおり，クライエントに関する「身体機能的状況」，「精神・心理的状況」，「社会環境的状況」について把握し，これらを総合的に判断し，クライエントが生活していくうえでの課題（ニーズ）を確定していくことが1つ目に重要なことです．こうした課題をどのようにしたら解決していけるのかをケアプランに落とし込むことになるわけですが，ニーズとして確実にあげることができないと効果的なケアプランとならないことは当然です．このときケアマネジャーは，ニーズに

ついて次のような理解をしています.
　これは，ニーズの分類といわれるもので，ブラッドショー（Bradshaw, J.）による類型がわかりやすいでしょう．

> ①ノーマティブ・ニーズ（normative needs）:「規範的ニーズ」と訳され，専門職，行政職員，研究者などが判断することのできるニーズ．
> ②フェルト・ニーズ（felt needs）:「体感的ニーズ」と訳され，サービスの必要性を個人が自覚し，体感しているニーズ．
> ③エクスプレスト・ニーズ（expressed needs）:「表明されたニーズ」と訳され，実際にサービスの利用を申し出されたニーズ．
> ④コンパラティブ・ニーズ（comparative needs）:「比較ニーズ」と訳され，サービスを利用している人と同じ特性をもちながらサービスを利用していない人がいる場合，個人レベルのほか，地域レベルでのニーズなのか比較を行うもの．

　つまり，ニーズをクライエントや家族の要求（デマンド）のみで判断するものでなく，表面化されていない「潜在的なニーズ」をも把握しようとする姿勢がケアマネジャーには求められるのです．
　ケアマネジャーがクライエントや家族から選ばれる時代ではありますが，クライエントの立場に立ち，家族と意見が違う場合にも，クライエント中心のアドボケート（代弁的）機能が重要です．
　アセスメントは，クライエントとケアマネジャーが一緒に行うプロセスであり，ここでより良い信頼関係（ラポール）を構築する機会となります．ケアマネジャーの一連の実践過程はこの信頼関係の上で成り立つといえるのです．
　アセスメントは，クライエントの身体機能的な側面，精神心理的な側面とクライエントの置かれている社会環境的側面が合わさって起きるものです．つまりニーズを把握するためには，クライエント自身の詳細なアセスメントと，置かれている環境について把握することが必要となります．さらに本人の生活歴や職歴や学歴などと，これからの生活への希望は大きく関係することですから，クライエント自身を理解していくなかで，援助や支援の目標を合意形成していくことがアセスメントの2つ目の目標です．一般的に「ケース目標の設定」といわれるもので，「どこで，どんな生活を送りたいか」などの長期的な目標を定めることになります．なお，アセスメントにあたってはさまざまな課題分析方法や，定形の様式なども開発されています．「MDS-HC」や「居宅サービス計画ガイドライン」，「日本訪問看護財団方式」，「日本社会福祉士会方式」などがあります．

(3) ケアプランの作成

　こうして確定した「生活全般の解決すべき課題（ニーズ）」をどのように目標とする生活像へつなげていくか，そのためにどんな支援がどのように必要なのかを検討するものが「ケアプランの作成」の段階です．介護保険法では図N2の様式を定め，この様式に記入することとされています．図N2の「総合的な援助の方針」が前述した「ケース目標」にあたります．図N3の左側に「生活全般の解決すべき課題（ニーズ）」の欄があり，アセスメントの結果導き出された「ニーズ」を縦方向に書き進めます．
　そのニーズ1つに対し，長期目標，短期目標をたてるとともに，その状態（短期目標が

居宅サービス計画書（１）　　作成年月日　年　月　日

初回 ・ 紹介 ・ 継続　　認定済 ・ 申請中

利用者名　　様　　生年月日　年　月　日　住所

居宅サービス計画作成者氏名

居宅介護支援事業者・事業所名及び所在地

居宅サービス計画作成（変更）日　年　月　日　　初回居宅サービス計画作成日　年　月　日

認定日　年　月　日　認定の有効期間　年　月　日 ～ 年　月　日

要介護状態区分	要介護１ ・ 要介護２ ・ 要介護３ ・ 要介護４ ・ 要介護５
利用者及び家族の生活に対する意向意向	
介護認定審査会の意見及びサービスの種類の指定	給付制限
総合的な援助の方　針	
生活援助中心型の算　定　理　由	1.一人暮らし　2.家族等が障害、疾病等　3.その他（　）

【同意欄】私は、この居宅介護サービス計画書（第１表、第２表、第３表）に同意し、受け取りました。　年　月　日　氏名　印

図 N2　居宅サービス計画書（1）

居宅サービス計画書（２）　　作成年月日　年　月　日

利用者名　　殿

生活全般の解決すべき課題（ニーズ）	目　標				援助内容					
	長期目標	（期間）	短期目標	（期間）	サービス内容	※1	サービス種別	※2	頻度	期間

※１「保険給付対象か否かの区分」について、保険給付対象内サービスについては○印を付す。

※２「当該サービス提供を行う事業所」について記入する。

図 N3　居宅サービス計画書（2）

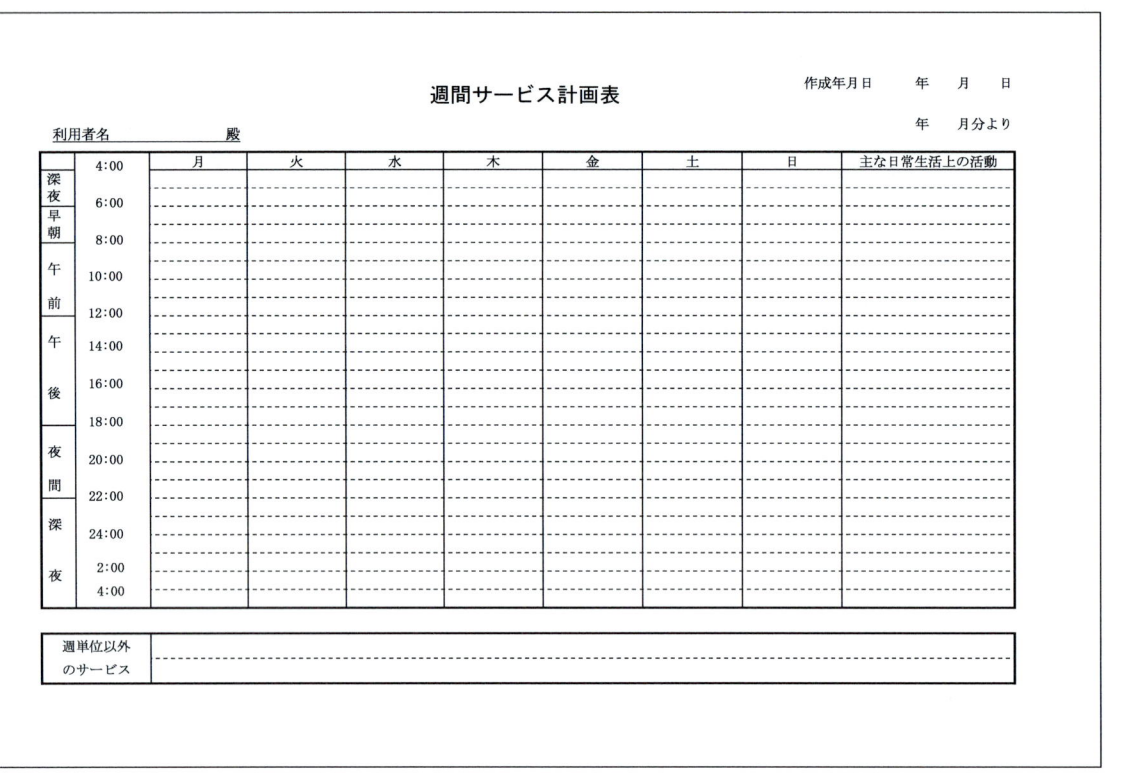

図 N4　週間サービス計画表

焦点）になるようにするためには,「どのようなサービス内容」が必要かを検討し,そのサービスを提供できる事業者や資源を検討することになります．あわせて頻度や時間などを計画します．

　これらを図 N4 の週間サービス計画表に落とし込み，サービスや支援がクライエントの生活時間とともにあわせてプランニングされます．

　このあと，クライエント，家族，サービス提供者が一堂に会しケアマネジャーが主宰者となって「サービス担当者会議」を開催し，ケアマネジャーの作成した「ケアプラン」原案について協議し，修正などを行います．これらの記録についても図 N5 に保存していくことが規定されています．

　介護保険上，ケアマネジャーには「給付管理業務」が位置づけられていますから，図 N2 から図 N4 のケアプランのほかに図 N6〜N8 によってサービス事業者への提供依頼や自己負担額の見積もりを出します．

(4) ケアプランの実施

　ケアプランの実施については，最終的には，ケアプランについてクライエントが了解したのちにスタートすることになります．各事業者との利用調整はケアマネジャーが行います．事業者との間に立って，クライエントの相談やアドボケート（代弁）機能も重要な役割です．

(5) モニタリング

　ケアマネジャーが，「マネジメント」を行う理由は，サービスコーディネート後もかかわり続けることにあります．このことは「モニタリング」の実践過程であり，ケアプラン

サービス担当者会議の要点　　作成年月日　　年　月　日

利用者名　　　　　　殿　　居宅サービス計画作成者(担当者)氏名

開催日　　年　月　日　開催場所　　開催時間　　開催回数

会議出席者	所 属(職種)	氏 名	所 属(職種)	氏 名	所 属(職種)	氏 名
検討した項目						
検 討 内 容						
結　　論						
残された課題 (次回の開催時期)						

図 N5　サービス担当者会議の要点

居宅介護支援経過

利用者名　　　　　　殿　　居宅サービス計画作成者氏名

年月日	内　　容	年月日	内　　容

図 N6　居宅介護支援経過

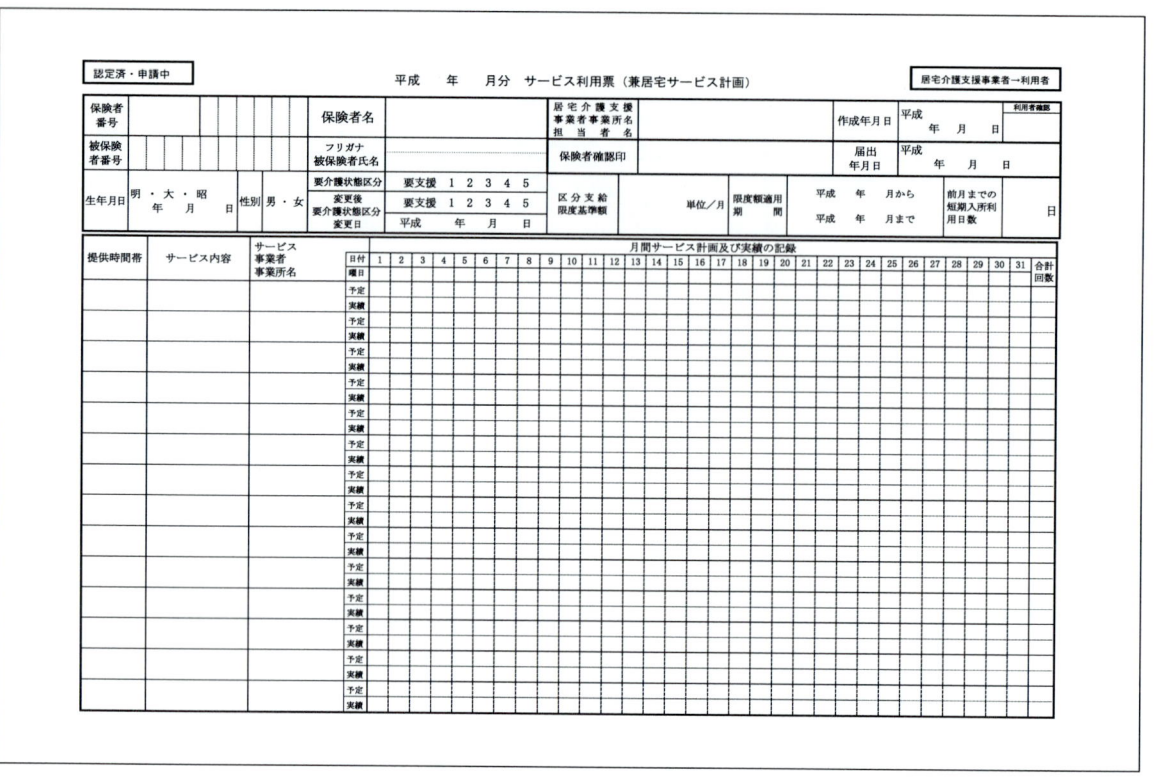

図N7 サービス利用票

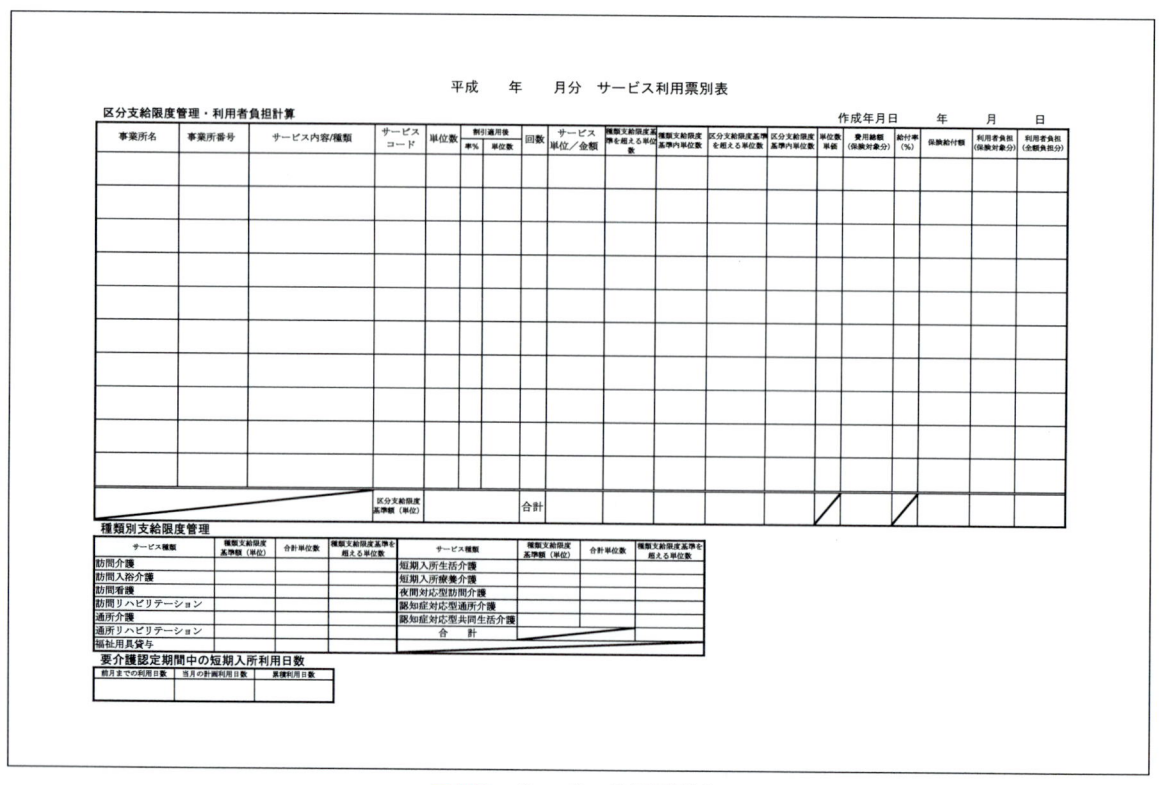

図N8 サービス利用票別表

の進捗状況の確認として，サービスが適切であるか，クライエントや家族に状況の変化は起きていないか，新しいニーズは発生していないか，などをクライエントの側に立って「みまもる」こととあわせ「ケアプラン」の変更などを行うことになります．介護保険法でも，モニタリングの頻度や記録の様式（図N6）を定め業務を位置づけています．

■ おわりに

本項では，ケアマネジャーを介護保険法の「介護支援専門員」として解説してきましたが，現在我が国では，介護保険法以外にも「障害者総合支援法」におけるサービス提供のシステムとして「障害者ケアプラン」も位置づけられており，「障害者ケアマネジメント従事者」も位置づけられています．

また，制度上のシステム化は行われていませんが，「ケアマネジメント」技術は，「がん患者」やターミナルケア，虐待ケース，生活困窮者に対する総合的な援助技術とされていることも押さえておいていただきたいと思います．　　　　　　　　　　　　　　［林　和美］

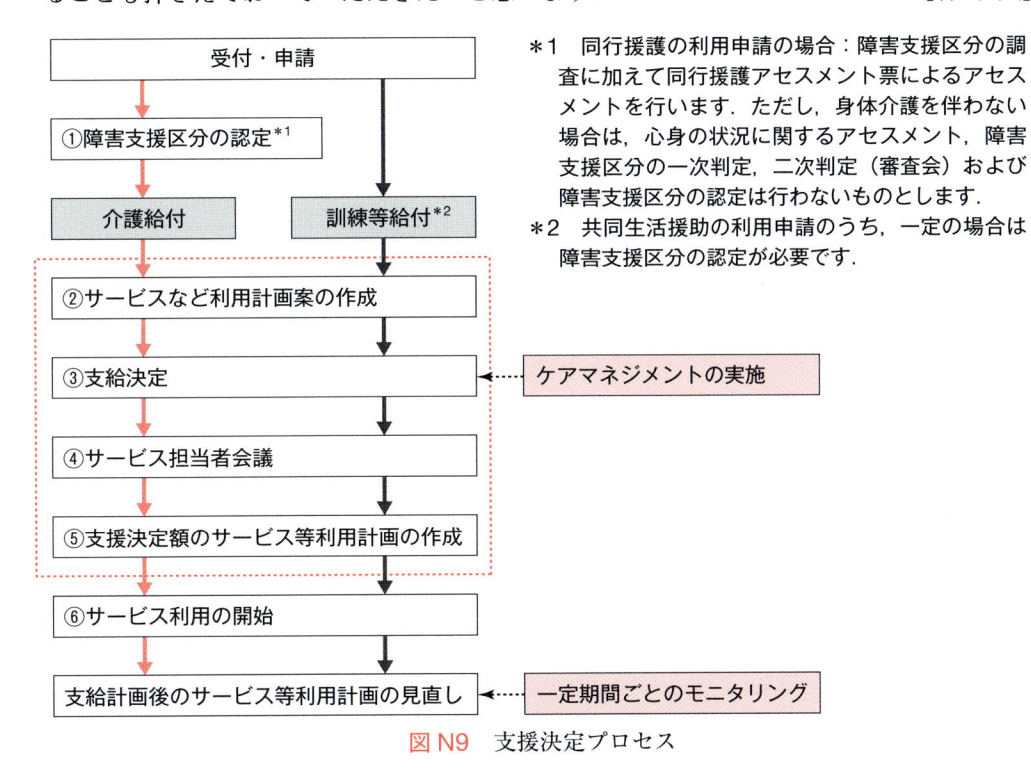

*1　同行援護の利用申請の場合：障害支援区分の調査に加えて同行援護アセスメント票によるアセスメントを行います．ただし，身体介護を伴わない場合は，心身の状況に関するアセスメント，障害支援区分の一次判定，二次判定（審査会）および障害支援区分の認定は行わないものとします．
*2　共同生活援助の利用申請のうち，一定の場合は障害支援区分の認定が必要です．

図N9　支援決定プロセス

O　診療情報管理士

(1) 役　割

1) 診療情報管理士とは

診療情報管理士（health information manager；HIM）は，診療記録および情報を適切に管理し，そこに含まれるデータを加工・分析・活用することにより，医療の安全管理，質の向上および病院の経営管理に寄与する専門職です．

我が国においては1972（昭和47）年に診療情報管理士通信教育による養成課程が開講

し，「診療録管理士」として認定されました．1996（平成 8）年に「診療情報管理士」に改称され，現在に至っています．診療情報管理士は医療専門職としての公的資格として位置づけられ，2015（平成 27）年 5 月現在の認定者総数は 30,544 名です．

2）病院組織における診療情報管理部門のあり方

①診療情報管理部門の体制が整備されていること　組織的に独立した病院機能の一部門として確立しており，専任者の配置など必要な職員が確保されていることが重要です．これらのストラクチャ評価が適切に整備されていることにより，診療部門に対する組織的機能が発揮できます．従前は診療録（カルテ）という「もの」の管理が主たる業務とされていましたが，昨今の IT 化の進歩とともに，病院業務においてもオーダーシステムや電子カルテが導入されていることから「情報」の管理へ移り変わっています．

また，診療情報管理部門は病院長または副院長の直轄下などの組織整備を行うことにより権限と責任の関係を明確にすることが求められます．組織横断的な委員会として，医師，看護師，診療技術部門スタッフなど多職種から構成される診療情報管理委員会の構築・運用は円滑な業務遂行のみならず，診療報酬制度の観点からも重要な役割を担っています．

②診療情報が適切に管理されていること　1 患者・1 ID 番号・1 診療録の考え方により患者情報の一元化が図られていることが重要です．外来受診においては，複数の診療科を受診している外来診療録の運用管理として他科の診療内容が閲覧できるなど情報共有が可能なシステムを採用することにより，重複投与や重複検査などを未然に防ぐことができます．

また，入院診療録は前回入院カルテの閲覧など過去の入院歴に応じた病歴が確認できることが求められます．診療録や画像診断結果などの閲覧・貸出に関する規定，アクティブとインアクティブ診療録の保管方法，診療録の保管に関する規定など適切な運用管理が望まれます．

③診療情報が活用されていること　退院患者全症例について診療録に記載された診断名は ICD-10 コード，手術・処置名は K コードまたは ICD-9-CM などにコード化され，一元的に収集管理され，データベース化されていることが望ましいです．疾病別の患者数や手術件数など基本的な診療統計が定期的に作成され，院内の診療会議などにおいて検討され，活用されるよう診療情報管理部門が積極的に取り組むことが重要です．

また，DPC 分類または ICD 分類別の在院日数，診療報酬点数などの時系列比較や他施設比較などベンチマーキングによる分析評価が可能となります．これらは医療の質に関する指標（疾患別死亡率，再入院率，5 年生存率など），または効率に関する指標（疾患別在院日数，診療単価など）はクリニカル・インディケータ（臨床指標）として院内会議で検討され，診療現場にその結果がフィードバックされます．診療情報管理士は PDCA サイクルによる経営管理を念頭にマネジメントを実践する役割を担っています．

(2) 実践過程

診療情報管理士は下記 5 点の業務を行っています．

1）診療情報を体系的・一元的に管理する業務

医療機関において医師，看護師，メディカルスタッフなど多くの医療専門職が記録した医療情報を一定のルールのもとで体系的・一体的に患者情報として管理しています．入院診療記録は手術記録，看護記録，検査所見記録，紹介状など多種多様な患者情報が含まれ

ています．チーム医療・チームケアとして患者へのかかわりから入院期間中の診療経過の要約，その他の診療の過程での患者の身体状況，病状，治療などについて記録された患者情報が対象となっています．

診療情報管理士は患者の診療記録を退院後すみやかに完成させるとともに，適切に保管・管理することが求められます．さらに，診療記録が迅速かつ容易に参照できるような環境整備をしておくことが重要であり，積極的な活用を促進できるよう努めることが大切です．

2) 診療情報を安全に管理する業務

医療専門職により記載された診療記録は患者の個人情報です．そのため，収集された診療情報は厳重な管理が求められ，棄損または紛失や情報の漏洩が起きないように最大限の配慮が必要となります．診療記録の取り違えが起きないように1患者に対し1つのID番号を付与することや適切な保管方式を採用することにより，医療事故を未然に防止する態勢を構築します．紙媒体の診療録であれば盗難や紛失が起きない運用上の仕組みを検討し，電子媒体であれば診療情報へアクセスする権限を明確化するとともに，患者情報のコピーやダウンロードができない仕組みが必要となります．

診療情報の取り扱いが深刻な医療事故を引き起こす可能性があることを念頭に，診療情報管理士は診療情報を安全に管理することが重要な業務として位置づけられています．

3) 診療情報を点検する業務

診療記録は医療専門職が記載した患者情報であり，実施された医療行為が正確に記録されたものでなければなりません．そのため，診療記録の確認，点検の作業は診療情報管理業務として基本的かつ重要な業務として実施されています．医療の質向上や医療安全の確保を実践していくうえで必要な記録が正しく記載された診療記録は基礎資料として重要であり，それら情報は臨床面のみならず病院運営管理の観点からも有効に活用することができます．

診療記録の点検業務は大きく2つに分類されています．「量的点検業務」は記録の有無に関することを対象にしたものであり，「質的点検業務」は記録の精度や質に関することを対象にしています（表O1）．また，病院実務においては診療情報管理委員会などにより定めた入院診療記録チェックシートを用いて，診療記録の点検業務を行っています（図O1）．このように診療記録の精度向上に向けた各種の点検業務はチーム医療・チームケア

表O1　診療記録の点検業務

点検業務	業務内容
量的点検業務	①手術記録や説明と同意の記録など，備わっているべき記録の欠落の有無 ②記載者の署名や日付など，記載が決められた項目の不備 ③記録が定められた順序に整備されている ④不必要な記録や，他の患者の記録混在の有無 ⑤電子カルテにおける点検業務も上記に準ずる
質的点検業務	①傷病名と処置・手術・処方などの医療行為，各種同意書など記載内容の整合性 ②診療のプロセスが第三者や家族に理解できる記録である ③医療従事者間の記録内容に食い違いや乖離がない ④多職種にわかるよう情報の共有化のために外国語，略語の乱用がない ⑤提供された医療の質的水準が適切であり，医療安全上の問題がない ⑥「予期せぬ集中治療室への搬入」，「計画なき退院後早期の再入院」，「予定より大幅に入院期間が長期化した要因」などの指標を設定し点検評価する

```
┌─────────────────────────────────────────────────┐
│              入院診療記録チェックシート            │
│                                                  │
│  （すべての記録を暦日順に並べる）                 │
│  □ 入院 1 号用紙      （各項目確認）              │
│  □ 退院時要約        （有・無  未記載  記載不完全  検閲者印もれ）│
│  □ 現病歴・既往歴・現症    （記載不備）           │
│  □ 各疾患別記録用紙 （                    不備） │
│  □ 医師記録         （退院時記録  署名  日付）   │
│  □ 報 告 書         （未提出              報告書）│
│  □ 手術記録         （有・無  未記載  記載不完全）│
│  □ 医師指示票       （不備  月  日  月  日  月  日）│
│  □ 検査（患者名，検査日  確認）                   │
│       ・血液    ・尿                              │
│  □ 特殊検査        （患者名，検査日  確認）       │
│       ・胃生検，細胞診  ・内視鏡検査  ・超音波検査  ・呼吸器検査│
│       ・アイトソープ   ・CT  ・脳波所見(控)  ・心電図  ・レントゲン│
│       ・核医学                                    │
│  □ 看護記録                                       │
│       ①看護 1 号用紙                              │
│       ②看護記録      暦日確認  患者名確認        │
│       ③体温表                                     │
│       ④看護サマリー  （有・無  未記載  記載不完全）│
│  □ 各種事務用書類                                 │
│       ・死亡届（有  無）・解剖同意書（有  無）    │
│       ・手術・検査同意書（有  無）                │
│       ・診断書                                    │
│       ・外泊許可書（有  無）                      │
└─────────────────────────────────────────────────┘
```

図 O1　入院診療記録チェックシート

への貢献につながるといえるでしょう．

4）診療情報を有効に活用する業務

　診療情報を医療の質や経営の質向上を目的として有効に活用することは病院運営管理における診療情報管理士として重要な業務です．そのための基礎データとして患者ごとの診断名，手術名などをコード化することは専門性の高い業務とされています．これらコーディング業務は診療情報管理士の主たる業務として位置づけられ，傷病名のコーディングは国際疾病分類（International Statistical Classification of Diseases and Related Health Problems；ICD）がよく用いられています．近年，包括医療費支払い制度（DPC制度）の導入より精緻なICDコーディングの重要性は高まっており，診療報酬請求の観点からも重要とされています．退院時要約に記載された臨床情報は「様式1」に必要な項目であるため，DPCコーディングを行うためにも傷病名に関するICDコーディングが基礎となっています．

　DPC病院においては「適切なコーディングに関する委員会」が定期的に開催されており，精緻化されたコーディングの重要性はますます高まっています．

5）診療情報を提供する業務

　医療機関において収集管理されている診療情報は，個人情報保護法などを踏まえて適切

な対応が必要となります．手術や麻酔など診療行為に対する同意書や承諾書，あるいは入院診療計画書，クリティカルパスなど患者や家族へ説明し，理解し，納得してもらえるよう一連のインフォームド・コンセントに関連した業務に適切な関与が求められます．

また，患者・家族からの診療記録の開示請求に対する手続きについてあらかじめルール化しておくなど，いわゆる「カルテ開示」の求めに応じた手順の確立と運用方法を定めておくことが重要です．行政機関，捜査機関からの診療情報の提供要請についても同様です．また，がん登録や症例登録システムへの診療情報の提供，臨床研究や学会発表など必要に応じて適切に対応するため，診療情報管理委員会などによる議論とともに，その内容の理解と職員への周知が必要となります．

診療情報管理士は各診療部門からの診療情報データを把握できる立場にあり，医療専門職間における情報共有の支援者として重要な役割を担っています．

■まとめ

近年，医療環境が大きく変化し，医療機関の運営管理においてもマネジメントの重要性が指摘されています．また，情報技術も著しく発展を続けているなかで紙媒体の診療録管理だけではなく，電子情報による診療記録が病院実務で浸透し利便性が追求されています．医療法や各種関係法令の解釈を理解するなど，法的側面からの対応や病院経営管理をつかさどる職種として診療情報管理士が期待されています．

1) 診療情報管理部門としての組織の確立

診療情報管理の業務を適切に遂行し，その役割を担うためには次の4点があげられます．

①組織的には病院管理者の直轄下に置かれ，各診療科や各部門と横断的に連携・調整できる位置づけであること．

②中央診療部門の1つとして，病院情報システムの運用を担う機能を併せもつ独立した組織であること．

③医事課業務や電算室の機能と一体化した情報管理部門として，各診療部門と緊密に連携できる位置づけであること．

④外部の専門的事業者へ業務委託する場合においても病院職員の立場として診療情報管理士が専任配置され，業務全般を組織管理すること．

2) IT化に向けた課題

昨今の情報技術の進歩により，オーダーシステムや電子カルテシステムが導入されている医療機関も多くなってきました．法的にも電子媒体による記録が一定基準のもとで認められてきましたが，システム導入およびメンテナンスに要する運用方法の変更や費用の負担など病院業務に与える影響も大きいものとなっています．電子化後も同意書・承諾書など各種書類の取り扱い，データの保全など運用課題をクリアしていく必要があります．診療情報管理士は病院の規模や役割に応じて効果的な手順や運用方法を検討し，診療情報の有効活用を推進していくことが望まれます．

3) 医療の指標化・可視化への対応

DPC制度の導入を契機に医療の機能や質的水準を数値化や指標で可視化し，ホームページなどで公開される情報が多くなってきました．患者・国民へわかりやすい情報を提供するという目的を満足できるよう取り組まれているものといえます．医療の質に関する指標は，「院内死亡率」「がんの5年生存率」のほかに，近年は「診療ガイドライン適用率」な

ども設けられています．また，従前より用いられている「患者満足度」も評価指標として重視されています．診療情報管理士は院内で収集された診療情報を基礎データとして管理し，有効な評価指標の作成を行い，多くの医療専門職とともに活用できる環境を構築することになります．

4）地域連携体制における診療情報管理

施設完結型医療から地域連携型医療への移行とともに，地域連携クリティカルパスが適用されるようになってきました．代表的な疾患として大腿骨頸部骨折や脳卒中があげられます．これらは専門的な機能を棲み分けした複数の医療機関が，シームレスな環境のなかで診療計画が立てられています．今後は在宅や福祉介護領域も含めた医療・介護に関連した多職種からなる医療福祉専門職が連携し，地域における診療情報の共有に発展していくことになります．地域包括ケア体制に向けた情報管理のマネジメント業務を担う診療情報管理士の業務や役割はますます拡大発展することが予想されます． ［山本康弘］

文　献

1) 診療情報管理士業務指針，p.6-15，一般社団法人日本病院会日本診療情報管理学会，2013．
2) 武田隆久総監修，診療情報管理士テキスト 診療情報管理Ⅲ 専門・診療情報管理編（第6版），一般社団法人日本病院会，2014．
3) 大道 久ほか，病院機能評価への取り組み 2004，財団法人日本医療機能評価機構事業部，2004．

P　医療ソーシャルワーカー

(1) 役　割

1）呼称と役割

医療ソーシャルワーカーとは，資格名ではなく保健医療分野のソーシャルワーカーの通称です．そのため呼称も，医療ソーシャルワーカーのほか相談員などさまざまで，「病院報告」では医療社会事業従事者と呼ばれています．医療ソーシャルワーカーの役割は，「病院等の保健医療の場において，社会福祉の立場から患者のかかえる経済的，心理的・社会的問題の解決，調整を援助し，社会復帰の促進を図る」こととされています（厚生労働省健康局長通知「医療ソーシャルワーカー業務指針」（2002年），以下「業務指針」と略す）．

2）配置基準と福祉士資格との関係

医療ソーシャルワーカーの配置は，病院をはじめ診療所，介護老人保健施設，精神障害者社会復帰施設，保健所，精神保健福祉センターなど，さまざまな保健医療機関のほか，医師会，患者団体，保険会社，健診機関などの保健医療分野全般にわたっています．ただし，配置基準があるのは無料低額診療事業を実施している病院（200床に1人）と介護老人保健施設（100床に1人）のみで，ほかは任意の配置となっています．医療ソーシャルワーカーの基礎資格には法的な規定はありませんが，基盤となる福祉士資格として，一般医療においては社会福祉士，また精神医療においては精神保健福祉士との認識が定着しつつあります．その背景には，社会福祉士の配置が退院調整加算の算定要件となっているなど，2006年度の診療報酬改定以降，医療ソーシャルワーカーの業務の一部が診療報酬の対象となったことがあげられます．

3) 業務

医療ソーシャルワーカーの主な業務には，6つの柱があります（表P1）．また，医療ソーシャルワーカーが取り扱う問題（これを療養生活問題と呼びます）には，次のようなものがあります（表P2）．

表P1　医療ソーシャルワーカーの主な業務（業務指針）

業　務	内　容
(1) 心理社会的援助*	生活と傷病の状況から生ずる心理的・社会的問題についての予測，相談援助を行うこと．
(2) 退院援助*	生活と傷病や障害の状況から退院・退所に伴い生ずる心理的・社会的問題についての予測，退院・退所後の選択肢の説明，相談援助を行うこと．
(3) 社会復帰援助	退院・退所後において，社会復帰が円滑に進むように援助すること．
(4) 受診・受療援助**	受診，受療の援助を行うこと．
(5) 経済的援助	患者が医療費，生活費に困っている場合に，福祉，保険など関係諸制度を活用できるように援助すること．
(6) 地域活動	患者のニーズに合致したサービスが地域において提供されるよう，地域の保健医療福祉システムづくりに参画する（患者会，家族会などの育成，支援を含む）．

*　心理社会的援助および経済的援助は，「業務指針」ではそれぞれ「療養中の心理的・社会的問題の解決・調整援助」，「経済的問題の解決，調整援助」となっている．
**受診・受療援助については，医師の指示を受けて行うことになっている．

表P2　医療ソーシャルワーカーが取り扱う療養生活問題（業務指針）

業　務	療養生活問題
(1) 心理社会的援助	①受診，入院，在宅医療に伴う不安 ②療養中の家事，育児，教育，就労などの問題 ③在宅療養環境整備の必要性 ④家族関係の葛藤，家族内の暴力 ⑤患者同士や職員との人間関係上の問題 ⑥学校，職場，近隣など地域での人間関係上の問題 ⑦傷病の受容困難 ⑧患者の死による家族の精神的苦痛，生活の再設計の必要性 ⑨患者会，家族会などへの参加の必要性
(2) 退院援助	①退院，退所後の生活と療養の場の確保 ②介護保険制度の利用が予想される場合 ③転院，退院，退所後，利用可能な地域の社会資源の選定の必要性 ④転院，在宅医療などに伴う患者，家族の不安 ⑤住居の確保，傷病や障害に適した改修などの必要性
(3) 社会復帰援助	①復職，復学のための職場や学校との調整の必要性 ②円滑な社会復帰の支障となる諸問題
(4) 受診・受療援助	①医療の受け方，病院・診療所の機能などの情報提供などの必要性 ②診断，治療の拒否など，医療上の指導を受け入れない場合 ③診断，治療内容に関する不安 ④心理的・社会的原因による症状出現 ⑤入退院・入退所の判定に関する委員会への参加の必要性 ⑥診療に参考となる情報を医師，看護師などへ提供の必要性
(5) 経済的援助	○医療費，生活費の困難
(6) 地域活動	①地域の患者会，家族会などの育成，支援の必要性 ②保健・医療・福祉にかかわる地域のボランティアを育成，支援の必要性 ③地域におけるネットワークづくりの必要性 ④在宅ケアや社会復帰について地域の理解と普及の必要性

(2) 実践過程

1) 方　法

　医療ソーシャルワーカーの実践過程を，図 P1 に示します．表中にあるように，医療ソーシャルワーカーは，主治医をはじめとする医療チームからの紹介・送致によるだけでなく，クライエントの自発的な来談，入院患者への病室訪問やカルテチェックなどを契機とした問題発見（ニーズキャッチ）により援助を開始します．そのため，当該医療施設の患者以外のクライエントへの対応をする場合があります．また，インテークによるスクリーニングの結果，他の関係機関への紹介・送致を行う場合もあります．

　インテークから始まるソーシャルワークの全過程において，医師の医学的判断をふまえ，また他の保健医療専門職と常に連携を密にとりながら，カンファレンスへの参加，随時の報告・連絡・相談，電子カルテへの記録などにより，医療チームとの連携を図りながらソーシャルワークを展開します．同時に，退院後の社会復帰や社会参加に向けて，地域ケア会議への参加や随時の連絡調整などにより，関係機関との連携とともに地域におけるネットワーク構築，患者会の支援などを行います．

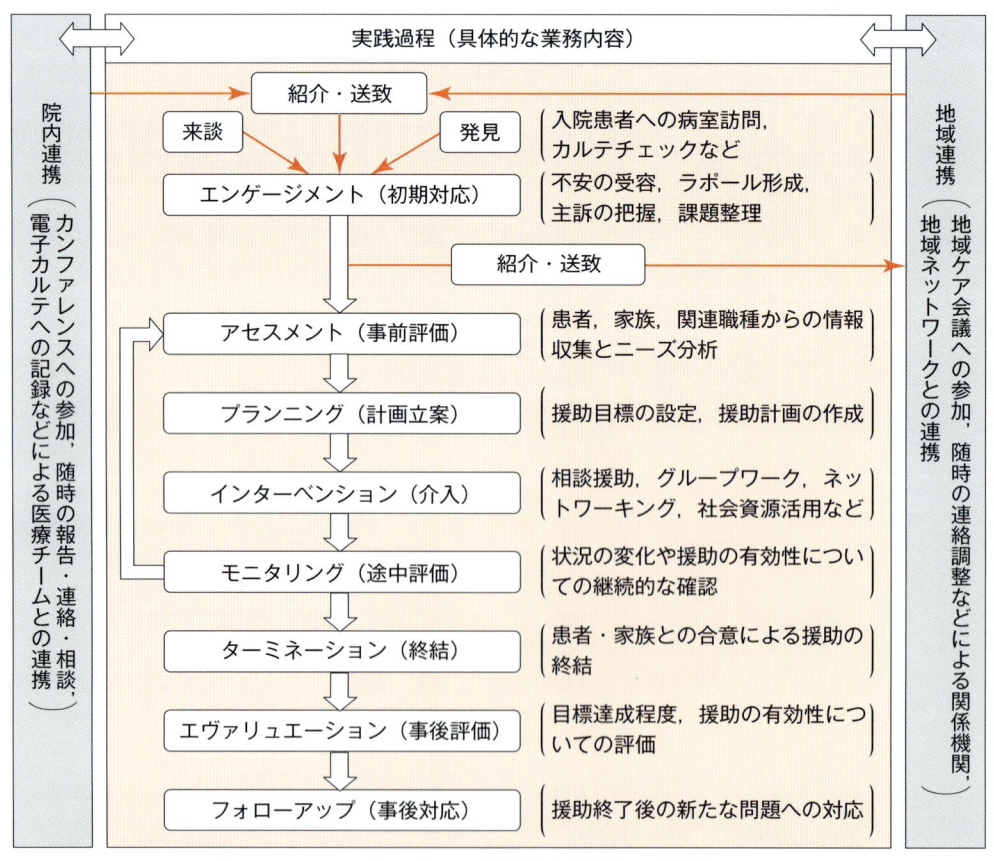

```
実践過程（具体的な業務内容）

院内連携                                             地域連携
（カンファレンスへの参加，                          （地域ケア会議への参加，
 随時の報告・連絡・相談，                             随時の連絡調整などによる
 電子カルテへの記録などに                            関係機関，地域ネットワーク
 よる医療チームとの連携）                            との連携）

        紹介・送致
   来談           発見        入院患者への病室訪問，
                               カルテチェックなど
    エンゲージメント（初期対応）    不安の受容，ラポール形成，
                               主訴の把握，課題整理
        紹介・送致

    アセスメント（事前評価）      患者，家族，関連職種からの情報
                               収集とニーズ分析
    プランニング（計画立案）      援助目標の設定，援助計画の作成
    インターベンション（介入）    相談援助，グループワーク，ネット
                               ワーキング，社会資源活用など
    モニタリング（途中評価）      状況の変化や援助の有効性につい
                               ての継続的な確認
    ターミネーション（終結）      患者・家族との合意による援助の
                               終結
    エヴァリュエーション（事後評価） 目標達成程度，援助の有効性につ
                               いての評価
    フォローアップ（事後対応）    援助終了後の新たな問題への対応
```

図 P1　医療ソーシャルワーカーの実践過程（業務指針をもとに加筆・作図）

2) 留 意 点

　医療ソーシャルワーカーが業務を展開するうえで，とくに留意すべき点は，表 P3 のとおりです．

表 P3　業務展開上の留意点（業務指針）

留意事項	留　意　点
(1) 患者の主体性の尊重	①傷病に加えて経済的，心理的・社会的問題を抱えた患者が適切に判断ができるよう，患者の積極的なかかわりの下，患者自身の状況把握や問題整理を援助し，解決方策の選択肢の提示など． ② 問題解決のための代行などは，必要な場合に限り，患者の自律性，主体性を尊重する．
(2) プライバシーの保護	①個人情報の収集は援助に必要な範囲に限る． ②面接や電話は，独立した相談室で行うなど第三者に内容が聞こえないようにする． ③記録などは，個人情報を第三者が了解なく入手できないように保管する． ④第三者との連絡調整を行うために本人の状況を説明する場合も含め，本人の了解なしに個人情報を漏らさない． ⑤第三者からの情報の収集自体がその第三者に患者の個人情報を把握させてしまうこともあるので十分留意する． ⑥患者からの求めがあった場合には，できる限り患者についての情報を説明する．ただし，医療に関する情報については，説明の可否を含め，医師の指示を受ける．
(3) 他の保健医療スタッフおよび地域の関係機関との連携	①他の保健医療スタッフからの依頼や情報により，かかわるべきケースについて把握する． ②対象患者について，他の保健医療スタッフから必要な情報提供を受ける．診療や看護，保健指導などに参考となる経済的，心理的・社会的側面の情報を提供するなど相互に情報や意見の交換をする． ③ケース・カンファレンスや入退院・入退所の判定に関する委員会が設けられている場合にはこれへの参加などにより，他の保健医療スタッフと共同で検討する．保健医療状況についての一般的な理解を深める． ④必要に応じ，他の保健医療スタッフと共同で業務を行う． ⑤地域の社会資源との接点として，広範で多様なネットワークを構築し，地域の関係機関，関係職種，患者の家族，友人，患者会，家族会などと十分な連携・協力を図る． ⑥地域の関係機関の提供しているサービスを十分把握し，患者に対し，医療，保健，福祉，教育，就労などのサービスが総合的に提供されるよう，また，必要に応じて新たな社会資源の開発が図られるよう，十分連携をとる． ⑦ニーズに基づいたケア計画に沿って，さまざまなサービスを一体的・総合的に提供する支援方法として，近年，ケアマネジメントの手法が広く普及しているが，高齢者や精神障害者，難病患者などが，できる限り地域や家庭において自立した生活を送ることができるよう，地域においてケアマネジメントに携わる関係機関，関係職種などと十分に連携・協力を図りながら業務を行う．
(4) 受診・受療援助と医師の指示	①医師からの指示により援助を行う場合はもとより，患者，家族から直接に受診・受療についての相談を受けた場合および医療ソーシャルワーカーが自分で問題を発見した場合なども，医師に相談し，医師の指示を受けて援助を行う． ②受診・受療援助の過程においても，適宜医師に報告し，指示を受ける． ③医師の指示を受けるに際して，必要に応じ，経済的，心理的・社会的観点から意見を述べる．
(5) 問題の予測と計画的対応	①実際に問題が生じ，相談を受けてから業務を開始するのではなく，社会福祉の専門的知識および技術を駆使して生活と傷病の状況から生ずる問題を予測し，予防的，計画的な対応を行う． ②とくに退院援助，社会復帰援助には時間を要するものが多いので，入院，受療開始のできるかぎり早い時期から問題を予測し，患者の総合的なニーズを把握し，病院内あるいは地域の関係機関，関係職種などとの連携のもとに具体的な目標を設定するなど，計画的，継続的な対応を行う．
(6) 記録の作成など	①問題点を明確にし，専門的援助を行うために患者ごとに記録を作成する． ②記録をもとに医師などへの報告，連絡を行う．必要に応じ，在宅ケア，社会復帰の支援などのため，地域の関係機関，関係職種などへの情報提供を行う．その場合，プライバシーの保護に十分留意する． ③記録をもとに，業務分析，業務評価を行う．

■ まとめ：医療ソーシャルワーカーの専門性発揮のための条件整備

①**組織上の位置付け**　医療ソーシャルワーカーの法的位置付けはありません．一定の病床数に応じた人員を専従配置．独立部門または地域医療連携などの部門へ位置づけ，院

内における相談室の場所や業務の時間帯など，患者の利便性を考慮すること．

　②**患者，家族，地域社会，関係機関などへの周知と連携**　　ホームページ，パンフレット，掲示などにより医療ソーシャルワーカーの業務や利用方法などについて周知を図り，患者，家族が安心して利用できるようにする．地域社会や関係機関の理解を図り，円滑な連携を深めること．

　③**卒後研修，職能団体への加入，養成教育など**　　卒後教育としては，認定社会福祉士（医療分野）などのキャリアアップの制度の活用や職能団体（都道府県医療社会事業協会など）に加入し研鑽に努めることは当然のことですが，現状は医療ソーシャルワーカーとしての専門性の習得を卒後教育に委ねている側面が強く，むしろ卒前教育としての社会福祉士養成課程に上乗せした医療ソーシャルワーカー養成教育のあり方が求められます．

〔小嶋章吾〕

文　献
1) 小嶋章吾，MSW の雇用ニーズと退院援助 101 事例の援助効果をもとに．医療ソーシャルワーカーの力，医学書院，2012．

Q　臨床心理士

(1) 役　割

1) 心のケア（臨床心理行為）とは

　心のケア（臨床心理行為）とは，臨床心理士が担う役割を実践する行為のことです．医師による医行為がおもに患者の身体的な症状や痛みの除去を目的とするのに対し，臨床心理行為は主にクライエントの心理的な悩みや痛みを取り除くことを指します．悩みや苦しみは主観的で心理的な体験です．困惑しているクライエントにとって，臨床心理士が自分のことのように親身に心の痛みを受け止めてくれると実感できたときに，救われ，癒される体験を味わうことができるのです．客観的な心理アセスメントや社会適応を促進するためのスキル・トレーニングなどの，臨床心理士が行う関連業務もさることながら，クライエントの心理的苦悩を受け止め，その軽減を図ることは，臨床心理士がまず優先すべき役割です．

2) 相互主観性

　各種の災害や学校でのいじめ自殺などの問題発生に伴い，心のケアの必要性が一般にも理解されるようになってきました．その専門家として臨床心理士が派遣される事案も増えています．臨床心理士の役割がほかの専門職種と異なる特徴の 1 つは，臨床心理士とクライエントとの対話（表情や姿勢，あるいは口調といった非言語的レベルも含む）の積み重ねによって成り立つ「相互主観性」の重視にあるとされています．

　援助対象としてのクライエントの主観的世界を適切に理解するためには，相対する臨床心理士が自らの主観的世界の特性を十分に理解できていなければなりません．その前提の上で，臨床心理士がクライエントの主観に自らの主観を寄り添わせることができれば，両者の間に「共感」の体験が成立するのです．臨床心理士が自らを対象化し，弱点やコンプレックスまでも含む自己理解を徹底させることによって，はじめてクライエントの自己理

解も進むと考えられています.

なぜなら,ユーザーとしてのクライエントは,対応する臨床心理士の一挙手一投足を観察し,自分に合わないと感じれば,面接の継続に意欲をなくす可能性もあるからです.援助者であるはずの臨床心理士も,クライエントの眼鏡にかなわなければ,「心のケア」の前提は成り立たなくなります.臨床心理士は自らに向けられるクライエントの人物評価や好みの特性(先入観や偏りも含む)を,初回面接から読み取る感性を養っておくことが求められます.

(2) 実践過程

臨床心理士による実践過程のおおまかなイメージを初期,中期,終期の3期に分けて図Q1 に示しました.

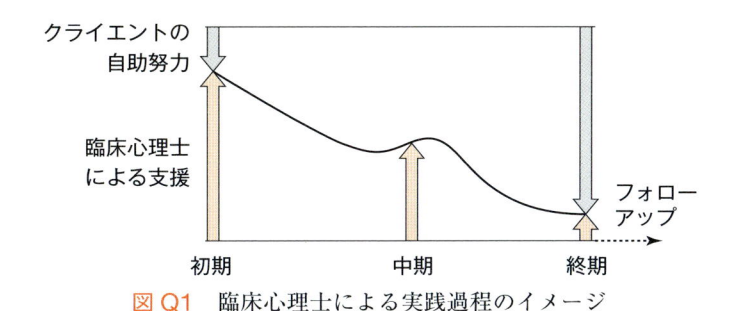

図 Q1 臨床心理士による実践過程のイメージ

1) 初期過程

①カウンセリング(臨床心理面接)の3条件 臨床心理士が行うカウンセリング(臨床心理面接)の基本となる条件として,ロジャーズが提唱した表Q1 の3つは,「中核3条件」として重要視されています.

表 Q1 ロジャーズのカウンセリングの「中核3条件」[1]

①第1条件:純粋さ	純粋さであり,リアルであること,または一致である.
②第2条件:無条件の肯定的配慮	クライエントを認めること,いたわること,大切にすること,つまり「無条件の積極的関心」である.
③第3の条件:共感的理解	関係を促進するのは,共感的理解である.

この3条件のなかでも,第2の「無条件の積極的関心」については初学者が最も戸惑うことが多く,スキルとしての習得も容易ではありません.なぜなら,初対面の相手に好悪の感情や先入観を働かせずに積極的な関心を向けることは,「言うは易く,行うことが難しい」からです.ただし,そのカウンセリングが効果を上げるために,臨床心理士にはこの条件を満たすように努めることが求められます.

②心理アセスメント 心理アセスメントは,心理面接,行動観察,心理検査などの方法を通して,心理的援助を効果的にするための系統的な情報収集の作業です.「生物-心理-社会モデル」の各層の相互作用に目を向け,多角的・多層的にアセスメントを行います.病理的観点のみならず,健康な側面にも注目する点が,心理的アセスメントの独自性となっています.

患者やクライエントが抱く不安感,無力感,あるいは自尊心の低下に対して十分な配慮

をすることによって，心理アセスメントが「心のケア」の一環であることを伝えることにもなります．心理アセスメントは，効果的な支援や治療計画を検討するためにも必要であり，治療前，治療中，治療後の各段階で行われます．また，心理アセスメントの結果を患者，家族，医療スタッフが共有することによって，包括的な援助が可能になります．その際に，関係者間での理解を促進するためには，カタカナ表記の外来語や漢語主体の専門用語をできるだけ避け，中・高校生にも通じる平易な日本語で表現すること（大和言葉の使用）が望まれます．

③ジョイニング　ジョイニングは，複数の家族成員を相手に面接する家族療法で発展した手法です．とりわけ，援助の初期過程で有効性が認められています．この手法は，個人療法におけるクライエントと援助者の間の良好な関係を意味する「ラポール」と同様の意味合いをもちます．ラポールが数回の面接を経て徐々に形成されることを前提にしていることに比べ，ジョイニングはセラピストがより積極的にクライエント（家族）にかかわることが特徴となっています．たとえば，初回からクライエントの口調（方言など）や仕草に合わせた話しぶりや態度を示し，急速にクライエントや家族に溶け込むように努めます．種々の現実的な理由で初回のみ，あるいは2～3回の面接しか見込めないクライエントなどの場合には，きわめて有効な手法です．

2) 中期過程

①感情転移　初期の過程を経て，ラポールが成立した中期過程で生じる「感情転移」は，心理的援助の特性を最も明瞭に示すものとみなされています．感情転移とは，クライエントが本来向けるべき感情の対象（多くは両親）を，援助者であるセラピストに向けることを意味します．セラピストが，いわば身代わりになってクライエントが差し向ける好悪の感情を受け止めることになります．クライエントは，この代替的な感情表出の経験を「ひな型」として身につけ，これを「てこ」として，親あるいは配偶者などの「重要な他者」との関係を再構築する足掛かりを得ることになります．

②リフレーミング　クライエントとの感情レベルまで掘り下げた関係が成立した段階では，主訴の軽減や問題解決の見通しが話題に出てくることにもなります．その際に，必要になる技法の1つが「リフレーミング」です．面接を重ねた中期段階になっても，初期に期待していた悩みや問題が改善できない場合，クライエントに不満や不安の感情が沸き起こってくることも珍しいことではありません．下手をすると，中断の可能性も出てきます．

クライエントの関心や注意が主訴や問題の「否定的側面」にのみ向いている状況では，視点を転換することが難しくなっています．そこで，臨床心理士がまったく違った視点の枠組みを提供することによって，限定されていたクライエントの視野を広げ，主訴や問題の肯定的側面にも目を向けるきっかけをつくりだすことが，リフレーミング技法の狙いです．

たとえば，ひきこもり青年の事例をとってみましょう．親面接を通して，親自身が，我が子を生産的なことはできない存在とみなし，将来の見込みもないと諦めかけていることが判明したと仮定します．そこで，臨床心理士が視点を変えて，家庭での青年の日常行動を確かめると，寝たきりの祖父あるいは祖母の話し相手をしていることが明らかになることもあります．そのような青年の行為は，親にとっては取るに足らないことかもしれませ

ん．しかし，年老いた祖父母にとっては孫との語らいが大いなる慰めになっていることもあるのです．子どもの否定的な側面のみにとらわれがちな親に対して，このような視点を示すことも「リフレーミング」の一例です．臨床心理士の指摘によって親の見方が変わり，それが引きこもり青年の行動改善に大きな影響を与える事例も少なくないのです．

3) 終期過程

現実検討　主訴や問題に一定程度の改善がみられるようになった段階になると，臨床心理士は心理面接過程の終結に向けた見通しを再確認します．クライエントにも，終結の可能性や要望について確かめる必要が出てきます．クライエントが自分の置かれた現実をどのように認識しているかは，支援を終結した後の現実への適応がうまくいくか否を判断する根拠にもなります．それは，いわゆる「現実検討」の能力や，その内容を吟味することでもあります．

支援を終結した後も，現実生活への復帰が順調に進むためには，クライエント（患者）を取りまく家庭や学校あるいは職場などの環境要因に大きな問題がないことを確かめておく必要があります．援助実践の初期に認められていた環境の問題に，何らかの改善がみられるようであれば，終結後の家庭あるいは社会での適応にも期待をもつことができるからです．

■まとめ

1) 心のケアと生物-心理-社会モデル

一般にも「心のケア」の専門家として知られるようになった臨床心理士のよって立つ理論的基盤としては，生物-心理-社会モデルが知られています．これを図示したものが図Q2です．

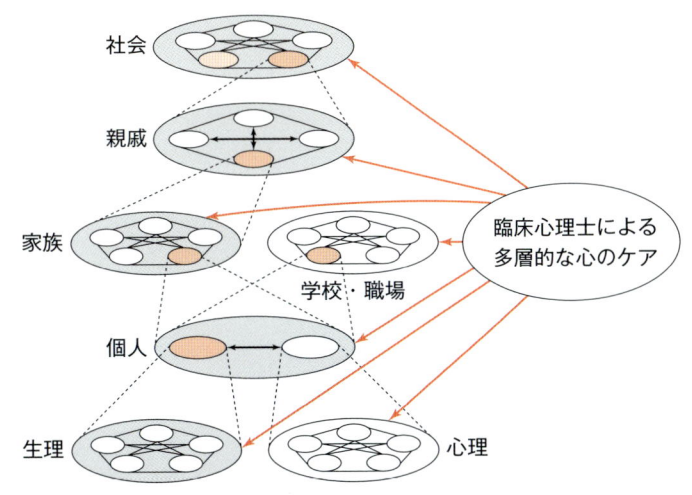

図Q2　生物-心理-社会モデルと臨床心理士による多層的な心のケア

2) チーム医療・多職種連携と臨床心理士

入院中であれば，リエゾンナース（精神看護師）や医療ソーシャルワーカーなどのスタッフと連携して，複数の診療科にまたがる診療を必要とする患者への対応にあたります．精神科や心療内科の医師と連携して，家族会や患者グループのファシリテーター（促進役）としての役割を果たします．高度な移植医療や生殖医療，あるいは遺伝病やがん治療にお

ける遺伝カウンセリングや専門医によるセカンドオピニオンの実施においても，臨床心理士が多職種の間の複雑なコミュニケーションの調整役を担います．

　在宅医療では，訪問看護のスタッフや介護士，保健師などと連携し，患者のみならず家族が抱える悩みも傾聴するなどして，家族全体の心理的ケアにも配慮します．また，地域の支援団体や行政機関との間に「支援ネットワーク」を構築するコーディネーターの役割を担い，組織間の連携も促進します．

　近年では，職場のメンタルヘルスを健全に維持するために，職場ストレスを低減させる効果が実証されているリラクセーション訓練やストレス・マネージメントを実施するようになっています．これらの方法を職員に紹介する「心理教育プログラム」を適宜実施することも，今後の多職種連携における臨床心理士の重要な役割として期待されています．

〔亀口憲治〕

文　献

1) 飯長喜一郎監修，ロジャーズの中核三条件〈受容：無条件の積極的関心〉，p.33，創元社，2015.
2) 氏原 寛ほか監修，心理臨床大事典，培風館，2004.

2 専門職による臨床推論過程の共通性と独自性

2-1 保健医療福祉の領域になぜこのように多くの専門職が必要か？

　本書に記載している専門職種は，AからQまで17職種にのぼります．保健医療福祉の領域に，なぜこのように多くの職種が必要なのか考えてみましょう．ここで重要なのは，保健，医療，福祉，という言葉です．この言葉は，私たちの対象である一人の患者や対象者が「いる場所」を示し，私たち専門職が「働く場所」を圏域で示しています．病気になりその治療や回復のための場所は医療圏域，そのような状態にならないようにする予防などの場所が保健圏域になります．また，介護やさまざまな身体や精神，発達期における各種障害サービスなどを提供する場所が福祉圏域になります．そして，それぞれの圏域にさまざまな職種が必要となります．

　この17職種は，それぞれの主な役割から診断治療，リハビリテーション，支援の3つのクラスターに分けることができます．図1に診断治療から在宅，社会参加の流れとクラスターごとの専門職の主な配置について示しました．

疾患治療ステージ		リハビリテーションステージ	日常生活活動訓練ステージ	社会生活技能学習ステージ	社会参加能力習得ステージ	自立生活ステージ
診断	治療	リハビリテーション（機能回復能力獲得）	日常生活訓練（ADL自立）	在宅生活訓練（社会生活技能取得）	就学・就労訓練（職業能力習得）	地域生活
医療機関　病院（急性期）						
		医療機関　病院（回復期・維持期）				
				社会福祉施設や事業所によるサービス提供（入所・通所・訪問・在宅）		
						行政機関

[診断治療クラスター] — 連携 — [リハビリテーションクラスター] — 連携 —
医師，看護師，薬剤師，診療放射線技師，臨床検査技師，視能訓練士，臨床心理士，診療情報管理士
言語聴覚士，作業療法士，理学療法士

[支援クラスター]
介護福祉士，ケアマネジャー，社会福祉士，精神保健福祉士，保健師，看護師，医療ソーシャルワーカー

看護師

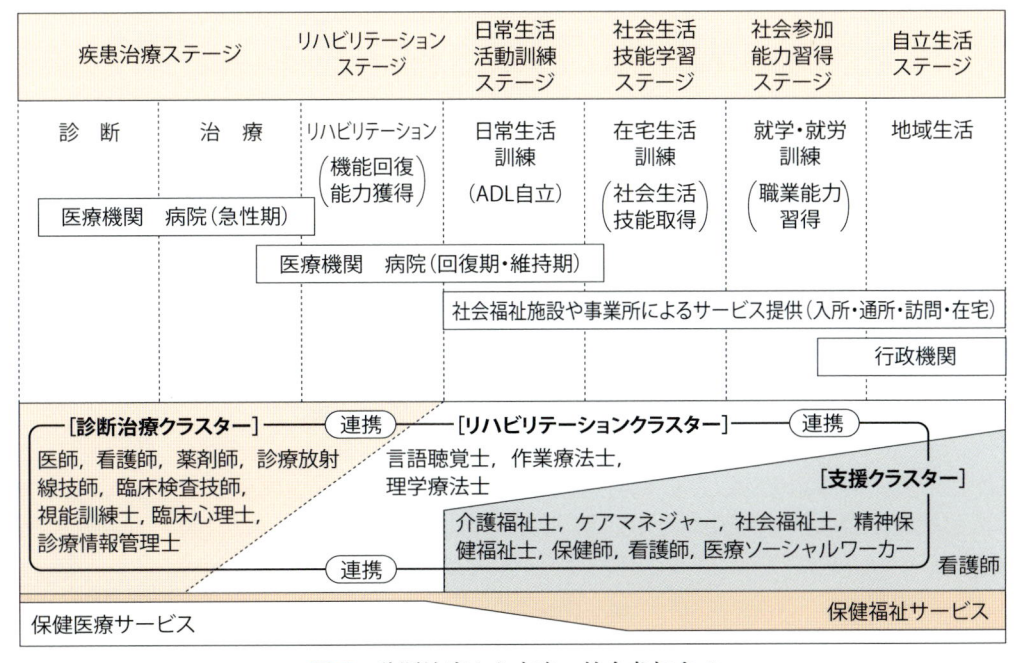

保健医療サービス　　　保健福祉サービス

図1　診断治療から在宅，社会参加まで
［北島政樹総編集：医療福祉をつなぐ関連職種連携，南江堂，p.72，一部改変］

1) 診断治療クラスター

診断治療クラスターの専門職は，医師，看護師，薬剤師，診療放射線技師，臨床検査技師，視能訓練士，臨床心理士，診療情報管理士などからなり，医療機関を中心に医療圏域で働きます．

2) リハビリテーションクラスター

リハビリテーションクラスターの専門職種は，理学療法士，作業療法士，言語聴覚士などからなり，医療機関，福祉施設，行政機関といった保健，医療，福祉の各圏域にまたがって働きます．

3) 支援クラスター

支援クラスターのなかで，医療ソーシャルワーカーは医療圏域，保健師，社会福祉士，精神保健福祉士，介護福祉士，ケアマネジャーは，主に福祉施設，行政機関といった保健，福祉の圏域で働きます．

次の①から③までの設問の回答を考え，皆さんが学んでいる専門職の立ち位置を明らかにするように努力しましょう．

本書サポートページ（https://www.asakura.co.jp/books/isbn/978-4-254-33505-7/）にある教材を手がかりに，保健医療福祉の領域に多くの専門職が必要となる理由を考えてみましょう．

---

① AからQまでの職種を保健，医療，福祉といった圏域の専門職に分けてみましょう．
② それぞれの圏域に複数の専門職がいるとき，どのように患者・対象者情報を共有し方針を立案するのか考えてみましょう．
③ 私たちの対象である「一人のひと」が，病気から回復していく過程を考えて保健と医療，医療と福祉の各圏域の結びつきと専門職種間の連携について考えてみましょう．

2-2 各専門職の臨床推論過程の共通性と独自性はなんだろう？

(1) 各専門職の臨床推論過程の共通性について

　　各専門職の臨床推論過程の共通性は，一人の患者や対象者の治療や支援計画を立案するために，自分以外の専門職との情報共有，治療・支援方針の共有といった連携を念頭に置いているという点が第一にあげられます．

　第二に，患者や対象者を中心とした医療・ケアの実現を目指している点があげられます．これは，図2に示したように患者や対象者を他職種でチーム医療・ケアを実践する際の中心に据えた考え方と，図3に示したように患者や対象者を他職種でチーム医療・ケアを実践する際に同じチームの一員として捉える考え方の2つがあります．たとえば，「医師が診断と治療を決定する」という考え方と「医師と患者が診断と治療について合意に達するまで話し合う」という考え方になります．極論するとまったく違う考え方になりますが，治療・支援を必要としているその「ひと」自身が，症状や状態をよく理解しているという立場に立ち，「ひと」を尊重し，「ひと」の尊厳を大切にすることの重要性を専門職のチームメンバー全員が認識していることが大切なのであり，患者や対象者が専門職連携の輪の中心に描くかパートナーとして輪の一員に描くかどうかは問題ではありません．

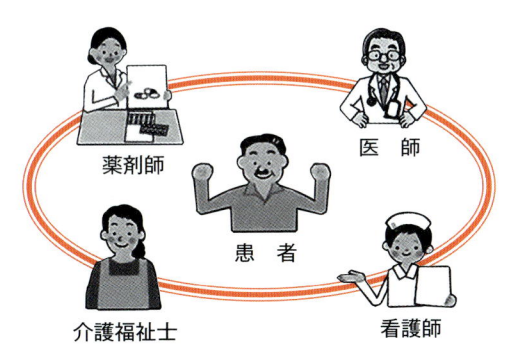

図2　患者や対象者を中心にしたチーム医療・チームケア
[岩堀禎廣：*RAD-AR News*, 21(4), 一部改変]

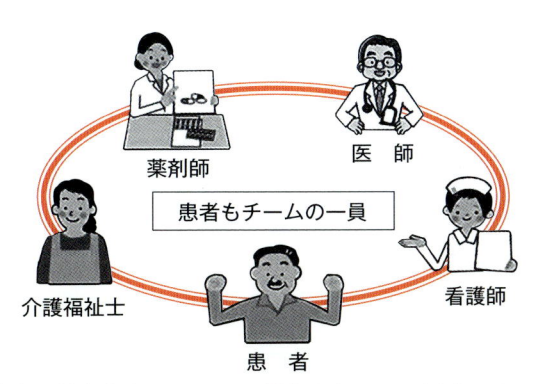

図3　患者や対象者をチームの一員としたチーム医療・チームケア
[岩堀禎廣：*RAD-AR News*, 21(4), 一部改変]

第三に，専門職ごとに用語は異なりますが，治療・支援方針を決定するまでの一連の過程は共通する点です．

　患者や対象者に出会うところから始まり，情報の収集，評価・検査方法の決定および実施，全体像の把握，本人および家族への説明と同意，チームの編成と会議の実施，治療・支援方法の決定および実施，経過観察，再評価・再治療，終了という流れがあります．もちろん，圏域や専門職の役割に応じてこの一連の過程を実施する立場と側面から協力する立場と両側面があることはいうまでもありません．

(2) 各専門職の臨床推論過程の独自性について

　各専門職の臨床推論過程の独自性は，それぞれの役割のなかで高い専門性を発揮する段階になって明確になります．本書に記載したAからQまでの17職種を読み，その役割と専門性を理解しましょう．しかし，その高い専門性を発揮する前に，保健医療福祉の専門職として，ばらばらに役割を担っているのではなく，お互いが相補う関係にあることを深く認識しましょう．他職種と連携していくためには，それぞれの専門職の独自性を理解する前に共通性の発見に努めることが重要な考え方になります．　　　　　　　　　　　[谷口敬道]

　次の①から③までの設問の回答を考え，各専門職の臨床推論過程の理解を深めましょう．
　本書サポートページ（https://www.asakura.co.jp/books/isbn/978-4-254-33505-7/）にある教材を手がかりに，保健医療福祉の領域に多くの専門職が必要となる理由を考えてみましょう．

---

①治療方針や支援方針を決定するのはだれでしょうか？
②専門職種によって臨床推論過程は異なるのでしょうか？
③各専門職の共通性と独自性をどのように考えたらよいでしょうか？

Ⅲ 事例検討

　この章では，医師による事例提示後，各専門職による臨床推論の要点について簡潔にまとめました．専門職のうち，医療ソーシャルワーカー，社会福祉士，精神保健福祉士，ケアマネジャーについては「相談援助職」としてまとめてあります．
　各専門職による臨床推論は，「一般情報から考えること」「医学情報から考えること」「本症例・事例に関する考え方，役割など」の三つの視点から記載してあります．読者の皆さんも各事例を読み，自分の職種や他職種および自分が学修している専門職の立場でどのような臨床推論が成り立つか考え，各専門職による臨床推論の要点と照らし合わせてみましょう．本章の読み進め方は，第Ⅱ章と同じように批判的思考すなわちクリティカル・シンキングです．本書の記載内容について，「本当にそうなのだろうか？」と疑問を投げかけ，最終的には自分の頭で判断するように心がけてください．

事例 1　脊椎損傷（急性期）；頸椎脱臼骨折に伴う頸髄損傷

【症　例】69歳男性．
【主　訴】四肢麻痺．
【臨床経過】乗用車助手席乗車中，対向車線の乗用車と正面衝突し受傷．受傷時より頸部痛を自覚し，同日近医に救急搬送され，入院となる．入院時より四肢のしびれおよび脱力が生じる．同院で頸椎MRIを撮影し，頸椎脱臼骨折および頸髄損傷と診断された．翌日，加療目的に当院へ搬送され入院となる．
【既往症】不整脈（ワーファリン®内服中），糖尿病．

■ 身体所見

意識は清明であり明らかな頭部外傷はなかったが，右胸部に圧痛を認めた（右第5・6肋骨骨折）．また，上肢運動機能は肩関節および肘関節で一部保たれていたが，両側手指および下肢運動機能は消失し，立位不能の状態であった．

神経学的所見として，筋力はMMT（徒手筋力テスト）で両側三角筋4（C5髄節），両側上腕二頭筋3（C6髄節），両側上腕三頭筋（C7髄節）以下はすべて0であった．知覚は右C5髄節以下，左C6髄節以下に触覚および痛覚の低下を認め，下肢の位置覚，振動覚は消失していた（Frankel B）．また，四肢の腱反射や肛門反射は消失しており，脊髄ショックの状態であると考えられた．さらに，呼吸筋の麻痺により呼吸は腹式呼吸となっていた．

■ 術前画像所見

図1の正面像では第5・6椎間の狭小化が認められるが，脊柱配列はほぼ保たれている．側面像では中下位頸椎像が肩の陰影に隠れ，詳細が不明である．

図2のCT矢状断像では第5・6頸椎が前後に大きくずれており，高度な脱臼であることがわかる．また，MRI T2強調矢状断像でもCTと同様に第5・6頸椎の脱臼像がみられる．さらに，第5から第6頸椎高位にかけて脊髄が高輝度（矢印）を呈しており，重度の頸髄損傷であることが推測される．

図3の3次元CT正面像および斜位像では第6頸椎

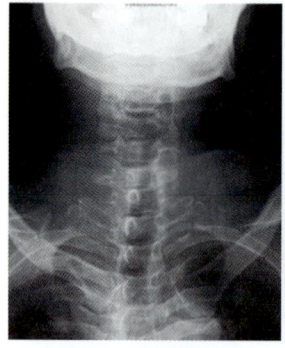

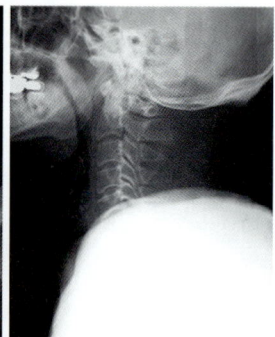

(a) 正面像　　(b) 側面像
図1　当院初診時の頸椎単純X線像

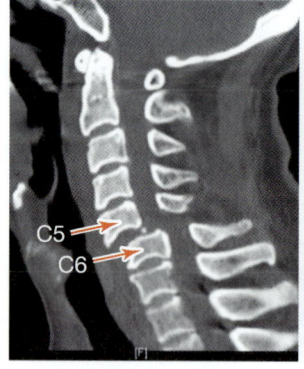

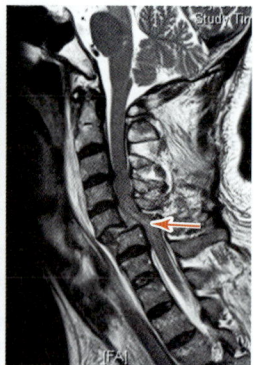

(a) CT矢状段断像　　(b) MRI T2強調矢状断像
図2　頸椎矢状断像（(b)は前医で撮影）

の両側上関節突起（矢印）が第5頸椎の下関節突起を乗り越えているのがわかる．また，矢状断像では第5・6頸椎が前後に大きくずれており，高度な脱臼であることがわかる．

■ 診　断

単純X線像では第5・6頸椎の脱臼骨折は不鮮明であったが，頸椎CTおよびMRIにより，脱臼骨折を鮮明にとらえることができた．神経学的所見と合わせて頸椎脱臼骨折に伴う頸髄損傷と診断した．シートベルトによる右肋骨骨折を合併しており，受傷時には頸椎に過度の屈曲力・回旋力が加わったものと推察される．

(a) 正面像　　　　　(b) 斜位像　　　　　(b) 矢状断像

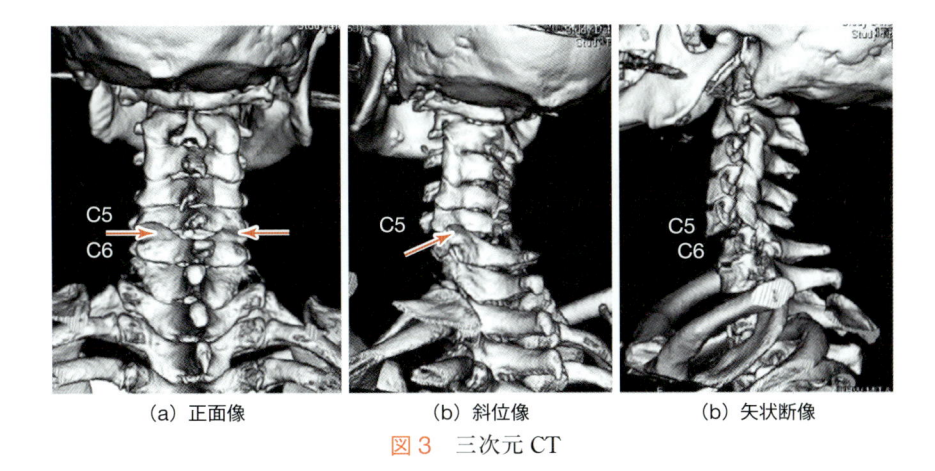

図3　三次元CT

本症例のように，単純X線側面像では中下位頸椎は肩の陰影に隠れ，脱臼骨折を確認することはしばしば困難である．そのため，頸椎頸髄損傷を疑った場合には脱臼骨折も念頭に入れ，必ずCTやMRIにより確認することが重要である．

■ 治　　療

頸椎脱臼骨折を伴う急性期脊髄損傷に対する治療の流れは①脱臼の非観血的整復術（頸椎牽引），②全身状態の回復および維持，③手術による脊髄除圧および頸椎再建，④リハビリである．

本症例の場合には入院後，ベッド上での安静臥床に加えて頸椎牽引による脱臼の整復を計った．翌日に撮影された頸椎単純X線側面像（図4(a)）およびMRI（図4(b)）では第5・6頸椎に軽度のずれは認めるが，脱臼が整復されていることが確認される．脱臼の整復に伴い，外傷性に突出した椎間板ヘルニアが脊髄を圧迫し，神経症状が悪化することも指摘されており，牽引開始後の神経症状の変化には注意を要する．本症例では頸椎牽引後，神経症状に変化はなく，MRIで外傷性椎間板ヘルニアは認めていない．

急性期脊髄損傷に対するメチルプレドニゾロンの治療効果については，現在確立されているわけではないが，本症に対しては損傷脊髄部の炎症や浮腫の軽減を目的に，メチルプレドニゾロンの大量投与（24時間持続投与）を入院時より行った．さらに，感染予防として抗生剤の点滴，ストレス性胃十二指腸潰瘍の予防としてPPI（プロトンポンプ阻害薬）の投与も併せて行った．

頸椎牽引後の頸椎単純X線側面像およびMRIで脱臼が整復されていることを確認し，入院後4日目に手術を施行した．

■ 術後画像所見

手術は頸椎後方進入による椎弓切除術（C456）に加え，インプラントによる後方固定術（C567）および骨移植術が行われた（図5）．

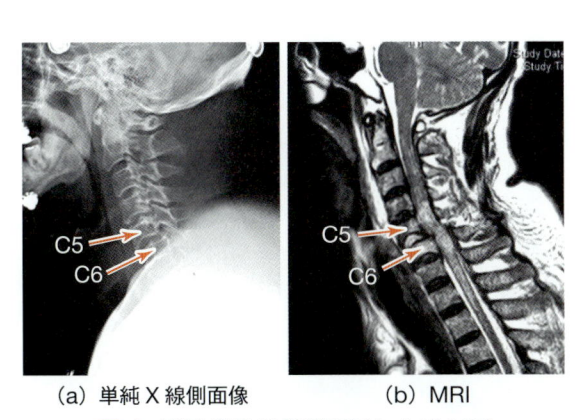

(a) 単純X線側面像　　　(b) MRI

図4　頸椎単純X線側面図およびMRI

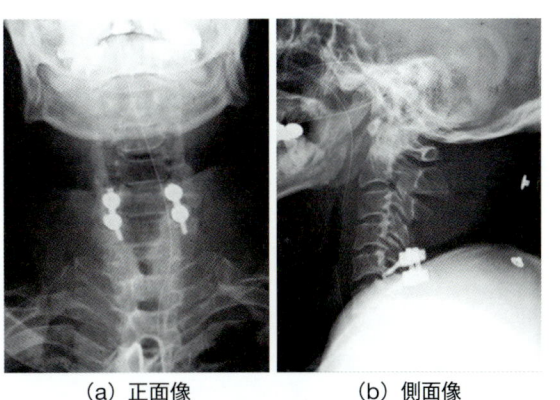

(a) 正面像　　　　(b) 側面像

図5　手術後の単純X線像

■ 術後経過

術後，頸椎の支持性が獲得され，頸椎装具を着用しベッド上での支持による座位保持が可能となった．その後も，四肢や体幹の運動機能回復および関節拘縮予防を目的にリハビリ加療を行ったが，神経機能の回復は得られず，術後2か月でリハビリ病院に転院となった．

重度の頸髄損傷患者では全身の予備能力が低下しており，早期にリハビリを開始することが二次的障害（呼吸器合併症や関節拘縮，褥瘡など）を予防するうえで重要である．頸髄損傷患者で呼吸筋が麻痺すると，痰が貯留しやすくなり，無気肺や肺炎などの呼吸器合併症のリスクが増すため，頻回の体位変換や痰のドレナージは管理上必須である．また，仙骨部や大転子部などに褥瘡ができるとしばしば難治性となり，リハビリの障害となるだけでなく，敗血症のリスクもあり，徹底した褥瘡予防も重要である．本症例では手術により早期リハビリが可能となり，関節拘縮や褥瘡が形成されることはなかった．

一方，脊髄損傷患者にとって神経機能が失われたことによる精神的ダメージはきわめて大きく，医療従事者は精神面での配慮も必要となる．たとえ，神経機能の回復が見込めないと思われる患者に対しても，受傷後早期に現実的な説明をすべきではない．受傷後早期に回復が見込めないことを説明しても，動揺している患者には理解されず，また，患者はリハビリに対する意欲を失ってしまう．しばらくリハビリを行った後，タイミングをみて現状や今後の見通しを説明すべきである．しかし，家族へは個別に早期から現状や見通しについての説明を行い，社会復帰に向けての準備を促すことが重要である．

［福井康之，石川雅之］

文 献

1) アメリカ脳神経外科学会・アメリカ脳神経外科コングレス編，今栄信治監訳，頸椎・頸髄損傷に対する急性期治療のガイドライン，メジカルビュー社，2004．
2) 芝 啓一郎編，脊椎脊髄損傷アドバンス．総合せき損センターの診断と治療の最前線，南江堂，2006．

臨床推論の要点

診療放射線技師

救急医療の現場で行われる頸椎X線撮影は3方向（正面位，側面位，開口位）が基本ですが，頸椎損傷が疑われる場合は椎体のズレと脊柱管の関係を知るうえでも側面像の有用性が高いです．そのためにも第1頸椎から第7頸椎まで確認できる画像を撮影しなければなりません．とくに下位頸椎は肩の陰影と重なるため工夫が必要になります．たとえば，背臥位の患者の両上肢を前方で軽く交差させ，足側へ牽引します．そうすることで，肩が下がり，下位頸椎まで広く描出することができます．

なお，頸椎損傷が疑われる患者の撮影では，数人で用手的に頸椎保護を行いながらカセッテを頸部の下に挿入する必要があります．決して一人で無理をせず，他の救急スタッフにも声をかけて協力してもらいます．

頸部CTでは三次元再構成画像による診断が有用であり，骨折部位や変位の状態はX線撮影よりも詳細な評価が可能です．頸椎損傷が疑われる場合は必ず行うべき検査として準備しなければなりません．さらに，脊椎損傷がX線撮影やCTで明らかになれば，脊髄の損傷を知るうえで頸部MRIが必ず必要になります．このように救急医療の現場では，撮影の準備一つにしても，常に先を想定しておくことが重要になります．

［樋口清孝］

視能訓練士

■ 医学情報から考えること

頸部の脊椎損傷によって生じる眼の異常としては，ピント調節の障害があげられます．外傷性頸部症候群（いわゆるむち打ち症）によって，ピント調節に障害が出ることが知られています．その他にも，左右眼の瞳孔不同や瞼裂狭小，頭頸部の発汗低下などが観察された場合は，頸髄を下行する交感神経の障害による頭頸部の交感神経障害（Horner症候群）を考えます．Horner症候群の症状としてもピント調節の障害を訴えることがあります．

■ 本症例・事例に関する考え方，役割など

ピント調節力は年齢が高くなるほど低下する（いわゆる老眼）ため，とくに若年の頸部脊椎損傷の患者で

は眼精疲労などの眼に関する訴えがないかを聴取することが大切です．年齢が高い患者であっても左右眼のピント調節の差により眼精疲労を訴える場合があります．訴えがある場合には詳細な眼科検査を行ったうえで治療を行います．一般的な治療として，左右眼の差を整えるような眼鏡の処方を行います．視能訓練士は，両眼の遠視や近視などの度数や視力，ピント調節力について検査を行い，その結果をもとに適切な眼鏡の度数の選定を行います．

［望月浩志］

理学療法士

■一般情報から考えること

全身状態が安定したところで問診を開始します．問診では，受傷時の背景に加え，一般情報，社会的情報，主訴やニーズを聴取する．家族・環境・暮らし方・経済状況・将来設計も勘案し，必要に応じ家族とも面談し，情報を収集します．この時期は心理的ショック期であるため，発言内容や表情など細心の注意を払い実施する必要があります．

■医学情報から考えること

他職種からの情報収集と合わせ，理学療法評価を行います．脊髄ショック期から脱すると自律神経過反射の症状が顕在化し，起立性低血圧，痙性の亢進，疼痛，排尿障害など随伴症状も生じます．さらに，メチルプレドニゾロンとの相互作用では，合併症である糖尿病の悪化や消化性潰瘍が懸念されます．また，不整脈（ワーファリン®内服）への配慮に対するリスク管理にも注意が必要です．

頸髄損傷者は社会復帰まで長期間のリハビリテーションが必要であり，経過に応じ多職種による支援がタイムリーに実施されることが肝要です．その都度，医学情報と各職種の介入経過を共有し，多彩な症状や患者・家族の心理状態に対応します．

■本症例・事例に関する考え方，役割など

高位脊髄損傷者の理学療法の目的は，二次的合併症（関節拘縮，筋の短縮，褥瘡，起立性低血圧など）の予防と呼吸機能の維持・強化，早期の座位能力向上です．二次的合併症の予防では，褥瘡予防のための良肢位保持や体位交換，呼吸機能維持のための排痰介助などが呼吸管理上必要であり，病棟スタッフとの連携が欠かせません．

四肢麻痺者の呼吸機能障害は，呼吸筋の麻痺による拘束性呼吸障害であり，肺活量は著明に低下します．胸郭の柔軟性の確保と気道内の排痰，横隔膜などの残存呼吸筋の強化が必要です．本症例は肋骨骨折も合併しており，呼吸理学療法には注意を要します．

関節拘縮や異所性仮骨の発生の予防のために，関節可動域の維持・改善に努めます．C5レベルの障害の場合は肩外転・肘屈曲・手・手指に拘縮を起こしやすく，いずれも今後のADL（とくに食事や整容）再獲得に影響を与える要因です．残存筋の再教育も合わせて行います．

車椅子乗車が可能なレベルであるため，座位保持，座位バランス能力の向上，抗重力位耐性の増強を図ります．

理学療法介入は，患者の障害受容過程を把握しながら展開し，経過を通して新たな価値意識の生成を支えるようにします．支援チーム間での情報共有に向けて，カンファレンスなどで役割を明確にするとよいでしょう．

［堀本ゆかり，久保 晃］

作業療法士

■一般情報から考えること

高齢の脊髄損傷者では，既往歴や合併症を把握しておくことが重要です．本症例は既往歴に不整脈と糖尿病があり，ワーファリン®を内服中です．

将来自宅への退院を検討するうえで家族構成，主介護者，受傷前の日常生活活動，社会参加，家屋環境を把握し，転院先へも情報提供する必要があります．今後も移動は車椅子で，移乗の自立も困難が予想されるため，屋内での車椅子移動が可能か，自宅周辺は車椅子で移動できるか，通院などの外出手段についても情報を収集しておきます．

■医学情報から考えること

日常生活活動の自立度は残存機能レベルと密接に関係しています．本症例はC5レベルの機能が残存しており，上肢の拳上や肘の屈曲が可能ですが，FrankelBと完全損傷に近いです．排尿はカテーテル留置，将来は膀胱瘻も考慮され，排便管理も必要となります．安定した座位の設定を条件に自助具（ホルダー付き手関節固定装具など）を使用して食事，歯磨きや髭剃りも自立可能ですが，耐久性の問題でスプリングバランサーなどの器具を必要とする場合も多いです．手動車椅子の駆動もできますが実用性は低く，長距離は電動車椅子が現実的と予想されます．

■ 本症例・事例に関する考え方，役割など

　急性期の作業療法は，二次的障害の予防と残存機能の強化および自助具適用などによるADLの改善が主体となります．手術後は医学的管理が優先され，損傷部への負荷を避けながら，二次的障害（関節拘縮や褥瘡形成）の予防，残存筋の筋力強化を図ります．ベッド上で座位保持が可能となった時期より，食事動作や整容動作の訓練を開始します．また，自力では動けない症例にとりナースコールは唯一のよりどころともいえますが，手指でボタンを押すことができないため，スイッチの変更や，押す方法の改良が必要になります．受傷後の機能喪失による心理的落ち込みには，達成可能な活動を経験させることで意欲を引き出すようなかかわりも必要となります．たとえば，パソコンを使用してメールするなどの活動があります．

[五味幸寛，小賀野 操]

言語聴覚士

　脊髄損傷そのものに対して言語聴覚士が介入することはありません．ただし，外傷による脊髄損傷患者のなかには脳損傷を伴うことがあり，その場合は言語障害や高次脳機能障害を呈することが考えられます．言語聴覚士はそのような事例に対し支援を提供します．

　本事例の場合は初診時，意識清明で頭部外傷はありませんでした．しかしながら，外傷による高次脳機能障害患者のなかには，病棟生活中は問題症状が顕在化することはなかったにもかかわらず，自宅退院後や社会復帰したときに問題となる場合が少なくありません．とくに身体機能が低下し生活範囲が限られている場合は，高次脳機能障害があっても周囲が問題症状に気づきにくく，注意が必要です．

　外傷後に生じる高次脳機能障害の特徴や重症度は症例ごとに異なり，記憶障害，注意障害，遂行機能障害，社会的行動障害などのさまざまな症状を呈し，社会生活を困難にします．また，これらの高次脳機能障害は運動機能障害とは異なり周囲の者に理解されにくいという特徴があります．言語聴覚士は事例の高次脳機能について正しく評価し訓練するとともに，これらの症状は本人のやる気や人格の問題ではなく脳損傷による後遺症であることを周囲の者に正しく理解してもらい，社会適応を支援します．

　なお，本事例においても急性期を脱した後に受傷前と異なる様子があれば，必要に応じ高次脳機能の評価を行います．

[小森規代，城間将江]

看護師

■ 一般情報から考えること

　脊髄損傷は，運動機能，神経機能の障害により精神的，身体的，社会的な側面での障害が残ります．年齢，職業，家族構成，役割などの情報を得て，障害がどの程度まで影響するか分析しケアに活かします．

■ 医学情報から考えること

　どの部位の脊椎損傷なのか，治療によりどの程度まで回復するのかによって，日常生活活動や社会復帰の状況，ケアの内容が左右されるため分析する必要があります．

　運動機能，神経機能の障害は，精神の危機的状況を招く可能性があります．医師が病状について患者や家族にインフォームド・コンセントした内容を確認し，患者の精神状態と関連させて分析し，ケアの方向性を導きます．

■ 本症例・事例に関する考え方，役割など

　本症例の主な看護問題は以下の3点です．

　①第5-6頸椎脱臼骨折に伴う頸髄損傷によるセルフケア不足：四肢や体幹の神経機能が回復しない場合は，座位保持に伴う起立性低血圧などを考慮した支援と予防を行います．また，食事摂取，移動動作，排泄（コントロール不可能）など日常生活活動全般の支援が必要です．医師，訪問看護師，理学療法士，作業療法士，言語聴覚士，ケースワーカー，臨床心理士と連携して自立に向けた支援を計画します．さらに，社会復帰に向けた福祉用具や社会資源の活用のための手続きについて情報提供します．

　②メチルプレドニゾロンの大量投与に伴う合併症のリスク：メチルプレドニゾロンの大量投与に伴う感染症の予防のために口腔内の清潔，ケア前の手洗い，スタンダードプリコーションの順守，および肺炎予防のために深呼吸，体位変換などを行います．また，ストレス性胃十二指腸潰瘍の早期発見のために症状の観察などを行います．

　③第5-6頸椎脱臼骨折に伴う頸髄損傷の回復が得られないことによる精神的ショック：頸髄損傷による四肢麻痺などの症状から精神的な危機的状況となります．臨床心理士と連携し，危機理論を参考に患者の心理的反応を分析し危機の段階に応じた介入を行います．

[糸井裕子]

保健師

■一般情報から考えること

事例はいずれ近いうちにリハビリ病院を退院し在宅療養となります．在宅療養上の課題と支援策を検討するために，保健師は追加で必要な一般情報を収集します．たとえば，居住地域は利用可能な制度や申請先・訪問看護ステーションや居宅介護事業所の選定に，家屋や居室の構造は福祉用具の検討に必要です．家族構成や主介護者・家族構成員との関係，経済状況は，支出可能な医療費や障害介護費用から利用サービスと頻度を検討するうえで必要です．

■医学情報から考えること

頸椎損傷で意識がはっきりしており，障害受容までの本人の精神的負荷は著しいと考えます．また四肢麻痺ですから食事や保清，排泄などの日常生活動作（ADL）の完全自立は見込めません．ADLに家族の協力が必要ですから，家族の負担軽減のための支援も検討します．

■本症例・事例に関する考え方，役割など

退院を見据え，さまざまなサービスを組み合わせて事例の在宅療養の仕組み（システム）を調整し，本人と家族の穏やかな生活を支えることが保健師の役割です．この事例では主にリハビリ病院の地域連携室の保健師がかかわります．具体的には，事例の在宅移行に向けた調整（要介護認定と身体障害者手帳の取得に向けた調整，福祉用具の紹介など），家族の精神的支援（傾聴と当事者・家族会の紹介など），家族の介護疲れへの支援（デイサービスや短期入所の利用推奨など）を行います．また退院前に，主治医，訪問看護ステーション，介護事業所，ケアマネジャー，自治体の介護・障害事務担当者，自治体の保健師などが参加するケース会議の調整や運営を行い，関係機関が連携して事例と家族を支援するためのネットワークを構築します．

[大谷喜美江]

診療情報管理士

■一般情報から考えること

主訴は四肢麻痺，既往歴には糖尿病，不整脈（ワーファリン®内服中）があります．

■医学情報から考えること

本症例の主傷病名は頸椎脱臼骨折に伴う頸髄損傷（S14.1）であり併存症に頸椎脱臼骨折，右第5-6肋骨骨折，四肢麻痺があります．

手術は非観血的整復術，脊椎固定術・椎弓切除術，骨移植術を実施しています．

問題指向型診療記録より問題リストとして，①頸椎脱臼骨折に伴う頸髄損傷，②右胸部痛，③両側手指および下肢運動機能消失（四肢麻痺）があげられます．

■本症例・事例に関する考え方，役割など

①入院中：一般情報および医学情報より頸椎頸髄損傷と判断し，DPCコード（160870xx01x00x）を付与します．

当該DPCコードにおける全国の平均在院日数（35日）および出来高算定に切り替わる在院日数（69日以降）について，本症例の退院に向けた目安として，医師，看護師，医療ソーシャルワーカーなどへ情報を提供します．

DPCコードの変更を伴う診療行為の実施（人工腎臓，人工呼吸など）や合併症（肺炎など）などが発症した際は，変更後の在院日数情報を調査し，医師，看護師，医療ソーシャルワーカーなどへ情報提供することが望まれます．

②退院後：診療記録および退院時要約の監査を行います．その際，主傷病名（頸椎脱臼骨折に伴う頸髄損傷），治療内容（非観血的整復術，椎弓切除術，骨移植術など），加療目的による紹介入院，リハビリ病院への転院，などが適切に記載されていることを確認します．

診療記録を参照し，在院日数，診療報酬請求点数などの診療情報をデータベース化します．その際，主傷病名，手術名に加えて，入院経路（加療目的による紹介入院），退院時転帰（リハビリ病院へ転院）などを漏れなく登録します．

診療情報の分析を行い，その結果を病院管理者，医師などへ情報提供します．その際，骨移植術（軟骨移植術を含む）の実施，誤嚥性肺炎などの合併症，リハビリテーション実施を有する症例の在院日数は，全国の平均在院日数よりも長期化する可能性が高いことに留意しながら，分析します．（本事例では，2014年4月版の診療報酬点数などを用いました）

[桜澤邦男，滝澤雅美，山本康弘]

介護福祉士

本症例は69歳男性の脊椎損傷（急性期）の事例であり，患者の疾病・障害をどのように治療していくか

を考え，対応している段階です．利用者に疾病や障害があってもどのように"その人らしい生活"ができるかを考えながら生活支援を行う介護福祉士の場合には，急性期を過ぎた後に関わることが多くなります．

具体的には，患者がリハビリ病院を退院し，在宅生活に戻ったり福祉施設や介護施設に移行した後に，ケアマネジャーや施設の相談員などと連携しながら情報を収集し，生活を支援することが介護福祉士の主な役割です．その際には，本人や家族の生活に対する希望，疾病・障害の症状や状態，日常生活動作とできる活動・している活動の状況，家族の理解度や協力意識，現在利用している福祉・介護サービス，趣味や社会参加に対する意欲，職業歴や以前参加していた社会活動，嗜好や生活習慣等の情報が必要となります．また，在宅の場合はこれらに加え住宅環境や近隣住民との関係も必要となります．

これらの情報を収集し，活用可能な資源を最大限活かしながら，本人の希望に沿ってその人らしい生活の実現を支援することが介護福祉士の役割です．その際，本人の意欲を高めるために，「できること」の情報を詳細に収集し，それを日々の生活の中で実感できるような場面を作っていくことも介護福祉士に期待される役割です．

[小林雅彦，藤江慎二]

相談援助職

①支援のポイント：本症例は急性期の事例ですが，脊椎損傷の患者に対する相談援助職の支援は，急性期だけでなく回復期やその後の生活支援全般に関わることが多いです．ここでも，急性期に限定せず支援のポイントを紹介します．一般に急性期には，本人や家族の精神的衝撃が大きいことから，そのショックを和らげながら事実を受けとめてもらうための支援が必要になります．特に患者が若い場合には慎重な対応が必要です．そしてリハビリ病院に転院した後に在宅に復帰する，という流れが一般的（もちろん退院が不可能な場合や自宅復帰ではなく福祉施設での生活に移行する場合もありますが）であり，在宅生活への移行にあたっては様々なサービスの利用や生活環境の整備，調整が必要になります．

②必要な一般情報：急性期には患者の生活歴（生育歴，結婚歴，職業歴）や性格，家族に関する情報を詳細に収集することで，状況説明のタイミングや話し方の工夫等に生かすことができます．退院後の生活を検討する段階では，あらためて「本人や家族が障害を受容しているか」ということについての確認が必要です．その上で，自宅で生活するためには家族の支援，住宅の改修や安全の確保，福祉機器の活用等が必要なことから，家族の理解度や介護の能力，自宅の生活環境の詳細な情報が必要になります．さらにそれらには一定の費用負担が伴うことから，経済状態も知る必要があります．また，本症例は該当しないと思われますが，患者が就労中の場合，通勤の状況や仕事の内容，勤務先の考え方等の情報があれば職場復帰の検討が進めやすくなります．その際，身体的に可能であれば通勤，通院などを自家用車で行える可能性もありますが，経済状態や地域の環境によって実現性は異なるので，それらの情報も必要です．

③福祉サービス等の利用にあたって：本症例のように高齢（65歳以上）で介護が必要になれば原因を問わず介護保険サービスが利用でき，また，介護保険にない障害福祉分野のサービスも利用可能です（身体障害者手帳の取得が必要）．なお，多くの地域には「脊椎損傷者の会」などの組織があり，そこでは当事者の視点からの相談や情報提供が行われていることから，その情報を調べ，患者に提供することも考えられます．

[小林雅彦]

事例 2　脳卒中

【症　例】45歳男性，会社員．
【主　訴】脳梗塞，脳内出血を反復，元気がない．
【現病歴】4か月前に急に呂律が回らなくなり，左半身脱力もみられたために某基幹総合病院に緊急入院．その後も脳梗塞，脳内出血を反復し，右半身脱力も加わり独歩困難となる．全身痙攣重積状態も反復していたが，最近は発作はなかった．元気がなく，ほとんど外出せず家にこもりがちであった．最近は微熱，食欲低下，体重減少が持続していた．
　原因不明のために紹介により精査のために当院神経内科に転院．
【既往歴】高血圧症，糖尿病，睡眠時無呼吸（？）
【生活歴】喫煙毎日20本，脳梗塞発症後禁煙，飲酒なし，首をボキボキする癖．
【家族歴】特記すべきものなし．

■ 入院時身体所見

一般身体所見　収縮期血圧 180 mmHg，拡張期血圧 110 mmHg．37℃前後の微熱持続．

他のバイタルサイン正常，軽度貧血あり，頭部などに血管雑音聴取せず．

末梢浮腫なし，仙骨部褥瘡，内臓肥満（臍周囲径 85 cm 以上）あり．

神経学的所見　覚醒しているが変動あり，急に一点を凝視して動かなくなったり，固まってしまうこともみられた．理解できない言葉を発することはわずかに可能であるが，問いかけに対する理解は不可能であり全失語状態．

顔面を含む両側不全片麻痺，両側深部腱反射亢進．
両側病的反射（バビンスキー反射，チャドック反射）陽性．

右顔面・右手ほかに小さいミオクローヌス散発．

■ 入院時検査所見

血液検査　白血球数 6740/μL，赤血球数 360万/μL，ヘモグロビン（Hb）11.1 g/dL，ヘマトクリット（Ht）34.1%，血小板数 21.2万/μL，総蛋白 6.9 g/dL，アルブミン 3.3 g/dL，コリンエステラーゼ（ChE）134 U/L，クレアチニン（Cr）0.7 mg/dL，尿素窒素（BUN）24.3 mg/dL，CRP 3.16 mg/dL，電解質正常，脂質異常なし，耐糖能：血糖 97 mg/dL，HbA1c 6.8%，自己抗体陰性，甲状腺・腫瘍マーカー正常，可溶性インターロイキン2（IL-2）受容体抗体 3280 U/mL．

頭部CT検査　大脳皮質下に多発性出血性病変（造影剤投与後にリング状増強）と白質病変（図1）．

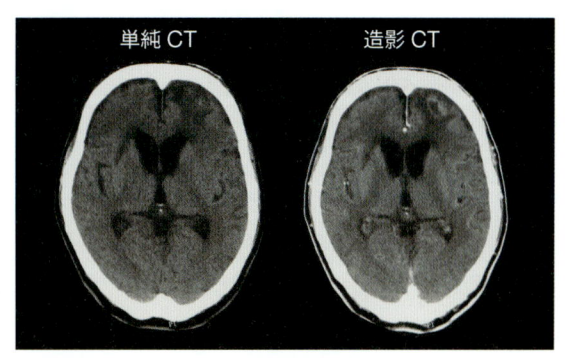

図1　入院時頭部CT

頭部MRI検査　大脳皮質下に多発性出血性病変（造影剤投与後にリング状増強）．高度白質病変，無症候性脳梗塞（図2）．

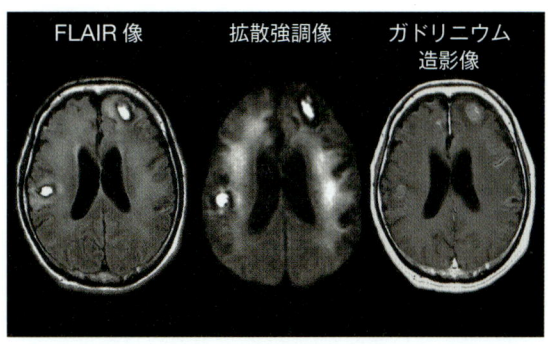

図2　入院時頭部MRI

頭部MRA検査　脳動脈硬化性変化，多発性脳動脈閉塞．

超音波検査　心臓，下肢血管，頸動脈に塞栓源となりうる病変なし．

髄液検査　軽度キサントクロミー，初圧 95 mm

髄注．細胞数 171/mm³（単核球/多形核球比 27.5），糖 57 mg/dL，クロール 122 mEq/L，蛋白 142.5 mg/dL，IgG 25.6 mg/dL，細胞診 class Ⅱ（少数の好中球とリンパ球，異型性なし）．

悪性腫瘍検索　全身 CT 検査，内視鏡検査，PET 検査はいずれも異常なし．

開頭脳生検　脳血管内にリンパ球（大細胞型 B 細胞）が充満（図 3）．

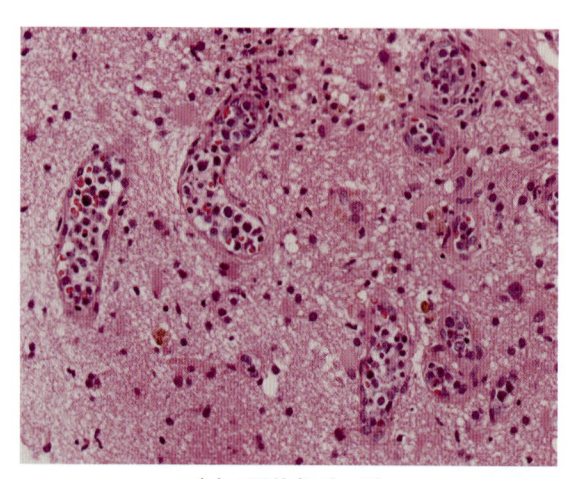

■ 入院後経過

　開頭脳生検結果より，血管内大細胞型 B 細胞性悪性リンパ腫症により脳梗塞と脳内出血を反復した結果，失語症，不全四肢麻痺，てんかん重積状態（痙攣重積状態および非痙攣性てんかん重積状態）を呈したものと考えられた．血管内悪性リンパ腫症に対して血液内科の協力を得て化学療法を始めた結果，その後，脳梗塞，脳内出血の再発はみられず，リハビリテーションを継続中である．

[永山正雄]

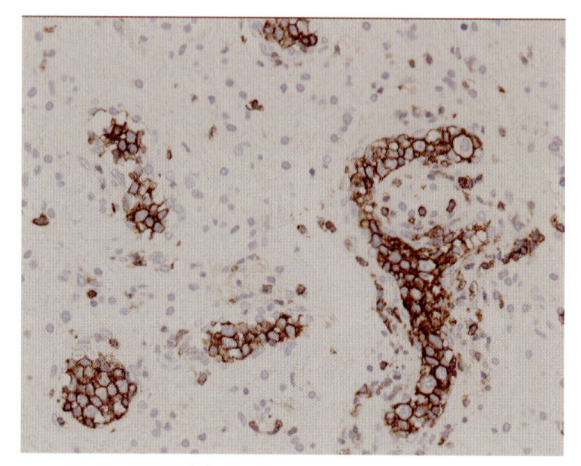

(a) HE 染色（×40）　　　(b) CD45 染色（×20）

図 3　開頭脳生検所見

臨床推論の要点

■ 診療放射線技師

　神経学的所見を有する救急搬送された患者では，緊急に頭部 CT 検査や頭部 MRI 検査が必要になります．とくに脳卒中の診断においては，頭部 CT 検査で出血性病変なのか虚血性病変（脳梗塞）なのかをいち早く鑑別し，治療方針を決定する必要があります．脳卒中のなかでも最も多い脳梗塞では発症 4.5 時間以内の t-PA 投与が有効とされていることから，検査に従事する診療放射線技師も迅速な対応が必要です．しかし，超急性期の脳梗塞は CT 画像で有意な所見が得られないことも多く，緊急 MRI 検査により梗塞巣や血流低下部を描出します．その際，注意したいことは MRI 室における磁性体の吸着事故です．どうしても急いでいると安全確認が疎かになりますが，患者に装着された医療器具が MRI 対応のものかを確認し，他の医療従事者が不用意に MRI 室に立ち入らないよう注意を払う必要があります．

　脳内出血やくも膜下出血などの出血性病変では，頭蓋内圧の上昇により CT 検査中に嘔吐や急激な意識レベルの低下を来すことがあるため，常に患者の容態を観察し，いつでも救急処置が行える体制でいることが重要です．また，モニターに表示された CT 画像でくも膜下出血を認めた場合は，脳動脈瘤を確認する目的でそのまま 3D-CTA（三次元 CT アンギオグラフィ）を行うことがあります．そのため，あらかじめ造影剤を使用できるよう準備しておく必要があります．

[樋口清孝]

■ 視能訓練士

■ 一般情報から考えること

　①首をボキボキする癖：（椎骨）動脈解離による脳梗塞を発症する場合があります．脳梗塞ではめまいや

論点とまとめ

■ 脳卒中とは？

脳卒中は元来，脳の病気で突然に何かにあたったように倒れることを意味し，正確には脳血管障害と異なるが，しばしば同義語的に用いられる．脳卒中は我が国の死因第4位であるが，死亡率と発症率は主な単一臓器疾患として最も高く，脳卒中は我が国を代表する国民病である．

■ 脳卒中の病型は？

脳血管が破れて生じる出血性脳血管障害には，くも膜下出血（脳表や脳深部のくも膜下腔などに出血）と脳内出血（脳実質内に出血）がある．脳血管が閉塞して生じる虚血性脳血管障害には，脳梗塞と一過性脳虚血発作（TIA）がある．

我が国の脳卒中による死亡者数の約60％は脳梗塞による．脳梗塞は緊急治療を要するにもかかわらず早期来院例は少なく，血栓溶解薬組織プラスミノゲンアクチベーター（t-PA）が投与される例は発症例の約3％に過ぎない．

脳梗塞には局所的要因で脳血管が閉塞する脳血栓症と他部位からの塞栓子の波及により生じる脳塞栓症がある．また脳梗塞は主に以下のように分類される．

①高血圧症などによる脳実質内の小動脈病変が原因のラクナ梗塞（直径15 mm以下）

②高血圧症，糖尿病，喫煙，脂質異常症ほかによる頸部から頭蓋内の比較的大きな動脈のアテローム硬化（動脈硬化）が原因のアテローム血栓性脳梗塞（直径15 mm以上）

③心房細動ほかの不整脈などにより心内血栓が生じた結果生じる心原性脳塞栓症（出血性脳梗塞になりやすい）

我が国の脳内出血は欧米に比べて多く，脳卒中の約20〜30％を占める．約80％は高血圧性であり，脳血管奇形，抗血栓症薬，過度飲酒ほかも原因となりうる．

くも膜下出血は脳卒中の約10％を占める．外傷例を除けば約75〜90％は脳動脈瘤破裂により，40〜60歳に好発する．

■ 脳血管障害を疑う病歴と症候は？

まず脳血管障害か否かを鑑別する．突然の激しい頭痛や意識障害（意識レベルの障害と意識内容の障害，すなわち意識変容），急な構音障害，片麻痺，複視の存在は，強く脳血管障害を思わせる．急な感覚障害，めまい，運動失調，失語症や認知障害のみの例もあり注意を要する．

■ 脳血管障害各病型の診断は？

くも膜下出血の診断は，突然の激しい頭痛，項部硬直，複視以外の局所神経症候の乏しさ，意識障害（重症例），眼底出血から比較的容易であるが，精神症候が前景に立つ例などの非定型例も約5％みられる．

脳内出血例と脳梗塞例の多くは，構音障害，片麻痺ほかの運動障害と感覚障害（多くは半身），錐体路徴候，運動失調，視野障害，失語症などの局所神経症候や頭痛，意識障害などを呈するが，両者の鑑別は病歴と症候のみでは困難なことも多い．

脳梗塞，くも膜下出血，脳内出血の診断には頭部CT検査が有用であり，可能であれば頭部MRI検査などを行う．

■ 本例の脳梗塞の原因は？

本例は脳梗塞と脳内出血の両者を反復した比較的若年発症の非定型例である．既往歴や生活歴から高血圧症，糖尿病，喫煙，内臓肥満（メタボリックシンドローム）に加えて，睡眠時無呼吸症候群や脳動脈解離（首への負荷，外傷など）もあり，すでに十分な脳梗塞の危険因子を有しているが，さりとて45歳で脳梗塞と脳内出血の両者を反復することは普通ではない．ほかにも何らかの要因があることを疑い精密検査を行い原因が特定された結果，脳卒中再発が予防され救命につながった例といえる．診断，病態の評価にあたっては，得られた病歴，所見，状況，頻度などの疫学的情報を考慮しつつ，これまでの知見，十分なエビデンス（ランダム化比較試験などの十分な根拠がある論文）を考慮して，先入観を振り払い客観的な評価を行うことが大切である．このためには初療時，初診時（first encounter）の評価が重要であり，各職種が病歴や情報をもち寄ること，医師や看護師による的確な診察の結果に基づく効果的な検査計画の構築が肝要である．

■ 本例でみられた非定型的脳梗塞とは？

脳梗塞例には，若年発症例（通常15〜45歳または40歳まで，脳梗塞の約3％），経過や病変が非定

型的な例，相応の危険因子を欠く例，血縁者に脳血管障害が多発している例がしばしばみられる．これらの例では，以下の広範な病態の原因鑑別を行う．

脳動脈解離，Willis動脈輪閉塞症，先天性血栓性素因，多血症，膠原病，播種性血管内凝固症候群（DIC），悪性疾患（各種がん，血管内悪性リンパ腫症ほか），薬剤性（経口避妊薬，覚醒薬，麻薬など），妊娠，諸種塞栓症（腫瘍，空気，脂肪）ほか．

［永山正雄］

文　献

1) 永山正雄，濱田潤一編集，篠原幸人監修，神経救急・集中治療ハンドブック，医学書院，2006.
2) 永山正雄，吉田穂波，横山直司，岡田香住，梁　成勲，医療安全チームトレーニング TeamSTEPPS の効果と課題，Journal of Clinical Simulation Research, 4：34-44, 2014.

頭痛に加えて眼球運動障害や後天眼振が出現し，複視や外界が揺れて見える動揺視を自覚する場合があります．

②年齢（45歳）：老視に伴うピント調節力の低下により，近方視で眼精疲労や見えづらさを自覚します．

③喫煙歴・肥満：喫煙は加齢黄斑変性や白内障の発症要因と考えられており，肥満も加齢黄斑変性の危険因子です．

■ 医学情報から考えること（下線は本症例に当てはまる項目）

脳卒中の危険因子として<u>高血圧</u>，<u>動脈硬化</u>，糖尿病，脂質異常症，心疾患，脳動脈瘤が重要であり，<u>喫煙</u>，飲酒，<u>（内臓）肥満</u>，遺伝，ストレス・過労などが発症要因です．高血圧・動脈硬化および糖尿病の状態を把握するために眼底検査（眼底写真撮影）が必要です．

■ 本症例・事例に関する考え方，役割など

①脳梗塞，脳内出血を反復し，画像診断で多発性の白質病変・脳動脈閉塞を認めるため，頭頂葉に病変が波及している場合は視放線の一部が障害され，下1/4同名半盲を来す可能性があります．同名半盲では半盲側の人や物によくぶつかり，横書き文章では読書困難を生じる場合が少なくありません．左半球障害では右同名半盲となり，とくに黄斑分割を伴う場合は読書速度が遅くなります．右半球障害では左同名半盲となり，文章左端の読み飛ばしや行替え困難を生じることがあり，半側空間無視を合併している場合は半側への注意が向かず，見えにくいという病識がありません．

②中枢性顔面神経麻痺では眼輪筋が弛緩し，閉瞼力が弱くなるため兎眼を生じやすくなります．兎眼ではドライアイとなるため，異物感，羞明，充血などを生じ，進行すると視力低下を呈します．

③糖尿病歴が長いため，前述した眼底検査に加え，視力・屈折検査を通じて白内障の有無や屈折値の変動に留意する必要があります．

④脳血管障害では眼球運動障害に伴う麻痺性斜視や後天眼振を含む異常眼球運動を合併する場合があり，視診で眼球運動の異常の有無を観察し，異常が疑われる場合にはビデオ撮影や眼球電位図を用いて記録します．

［新井田孝裕］

理学療法士

■ 一般情報から考えること

45歳で家族歴はありません．症例は全失語であり，理解や判断能力が期待できないため，医療ソーシャルワーカー（MSW）と早期より連携し，社会的情報を収集します．日常的なかかわりから，早期に信頼関係を構築できるよう努めることが重要です．

■ 医学情報から考えること

血管内大細胞型B細胞性悪性リンパ腫による多発性出血性病変と年齢以上の無症候性脳梗塞，てんかん重積状態も認められるためバイタルサインや一般状態に細心の注意を払います．現在，脳梗塞や脳内出血の再発はみられていないが，症状悪化の危険性は高いといえます．中枢神経系に加え腎機能，心肺機能も侵されやすい臓器であるため定期的なモニタリングを行い，メディカルスタッフと情報共有しつつ，治療方針に反映させます．高血圧症，糖尿病，睡眠時無呼吸症候群，脳動脈解離，内臓肥満，仙骨部褥瘡，貧血など全身状態に影響を与える要因も多いです．急激に病状が進行し多臓器不全に陥ることもあるため，病態をよく理解しておくことが重要です．

■ 本症例・事例に関する考え方，役割など

脳血管障害の評価を実施するが，ある程度随意性が保たれている場合は筋力評価も行います．ベッドサイドより開始し，座位が安定してきたら車椅子へ移行し

ます．仙骨部の褥瘡や筋緊張の影響を勘案し，シーティングや車椅子クッションなども検討します．中枢部位の安定性の獲得状況をみながら，徐々に体力向上，より高位の動作能力獲得に向け理学療法を進めます．病状より認知障害を合併していることも考えられるため，能力向上がみられても常に見守りが必要です．疲労や睡眠不足は身体状況に大きく影響を与えます．てんかん発作の引き金になる場合もあるため，看護師から日々情報を得つつ，その都度の運動負荷量を調整します．一般状態の悪化がみられる場合は，二次的合併症の予防に努めます．

また，本症例は全失語であり，コミュニケーションには配慮を要します．言語聴覚士や看護師とも連携し，日常生活の様子からコミュニケーション手段のヒントを模索するとよいでしょう．

理学療法介入中でも再発やてんかん発作のリスクが高いため，迅速かつ適切な対応ができるよう主担当であるメディカルスタッフを中心に関係医療スタッフとも緊急時の対応を共有し，準備を整えておくことが肝要です．

[堀本ゆかり，久保 晃]

作業療法士

■一般情報から考えること

症例は45歳男性で，会社員をしていましたが，4か月前から入院を継続しており，家庭環境や職業状況・経済状況を詳しく把握しておく必要があります．入院時から医療ソーシャルワーカーが介入している場合には，早期に情報の共有を図ります．脳血管障害の診断であれば介護保険利用の可能性もありますが，身体障害者手帳の取得による障害福祉サービスの利用も考えます．

■医学情報から考えること

脳梗塞，脳内出血により顔面を含む両側不全片麻痺を呈しているため，症状の程度を評価します．言語機能については言語聴覚士より情報を得ておきますが，面接や検査・測定時には言語的指示理解，非言語的な状況判断の能力に着目して観察します．入院時の脳画像より，左前頭葉皮質下に出血病変が認められ，注意障害，意欲低下や情動障害といった高次脳機能障害を呈している可能性が考えられます．血管内悪性リンパ腫症に対する化学療法が開始された後は食欲不振，便秘，呼吸器症状などの副作用の出現，感染症の予防に細心の注意を払います．

■本症例・事例に関する考え方，役割など

症例は比較的若年で脳梗塞，脳内出血を発症し，明らかな原因が不明であるため精査目的に転院となりました．再発の可能性があること，てんかん重積発作も呈していることから，作業療法開始にあたっては主治医に安静度を確認し，服薬内容も把握しておきます．作業療法では，意識状態，コミュニケーション，感覚・運動機能，高次脳機能，ADLを評価します．

一般的に脳梗塞や脳内出血後の作業療法は，急性期において機能回復訓練や二次的障害の予防を行い，回復期・維持期においてADL訓練や社会参加に向けた支援を行います．症例の場合，ADLは重度介助の状態であると推測され，初発から4か月が経過していることを考慮すると，将来的に車椅子を移動手段とした生活になる可能性があります．車椅子操作や移乗の方法を本人の残存機能に応じて指導します．さらに訓練によって獲得されたADLは症例自身で行えるように環境を整え，自立できるように働きかけます．また予後が良好な場合，40代の症例の主体的な活動や社会参加のためには介護保険サービスよりも障害福祉サービスが相応しく，自立訓練，可能であれば障害者就労継続支援につなげていくことも考慮します．

[五味幸寛，小賀野 操]

言語聴覚士

■一般情報から考えること

若年発症であり，かつ脳梗塞と脳出血を繰り返していることから医学的原因の精査に時間がかかる可能性があります．利き手，家族構成，職業歴や趣味などについても情報を得ておきたいところです．

■医学情報から考えること

本症例は全失語状態と表現されており，まったくコミュニケーションが成立しないようです．その原因を考えると，本事例は覚醒に変動があり，開眼していても一点を凝視して動かなくなるなど，非痙攣性てんかん重積による意識レベルの低下が考えられます．また，頭部MRI（FLAIR，DWI）では左右大脳皮質下に複数の出血巣，梗塞巣，白質病変，MRAでは多発性脳動脈閉塞を認め，さらにてんかん重積発作の既往があることから，MRIで描出されている局所の機能低下だけではなく，脳全般に機能低下があるものと考えられます．すなわち，本例における全失語状態は高次脳機能（言語機能）だけでなくそれを支える意識・覚醒レベルの

問題が主体であると考えられます．また，食欲低下，体重減少の原因について同様に意識・覚醒レベルの低下によるのか，それとも球麻痺，仮性球麻痺が影響しているのかを評価し対応を検討する必要があります．

■ **本症例・事例に関する考え方，役割など**

まずは二次的障害を予防しながら意識レベルの改善を目指します．言語聴覚士の立場としては摂食・嚥下機能を評価し，意識レベルがJCS Ⅱ桁以上の場合は誤嚥性肺炎の予防に努めます．必要に応じて歯科衛生士の介入の必要性を提言します．意識レベルが改善してきた段階で摂食・嚥下機能のどのステージにどのような障害があるのかを明らかにし，嚥下調整食品の経口摂取を目指します．コミュニケーションについては，何らかの有意味な反応が得られる刺激の入力経路を探します．言語表出については表情の変化や視線の移動など非言語面にも着目し事例の反応を得，当人の意図がくみ取れる方法を探します．また，家族など周囲の者への支援は重要であり，どのようにコミュニケーションをとると良いかの指導も行います．45歳と若年であり回復の可能性があります．適切な転帰先が選択できるよう大まかな予後を予測し医療ソーシャルワーカー（MSW）へ情報提供します．

[小森規代，城間将江]

看護師

■ **一般情報から考えること**

脳卒中の原因として，年齢，食習慣，睡眠，運動，嗜好品，職業，などが影響していることがあるため分析します．また，運動機能やコミュニケーションに問題がある場合は，支援体制や環境調整が必要になるため家族構成や家屋の構造なども分析します．

■ **医学情報から考えること**

脳卒中の原因に関連する既往歴と一般情報の関連を分析し，再発予防のための教育を行います．また，脳卒中の症状である麻痺の程度，失語症の有無，意識障害の程度を分析し，日常生活活動や経済的支援の内容を判断します．

■ **本症例・事例に関する考え方，役割など**

本症例の主な看護問題は以下2点です．

①不全四肢麻痺，失語症に関連したセルフケア不足と職場復帰不可能：リハビリテーションによって不全四肢麻痺，全失語状態の回復はみられたとしても後遺症は残る可能性があります．後遺症によって，清潔，排泄などのセルフケアが不足する可能性があります．また，家族の支援が必要不可欠です．家族，医師，訪問看護師，ケースワーカー，理学療法士，作業療法士，言語聴覚士など含めたカンファレンスを計画し，回復状態，生活の場と環境の整備，経済面の支援，日常生活活動の支援について検討し，社会復帰に向けた準備を行います．

②首をボキボキする癖，睡眠時無呼吸症候群，バランスの悪い食事，運動不足による脳卒中再発のリスク：高血圧，糖尿病の既往歴および内臓肥満があることからバランスの悪い食事，運動不足が予測されます．どのような食生活，運動習慣，職業だったのか家族などから情報を得て改善のための教育を行います．標準体重にもどれば睡眠時無呼吸症候群の予防にもなります．また，首をボキボキする癖については，今後の回復状態によっては癖を直す教育を行います．

[糸井裕子]

保健師

■ **一般情報から考えること**

事例は45歳男性会社員です．脳梗塞と脳内出血の反復から両側不全麻痺と失語症を認めます．病状が安定し退院後には，在宅療養を経て社会復帰を目指します．この事例は主に病院地域連携室の保健師の支援対象者です．在宅療養や社会復帰を検討するために，追加で必要な一般情報を収集します．たとえば居住地域，家族構成などです．また事例は家計を支える世代であり，妻や子どもの年齢・職業の有無など経済状況の把握も重要です．その他，所属する会社や健康保険組合で利用可能な制度・資源の有無を確認します．会社側に保健師が在籍していれば連携をとり，制度の紹介や調整を依頼します．

■ **医学情報から考えること**

事例は現在入院中で，再発はみられずリハビリテーションを継続中です．会社を休業（または休職）中ですので，条件を満たせば高額医療費や傷病手当金の受給が可能です．また不全麻痺ですから，主治医や専門職と連携し，現在の日常生活動作（ADL）や残存機能から今後どの程度の回復が見込まれるのかをアセスメントし，社会復帰に向けた院外の連携・調整先を検討する必要があります．

■ **本症例・事例に関する考え方，役割など**

この事例では，在宅療養移行と社会復帰に向けた調

整支援，家族全体をとらえた健康課題への支援が保健師の役割です．要介護認定（事例は「特定疾病」という条件を満たすため利用可能）と障害者手帳（音声機能・言語機能の障害，肢体不自由）の取得は，在宅療養に必要な介護・障害福祉サービスの費用助成につながるため利用を勧めます．また障害福祉サービスの自立訓練（リハビリテーション）や就労移行支援（職場復帰の準備としての訓練や支援）は在宅療養中の社会参加として重要です．一定の機能回復を得て障害者雇用などで職場復帰可となれば，会社の産業医や保健師と主治医の連携を調整します．家族がいる場合は家族への精神的支援も行い，経済的な困窮や子どもの成長・学習への影響が予測されれば，自治体の保健師につなげます．

[大谷喜美江]

診療情報管理士

■一般情報から考えること

主訴は脳梗塞，脳内出血の反復，元気がない，既往歴には高血圧症，糖尿病，睡眠時無呼吸があります．また，本症例の生活歴は喫煙20本/日（脳梗塞発症後禁煙），医療上の問題点として内臓肥満があげられます．

■医学情報から考えること

本症例の主傷病名は血管内大細胞型B細胞性悪性リンパ腫症（C85.7 M9711/3）で，併存症には脳梗塞，脳内出血，失語症，不全四肢麻痺（G82.4），てんかん重積状態，仙骨部褥瘡，軽度貧血などがあります．

治療として化学療法が行われています．また，開頭脳生検が実施されています．

問題指向型診療記録より問題リストとして，①微熱，②食欲低下，③体重減少があげられます．

■本症例・事例に関する考え方，役割など

①入院中：一般情報および医学情報より，非ホジキンリンパ腫と判断し，DPCコード（130030xx97x3xx）を付与します．なお，本事例は脳卒中であるが，主傷病名および治療内容より非ホジキンリンパ腫のDPCコードが付与され，脳卒中（脳梗塞，脳内出血の反復）は併存症となります．

当該DPCコードにおける全国の平均在院日数（41日）および出来高算定に切り替わる在院日数（95日以降）について，本症例の退院に向けた目安として，医師，看護師，医療ソーシャルワーカーなどへ情報提供します．

DPCコードの変更を伴う診療行為の実施（放射線療法など）や合併症などが発症した際は，変更後の在院日数情報を調査し，医師，看護師，医療ソーシャルワーカーなどへ情報提供することが望まれます．

②退院後：診療記録および退院時要約の監査を行います．その際，主傷病名（血管内大細胞型B細胞性悪性リンパ腫症），併存症（脳梗塞，脳内出血，仙骨部褥瘡など），治療内容（開頭脳生検など），などが適切に記載されていることを確認します．

診療記録を参照し，在院日数，診療報酬請求点数などの診療情報をデータベース化します．その際，主傷病名や併存症に加えて，入院経路（精査目的による紹介転院），入院中の他診療科への受診歴（血液内科）などを漏れなく登録します．

本症例はがん症例であるため，患者属性，がんの診断日，がんの発見経緯，がんの種類および進行度などを，がん登録情報としてデータベース化します．

診療情報の分析を行い，その結果を病院管理者，医師などへ情報提供します．その際，脳性麻痺などの合併症を有する症例の在院日数は，全国の平均在院日数よりも長期化する可能性が高いことに留意します．また，褥瘡の傷病名は，臨床指標（褥瘡発生率）としても重要となるため，常時集計できるようデータベース化しておきます（本事例では，2014年4月版の診療報酬点数などを用いました）．

[桜澤邦男，滝澤雅美，山本康弘]

介護福祉士

45歳の男性が脳卒中のため入院，リハビリテーションを継続している症例です．神経内科に入院中という現段階では生活支援を行う介護福祉士との直接の関連性は低いですが，今後，どのような生活の場（他病院への転院，福祉施設，介護施設，自宅復帰）に移行するにしても，介護福祉士との関わりが生じることが予想されます．なぜなら，脳卒中ではほとんどの場合に何らかの後遺症が残り，その結果，施設や自宅での生活はもとより，病院であっても日々の生活のさまざまな場面で介護福祉士による支援が必要となるからです．

有効な生活支援のため，介護福祉士は医療ソーシャルワーカー（病院の場合），相談員（施設の場合），ケアマネジャー（自宅の場合）と連携しながら，支援に必要な情報を収集することになります．その際に収集

する情報やその生かし方は事例1の脊髄損傷の症例と基本的に同じですが，本事例は年齢が45歳の会社員なので，特に仕事に関わる情報が重要となります．すぐに職場復帰できないとしても，仕事に関する話が本人のリハビリテーションに関する意欲を高める可能性があります．また，入院時は全失語状態であるということから，その後の改善があるとしても，これまでどのような生活習慣や嗜好があったかの情報を知りそれを日々の生活支援に生かすことができれば，失語状態にある本人が感じる違和感やストレスを少しでも減らすことができるでしょう． ［小林雅彦，藤江慎二］

相談援助職

①支援のポイント：脳卒中は，脳のどの部位がどの程度障害されたかによって症状が異なりますが，一命をとりとめても多くの場合後遺症が残ります．半身麻痺が多く，その他に構音障害や嚥下障害，高次脳機能障害などさまざまな障害が残ることもあります．早期のリハビリは効果がありますが，多くの場合数ヶ月するとほぼ状態は固定します．したがって，麻痺が残った状態で日々の生活を送ることとなるため，日常生活上の様々な支援が必要になります．また，仕事を持っている場合，復帰が困難になります．再発リスクも高いため，周囲の見守りも必要となります．

②必要な一般情報：家族に関する情報が特に重要です．脳卒中ではリハビリを行いますが，すぐに成果が出るわけではなく，また完全に元の状態に戻ることは難しいものです．そのため，患者に寄り添い励まし続ける家族（またはそれに代わる人）の存在は重要です．そして，麻痺が残った状態で生活していくわけですから，麻痺の部位や程度による違いはあるものの，同居家族による支援が得られるかどうかが在宅復帰の可能性を左右します．家族がいない場合，一般に在宅復帰は困難です．さらに，後遺症の影響でたとえば文字が思うように書けないことで患者がイライラして家族関係が悪くなることもあり，家族の有無だけでなく，その関係の変化についても留意する必要があります．

また，在宅復帰を検討する場合は，麻痺に対応して自宅の段差解消や手すりの取り付け等も必要になることから，住まいの環境に関する情報も必要です．仮にエレベーターのないアパートの上層階に住んでいれば，引っ越しも検討することとなります．

③福祉サービス等の利用にあたって：本症例は45歳ですが，介護保険制度では40歳以上は第2号被保険者として保険に加入しており，要介護になった原因が特定疾病（脳血管疾患，初老期の認知症などの15の疾病に限られる）に該当すれば介護保険サービスを利用できることから，介護保険サービスが利用可能だと考えられます．また，身体障害者手帳を取得して障害福祉サービスを利用することも可能であり，これらの手続きをしているかどうかの情報（確認）も必要です． ［小林雅彦］

事例 3 糖尿病

【症　例】84歳女性.
【生活歴】喫煙・飲酒なし.
【現病歴】60歳のとき2型糖尿病を発症し，外来通院治療を継続していた．夫との二人暮らしで，76歳で認知症と診断されて以降は夫が世話をし，薬の管理も行っていたが，食事療法は守られていなかった．ADLは保たれており夫に連れられ散歩や買い物に出かけていたが，次第に外出を嫌がるようになった．尿失禁があるためおむつを使用していた．糖尿病は，経口糖尿病薬（DPP-4阻害薬およびα-グルコシダーゼ阻害薬）とインスリングラルギンとの併用療法を行っていた．毎日夫が注射し内服させていたが，徐々にコントロールが悪化しHbA1cが9％を超える状態が継続していた．2日前より37.4℃の発熱があり，食思不振，歩行困難，意識レベル低下を認めたため救急車で搬送され救急外来を受診となった.

【内服薬】シタグリプチンリン50 mg，ボグリボース0.6 mg，ドネペジル5 mg，アムロジピン5 mg，シンバスタチン5 mg，アスピリン81 mg，インスリングラルギン朝8単位.
【既往歴】82歳　電気アンカによる低温熱傷.
【出産歴】2回，普通分娩，巨大児なし.
【家族歴】父，心筋梗塞.

■入院時現症

身長154 cm，体重50 kg，BMI 21.1，体温36.7度，血圧117/75 mmHg　脈拍数133回/min 整，呼吸数28回/min，意識JCS 3，瞳孔3.0 mm/3.0 mm，対光反射両側迅速，貧血なし，黄疸なし，口腔，舌乾燥著明，肺野清，心音純，雑音なし，腹部平坦軟圧痛なし腸蠕動音低下，下腿浮腫腫なし，皮膚turgor低下，両側アキレス腱反射低下.

■検査所見

末梢血：WBC 9900/μL，RBC 400万/μL，Hb 11.8 g/dL，Ht 37.9％，Plt 24.4×10^4/μL.

生化学：PG 754 mg/dL，HbA1c 9.3％，TP 8.5 g/dL，BUN 78.6 mg/dL，Cre 1.91 mg/dL，Na 163 mEq/L，K 4.4 mEq/L，Cl 124 mEq/L，CRP 13.7 mg/dL，血清浸透圧404 mOsm/L，尿中微量アルブミン155 mg/g・CRT，（CKD分類G2A2，糖尿病腎症2期).

内分泌学的検査：TSH 2.1 μIU/mL，FT3 2.6 pg/mL，FT4 1.1 ng/dL，血清C-peptide 2.3 ng/dL，蓄尿C-peptide 62.8 μg/day.

腫瘍マーカー：CEA 10.0 ng/mL，CA19-9　6 U/mL.

検尿：比重1.032，蛋白＋，糖4＋，ケトン体−，潜血2＋．尿沈渣RBC 10〜30/毎，WBC 10〜30/毎，細菌3＋.

動脈血ガス：pH 7.32，pCO$_2$ 42 mmHg，pO$_2$ 85 mmHg，HCO$_3$ 19.6 mmol/L，BE 5.9 mmol/L，AG 14.8 mmol/L，SaO$_2$ 95.2％.

胸部X-P：心胸郭比44.2％，肺野に異常陰影を認めず.

心電図：洞性頻脈：133/min，非特異的ST-T変化.

動脈硬化検査：血圧脈波検査（CAVI）右9.7/左9.8（標準値9.9±0.9），足関節上腕血圧比（ABI）右1.14/左1.11（基準値0.91〜1.40).

頸動脈エコー：中内膜肥厚度IMT右1.3 mm/左1.3 mm，軽度の肥厚.

自律神経検査：心電図CVR-R 1.4％，軽度低下.

脳MRI：前頭葉皮質下，放線冠に多発性ラクナ梗塞，動脈硬化性変化あり.

■入院後経過

著明な高血糖を認め，計算式［血漿浸透圧＝2 Na（mEq/L）＋血糖（mg/dL）/18＋BUN（mg/dL）/2.8］より求めた血清浸透圧は404 mOsm/Lと高値であり，尿ケトン体が陰性でアシドーシスも認めなかったことより高血糖高浸透圧症候群と診断した．意識レベルの低下を認めたため，脳MRIを施行したところ，前頭葉皮質下，放線冠に多発性ラクナ梗塞が認められたが，新たな出血や梗塞像は認められず，高血糖高浸透圧症候群による意識レベルの低下と判断した．発熱の原因

は，白血球増加，CRP 高値，尿沈渣にて白血球多数，細菌 3 ＋から尿路感染症によるものと診断した．

急性期の初期治療として，輸液，インスリン療法，および抗菌薬の投与を開始した．脱水の補正には，循環血流量を保つために，初期には通常生理食塩水を用いるとされるが，本症例では高 Na 血症を認めたため 1/2 生理食塩水にて開始し，尿バルーンを留置して尿量確認を行った．インスリンは速効型インスリンを 5 単位/hr の速度で持続静脈内投与を行い，1 時間あたり血糖値が 100 mg/dL 程度で低下するように速度を調節した．抗菌薬はセファゾリンナトリウム 1 g を 1 日 2 回投与した．

治療開始後，4 時間にて 2 L の輸液を行い，血糖値は 250 mg/dL まで低下した．その後，インスリンの持続注入は中止し，4 時間ごとのスライディングスケールに変更して皮下注投与とした．また輸液も 1/2 生理食塩水から 5％ブドウ糖液に変更し，血清 K が低下してきたため，補充を開始した．5％ブドウ糖液 1 L 輸液後，さらに 3 号液に変更した．尿量は確保されていたので，24 時間で 4 L の輸液を行い，K は 1 日で 60 mEq/L 補充した．経過中，脳浮腫による意識レベルの悪化や肺水腫による呼吸状態の悪化は認められず，また脱水の改善とともに頻脈も改善した．第 2 病日の輸液は 2 L，第 3 病日は 1 L，第 4 病日は 0.5 L に減量し，電解質も血清 Na 142 mEq/L，K 4.0 mEq/L，CRT 0.88 mg/dL に改善した．

誤嚥性肺炎もなく，嚥下機能は保たれており，むせも認められなかったので，第 3 病日より全粥の食事を再開し，以後インスリンは超速効型と持効型の併用による強化療法に変更し，血糖値をみながら投与量を調整した．

尿路感染症は 7 日間の抗菌薬投与にて軽快した．全身状態は改善し，食事（EC 1200 kcal）の摂取も良好となった．

血糖値が安定した第 8 病日に施行した血清 C-peptide および蓄尿 C-peptide の測定から，内因性インスリン分泌が保たれていることが判明し，インスリンから経口糖尿病薬への変更が可能と判断した．

シタグリプチンリン 50 mg を再開し，インスリンを徐々に減量した．退院前にはインスリンから離脱でき，シタグリプチンリン 50 mg とグリクラザイド 40 mg（SU 薬）の併用にて良好なコントロールが得られた．

入院前の家庭での生活状況は，食事は夫が調理していたが，弁当や惣菜が多く，また菓子パン，菓子類，アイスクリーム，清涼飲料水など甘いものを購入しており，食事療法はまったく守られていなかった．失禁のためおむつをしていたが，おむつ替えが面倒であり，回数を減らすため飲水量も制限していた．また排便のためトイレに連れていくのも重くて大変だった．内服薬は服用しないことがたびたびあり残薬を認めた．外出することも少なく，寒い冬の日は 1 日中こたつで過ごすことも多かった．

運動機能は上下肢とも麻痺は認めず，筋力は軽度低下していたため，筋力保持，向上のためにリハビリを開始し，最終的に杖にて自力歩行可能となった．入院中に転倒転落はなかった．

夜間せん妄など精神症状は認めなかったが，意欲はなく寝ていることが多く，排泄も自力では困難でありおむつ使用は継続となった．

内服薬はできるだけ数を減らして一包化することにしたが，低血糖防止のため糖尿病薬は別包とし食後の服用とした．食事量が少ない場合はグリクラザイドの服用は中止とした．脱水予防のため，毎日 1 L 以上の水分摂取をお茶，またはミネラルウォーターで行うことにした．

高齢の夫のみでの介護は困難と判断し療養施設への転院を勧めたが，夫の同意が得られず，在宅での介護計画を立案した．

夫には食事療法の重要性を理解してもらい，甘いものは控えるように指導した．またインスリン注射と血糖自己測定，さらに低血糖およびシックデイの際の対処方法も再指導した．ホームヘルパーは，体調に変化が無いかどうか毎日朝夕の見回りを行い，日中は家で過ごすことを少なくするため，週 4 回デイホームへ行くこととした．また，週 1 回の訪問看護で，全身状態のチェックと服薬状況の把握をすることにした．

退院後は外来通院を継続し HbA1c は 7％後半から 8％台で推移していたが，4 か月後に再び高血糖高浸透圧症候群となり入院し，臀部仙骨部に褥瘡も認められた．夫には介護疲れがみられ，自身の糖尿病状態も悪化しており，これまでと同様に自宅で生活することは困難と判断し療養施設への転院となった．

［小山一憲］

治療計画

　本症例は，認知症合併 2 型糖尿病の高齢者が高血糖高浸透圧症候群を繰り返した症例である．

　高血糖高浸透圧症候群は，著しい高血糖（600 mg/dL 以上）と高度な脱水に基づく高浸透圧血症により循環不全をきたしている状態であるが，ケトン体の産生増加を伴わないので著しいアシドーシスは認めない（pH 7.3～7.4）．しかし，対応を誤ると生命にかかわる糖尿病の急性合併症の一つである．高齢（65 歳以上）の 2 型糖尿病患者が，感染症，脳血管障害，手術，高カロリー輸液，利尿薬やステロイドホルモン投与に高血糖をきたした場合に発症しやすく，発症まで数日かかるとされる．

　本症例では，高齢による渇感覚の低下，慢性的な水分摂取の減少に加えて，尿路感染症を併発したことより高血糖高浸透圧症候群に至ったと考えられた．

　高齢者は慢性疾患や老年症候群を複数有していることが多く，また認知機能の低下，巧緻運動障害，嚥下障害，薬局までのアクセス不良，経済的事情，多剤併用など薬剤療法に対するアドヒアランスを低下させる要因は多岐にわたっている．このため高齢者では有害事象を起こしやすい．有害事象を起こしやすい薬に関しては，とくに慎重に適用を考慮しなければならない．また多剤併用（とくに 6 剤以上）に伴って予期せぬ相互作用や薬物有害事象の危険性は高くなるため，可能な限り多剤併用は避けなければならない．

　高齢者の糖尿病患者では，肝・腎予備力低下による薬剤の副作用に注意が必要であり，原則的に少量から薬物を開始し，薬物に対する反応・薬物有害事象をモニターしながら漸増する．

　経口糖尿病薬において，スルホニル尿素（SU）薬による低血糖，ビグアナイド薬による乳酸アシドーシス，チアゾリジン薬による浮腫，心不全，骨折，α-グルコシダーゼ阻害薬による腸閉塞，DPP-4 阻害薬では SU 薬との併用で重篤な低血糖，SGLT2 阻害薬による脱水などの有害事象に注意し，薬剤の選択および投与量は慎重に考慮する必要がある（表 1）．

　DPP-4 阻害薬は血糖依存性にインスリン分泌を促進するため，単独使用では低血糖を起こしにくく，また重篤な副作用の少ないので高齢者に適しているとされ，現在では最も使用頻度の高い薬剤となっている．

　高齢者では代謝能の低下による薬物血中濃度の増加・効果延長，食事摂取量の低下や不安定性，認知機能低下による内服薬・インスリンの過量使用・誤使用，自律神経機能の低下に伴う警告症状の減弱・消失などから低血糖のリスクが増大している．このため警告症状である動悸，発汗，手指などの交感神経症状が乏しく，いきなり意識レベルの低下や異常行動，けいれん，さらに昏睡に陥ることが多く，認知症や脳血管障害と間違われることがある．したがって，このような症状がみられた場合，頻回に血糖値を測定し，低血糖が認められれば適切にブドウ糖を投与し症状を改善させ，原因をよく精査しなけ

表 1　経口血糖降下薬

機　序	種　類	主な作用	重篤な副作用
インスリン抵抗性改善系	ビグアナイド薬	肝臓での糖新生の抑制	乳酸アシドーシス
	チアゾリジン薬	骨格筋・肝臓でのインスリン感受性の改善	浮腫・心不全・骨折
インスリン分泌促進系	スルホニル尿素薬（SU 薬）	インスリン分泌の促進	低血糖
	グリニド薬	より速やかなインスリン分泌の促進・食後高血糖の改善	低血糖
	DPP-4 阻害薬	血糖依存性のインスリン分泌の促進とグルカゴン分泌抑制	SU 薬との併用で低血糖
糖吸収・排泄調整系	α-グルコシダーゼ阻害薬	炭水化物の吸収遅延・食後高血糖の改善	腸閉塞
	SGLT2 阻害薬	腎での再吸収阻害による尿中ブドウ糖排泄促進	脱水症，尿路感染症

［糖尿病治療ガイド 2014-1015，p.29 より一部改変］

ればならない．さらに薬剤の変更あるいは減量して再調整することも考慮しなければならない．

SU薬による低血糖では意識障害が遷延し2～3日続く場合があり，SU薬による低血糖で搬送された場合，ブドウ糖の投与で一時的に意識レベルが回復しても再び低血糖に陥る可能性が高いため，必ず入院させなければならない．とくにSU薬とDPP-4阻害薬の併用では重篤な低血糖が報告されており，併用する際にはSU薬をあらかじめ減量する必要があり，日本糖尿病学会より適正使用に関するRecommendationが出されている．本症例でもSU薬であるグリクラジドが併用されており，低血糖には十分に注意する必要がある．

高齢者糖尿病の管理，とくに治療においては家族の協力と社会的支援が非常に重要である．糖尿病治療では，食事・運動療法が基本であり，良好なコントロールが得られない場合に薬物療法を行うが，高齢者では食事療法が遵守されないことが多く，また筋力の低下や膝関節症などの整形外科的疾患により運動療法も不十分な場合が多い．服薬においてもさまざまな合併症を有することが多いため，薬剤の種類が多くなり，また複雑な服薬方法となるため，残薬が多くなりアドヒアランスが低下している．このため血糖コントロールが悪化しやすく，そのため薬を増量されるという悪循環に陥って，低血糖を起こしやすい状況になることもある．したがって，服薬アドヒアランスについては本人だけでなく家族や介護者からも定期的に情報を収集し，アドヒアランスを低下させる要因を同定し予防・改善に努めなければならない．優先度が低い薬剤は中止するとともに，合剤の使用や一包化，剤形の変更など服用が簡便になるよう工夫することも大切である．

本症例では幸いにもインスリン治療から離脱できたが，高齢者のインスリン治療では困難を伴うことが多い．単位設定や手技など適切に行えないことが多く，また強化療法など頻回の注射では打ち忘れることも多い．このため，頻回の注射はできるだけ避けて1日1回の持続型インスリンを，家族または介護者の援助のもとで確実に行う方法が多くなっている．また最近では，内因性インスリンの残存している場合には，低血糖を起こしにくいGLP-1受容体作動薬をインスリンの代替として使用することもある．

血糖コントロール目標値は，血糖正常化を目指す際の目標HbA1c 6%未満，合併症予防のための目標7%未満，治療強化が困難な際の目標8%未満が日本糖尿病学会より示されているが，年齢，罹病期間，低血糖の危険性，サポート体制などを考慮して個別に設定するとされており，高齢者ではやや高めに設定することが望ましいとされる．本症例のように認知症を合併している糖尿病患者では，低血糖症状に乏しく，かつ気づかれにくく対処も遅れがちになるため，目標のHbA1cは緩めの8%程度とし，厳格なコントロールは避けるべきである．

今後，日本が超高齢者社会へ移行していくなかで，高齢の糖尿病患者数は確実に増加しており，また治療困難なケースも増加している．身体的，社会的，そして精神的に健やかで豊かな人生を送られるようにするためには，高齢者糖尿病の特徴をよく理解し，密接な連携を通じて患者に関するさまざまな情報を共有し，またそれぞれの専門性を生かしたチーム医療により，患者中心の適切な医療および多方面からの療養指導を提供し実践していく必要がある．

〔小山一憲〕

文献

1) 日本糖尿病学会編著，糖尿病治療ガイド2014-2015, p. 25, 29, 35, 69-70, 73-75, 91.
2) 厚生労働科学研究費補助金（長寿科学総合研究事業）「高齢者に対する適切な医療提供に関する研究」研究班，高齢者に体する適切な指針，日老医誌，51：89-96, 2013.

臨床推論の要点

薬剤師

■ 一般情報から考えること

糖尿病は1型と2型に分類されるが，我が国においては90%以上が2型であり，インスリン分泌能の低下に加え，インスリン抵抗性が増大することにより発症します．長期にわたる運動や食事などの生活習慣が関連するため，40代以上での発症が多くなっていま

す．インスリン抵抗性の発現は，過剰に蓄積した内臓脂肪のアディポサイトカインの変化によりリスクが高まると考えられています．BMIが25 kg/m^{2}の肥満合併型の糖尿病症例の場合には，インスリン抵抗性の改善を目指しつつ，メトホルミンの単独投与でHbA1cが目標に達しない場合にメトホルミンの増量や作用機序の異なる血糖降下薬と併用療法を検討します．

■ 医学情報から考えること

2型糖尿病の治療方針としては，食事療法や運動療法さらには薬物療法により血糖値を低下させることによって，合併症を予防することが第1目標となります．とくに病態が進行して細小血管が障害されることによって生ずる，腎症，網膜症，神経障害を予防あるいは進行を止める処置が必要となります．血清・蓄尿C-peptideの測定により内因子インスリン分泌能が保たれている場合には，経口糖尿病治療薬による治療を行います．また，これら糖尿病性慢性合併症に加えて，他の生活習慣病を併発している可能性が高く，高血圧や循環器疾患，脳血管疾患などに対する併用薬が使われている場合には，投与禁忌や慎重投与の薬剤の確認が必須となります．さらに，経口糖尿病治療薬では低血糖が主な副作用として認められるため，作用メカニズムをよく理解したうえで，副作用の発現を注意深く観察することが必要です．

■ 本症例・事例に関する考え方，役割など

認知症合併2型糖尿病の高齢者が糖尿病性慢性腎症を併発し，急性の合併症として高浸透圧性糖尿病性昏睡を繰り返した例です．高齢者では肝・腎機能の低下や代謝能が低下している場合が多く，予期せぬ薬物相互作用や有害事象の発現に注意する必要があります．また，食事，運動療法が適切に行われていないため，家族を含め，生活習慣の把握・指導が大切です．服薬のアドヒアランスに関してはとくに注意を払い，血糖コントロールの維持に努めます．本症例のように治療効果が困難な場合には，HbA1cの目標は8%未満として経過を観察します．　　　　　　　［浅野　哲，八木秀樹］

診療放射線技師

糖尿病患者では慢性合併症の予防と早期発見が重要であり，定期的な画像検査が行われます．診療放射線技師はこれらの検査に従事することになります．

慢性合併症は細小血管障害による3大合併症（糖尿病網膜症・糖尿病腎症・糖尿病神経障害）以外にも，大血管障害による脳梗塞の頻度が高くなります．それを早期に発見するためには，頭部MRI検査が必要になってきます．なお，高齢者の糖尿病患者ではとくに合併症を発症しやすいため，注意深い観察が必要です．このような定期的に検査を行う患者の場合，過去の検査画像を比較参照して診断することもしばしばあります．そのため，安易に撮影条件を変更しないよう注意が必要です．

糖尿病患者の検査中に診療放射線技師が気を付けたいことは，患者の低血糖発作です．とくに薬物療法を行っている患者に対しては，検査中の身体的変化（発汗，手指のふるえ，動悸，不安感など）を見逃さないように注意します．検査によっては食事制限を行っている場合もあるため，低血糖に陥りやすい要因となります．また，糖尿病では骨芽細胞の減少や活性型ビタミンDの不足によるカルシウム吸収が低下するために骨粗鬆症になっている患者がいます．非常に骨折しやすいため，患者の検査台への移動や車椅子への移乗の際には注意する必要があります．　　　　［樋口清孝］

視能訓練士

■ 一般情報・医学情報から考えること

84歳，夫と2人暮らし，76歳で認知症と診断されてからは，高齢の夫に世話を受けている状況です．夫だけの介護では困難と考えられますが，夫の同意が得られず在宅介護になっています．現病歴や入院経過からは，夫や介護スタッフに内科だけではなく眼科受診の重要性を理解してもらい，定期的な受診を促すことが必要であると考えられます．

現在，患者は軽度の白内障と単純網膜症と診断されていますが，60歳で2型糖尿病を発症し罹患期間が24年と長く，血糖コントロールも不良なので，複数の眼合併症を発症する可能性があります．認知症と診断されていることに加え，高血糖による末梢神経障害を起こしている場合には，角膜症や緑内障などの痛みを伴う疾患でも痛みを感じにくくなり，自覚症状が乏しくなることから，医師や視能訓練士をはじめ医療スタッフの注意深い観察が重要になります．

■ 本症例・事例に関する考え方，役割など

糖尿病の眼合併症には，①網膜症，②白内障，③角膜症，④ぶどう膜炎，⑤緑内障，⑥視神経症，⑦眼球運動障害，⑧屈折・調節障害などがあります．内科と眼科で患者の情報を共有し連携した治療が必要で，視

能訓練士の果たす役割が大きい疾患です．視能訓練士は①〜⑧のすべての疾患に対して視機能検査に携わり，医師とともに患者と向き合います．ここでは検査だけではなく，視能矯正に携わることが多い眼球運動障害と屈折・ピント調節の障害について述べます．

眼球運動障害は実践過程（p.45）に示すように，見る方向によって物が2つにダブって見える（複視）動眼神経麻痺や外転神経麻痺がしばしばみられます．血糖コントロールで4か月以内にほとんどの例が改善されますが，その間複視のために不自由を訴えます．経過観察後，複視が残ってしまった場合や不自由の訴えが強い場合は，対症療法としてプリズム眼鏡の処方を検討します．本症例は他の合併症による視力低下のため，複視があったとしても訴えない可能性があります．

屈折・ピント調節障害は急激に血糖コントロールされたときに，年齢にかかわらず一時的に屈折値が変化（遠視化・近視化）したりピント調節能が悪くなったりします．本症例は84歳と高齢であり，老視との区別がつきません．血糖コントロールが改善されたときに，今まで見えていた老眼鏡が合わないなどの訴えや眼鏡処方の希望があっても，血糖値が安定するまで2か月程度は経過観察が必要です．眼鏡の度数変更などは見合わせることを患者本人や家族に説明する必要があります．

[藤山由紀子]

理学療法士

■一般情報から考えること

本症例は，60歳から2型糖尿病の診断により治療を行っています．2型糖尿病の合併症は，罹病期間が8年で末梢神経障害，12年で網膜症，15年で腎症と段階的に障害され，この罹病期間を目安に考えます．本症例は罹病期間が24年であり，腎症を発症しているため末梢神経障害，網膜症，腎症のすべてに注意が必要です．また，入院前から本人は認知症で，夫が食事療法とインスリン注射の薬物療法の役割を担っており，食事療法は守られておらず，コントロールが悪化している状態であったため，夫への指導がとくに重要となります．

■医学情報から考えること

高血糖高浸透圧症候群に特有な血圧低下，頻脈，意識障害の状態変化を医師，看護師など多職種で組織的に情報共有します．安全に運動療法を実施するためには頻脈（脈拍数133回/分整），頻呼吸（呼吸数28回/分）のバイタルサインとCRP，Cre，BUNが高値となっている生化学データに着目します．さらに，糖尿病腎症Ⅱ期で蛋白尿が出ているため，運動負荷の設定は慎重に行います．また，現病歴の2型糖尿病には低血糖発作のリスクがあり，冷汗，めまい，息切れ，吐き気，動悸などの症状には十分注意が必要です．本症例はケトン体（−）で運動療法が実施可能ですが，目のかすみと見えにくさを訴えていることから医師や視能訓練士と連携を行い網膜症に関する詳細な情報収集が今後求められます．

■本症例・事例に関する考え方，役割など

本症例に対し，理学療法士は安全かつ効果的な運動療法の実践を指導することが役割です．目標は，入院のきっかけとなった高血糖高浸透圧症候群の症状を改善し，適切な薬物療法，食事療法，運動療法により糖尿病が悪化しないような在宅生活が送れるようになることです．効果的な運動療法には有酸素運動とレジスタンス運動の2つがあります．有酸素運動は低血糖を起こしやすいため，血糖コントロールが安定した段階で，食後に中等度の運動を30分程度，週3〜4回の頻度で行います．またレジスタンス運動は，抵抗負荷の筋力増強により筋で消費する糖を増やすことが可能であり，糖尿病患者の運動療法に推奨されています．しかし，過度な抵抗負荷でのレジスタンス運動は血圧を上昇させやすく，増殖性網膜症では新生血管が破れ，失明につながる危険性があるため注意が必要です．薬物療法，食事療法，運動療法のすべてを認知症の本人に代わって夫に理解してもらうことが重要となります．

[石坂正大，久保 晃]

作業療法士

■一般情報から考えること

症例は84歳と高齢で，キーパーソンである夫も高齢であることが推測されます．食事療法が守られていなかったことから，対象者と夫の両者に糖尿病の理解不足があった可能性が高いです．夫の心身機能，介護負担の程度とともに子どもや兄弟・友人など他の支援者がいないか調査をします．また，介護認定の有無や，今後活用できる社会資源についての情報も収集しておきます．

■医学情報から考えること

入院時の脳画像では，脳血管性認知症の可能性が認められ，糖尿病の適切な管理ができれば認知症の進行

もある程度抑えられる可能性が示唆されます．今回の発症の背景には，不適切な食事や介護の手間に起因する飲水量の制限，本人の意欲低下による活動量の低下，服薬順守ができなかったことがあげられます．本人の認知症の程度や夫の糖尿病の理解などを評価し，疾病を管理しながら生活する体制を築く必要があります．入院前のADLは，排泄や服薬管理，外出に介助が必要な状態で，活動量が低く廃用症候群を引き起こしていたことが考えられます．入院以前からの廃用症状に加え，今回の臥床による症状が加わり，ADLはさらに低下した可能性があります．

■ **本症例・事例に関する考え方，役割など**

作業療法では，廃用症候群に対して入院早期から心身機能の維持・改善，ADLの改善を図ります．ADLに関しては，とくに移動，尿意・便意の有無，排泄動作について評価を行い，自宅内における移動手段と排泄の方法について検討していきます．その際，転倒・転落の危険性があることも念頭に入れておく必要があります．意欲低下により，さらに臥床傾向となる可能性も考えられるため，病前生活や生活歴から本人の興味・関心を調査し，離床につながる活動を探して利用していきます．介助負担を減じるためには，本人のADL能力向上に加え，夫への介助方法指導や家庭の環境整備も必要です．介護認定を受けていない場合には，申請を勧め介護負担軽減と服薬管理の徹底を図るためにどのような介護保険サービスを利用すべきか検討します．

[五味幸寛，小賀野 操]

言語聴覚士

言語聴覚士が糖尿病そのものの治療に関与することはありません．しかし糖尿病は認知症発症を促進する因子であり，本事例のように認知症を合併する場合も多いです．近年では2型糖尿病患者の約7割にMCI（mild cognitive impairment，軽度認知障害）の疑いがあると報告されており，脳血管性認知症，アルツハイマー型認知症をもつ者を合わせると，何らかの認知機能障害を呈する糖尿病患者は少なくないと推察されます．

他稿で述べた認知症を呈する患者の支援に加え，糖尿病患者の場合は，インスリンの自己接種，服薬管理，低温熱傷の危険性についての自己管理などが重要です．これには記憶を中心とした認知機能が重要であり，その低下は事例の生命を脅かす可能性もあります．

保たれている認知機能と障害されている認知機能を正しく評価し，過不足なく支援することが重要です．

本事例では前頭葉皮質下および放線冠にラクナ梗塞を認めました．現在のところ構音障害や嚥下障害は認めませんが，今後，これらの症状を呈する可能性があります．その場合には言語聴覚士がコミュニケーション能力，摂食・嚥下機能について専門的支援を行います．服薬アドヒアランス低下の予防には認知機能や摂食・嚥下機能の評価が重要であり，言語聴覚士は両者を包括的に評価し，確実に服薬できる方法について情報を提供します．

[小森規代，城間将江]

看 護 師

■ **一般情報から考えること**

糖尿病の病態を安定に保つためには，患者が現在の病態を理解し，日常生活行動を見直し対処しなければなりません．そこで，患者の発達の特徴と役割，認知度および食事，活動，嗜好などのセルフケアの程度を分析します．また，対処には，家族の支援が重要になることがあるため家族構成や支援内容を分析します．

■ **医学情報から考えること**

糖尿病の症状，治療内容は，退院後の日常生活行動を見直し対処するために患者が正しく認知していなければならない知識です．患者の認知度を分析し，教育に役立てるために必要です．また，合併症は，患者のセルフケアの方法に影響を与えるため確認が重要です．

■ **本症例・事例に関する考え方，役割など**

本症例の主な看護問題は以下の2点です．

①高齢，認知症，合併症，治療に対する理解不足，支援体制の不足，セルフケア不足に関連した非効果的自己健康管理：84歳女性で，老化現象に加えて認知症があり，自身の病態，治療に対する理解が不十分です．また筋力の低下もあり，日常生活行動の低下から食事療法に対応した調理ができなくなり糖尿病のコントロールができなくなったと考えられます．高齢の夫がサポートしていましたが夫も病態についての理解不足と介護による疲労から薬の管理，食事の管理不足に陥り糖尿病が悪化したと考えられます．また，目のかすみ（網膜症）がありインスリンの自己注射は困難であるため，夫のサポートが必須です．病態について夫にわかりやすく教育し，健康管理行動が行える支援体制についてケースワーカーを含めて検討します．

②おむつ使用，動脈硬化による末梢循環不十分，82

歳電気アンカによる低温熱傷の既往，神経症による皮膚損傷のリスク：おむつの使用により皮膚の湿潤が高まり，排泄物の付着などから皮膚の危弱化，動脈硬化による末梢循環不十分により褥瘡の再発の可能性があるため，排泄時の皮膚の清潔方法と褥瘡予防について教育を行います．また，82歳電気アンカによる低温熱傷の既往もあり糖尿病性神経症による感覚障害に伴う皮膚損傷の可能性と治癒遅延が予測されるため，フットケアや観察方法について教育を行います．［糸井裕子］

保健師

■一般情報から考えること

事例は80代女性の高齢糖尿病患者で，認知症も認めます．高齢の夫と二人暮らしでいわゆる「老々介護」の状態です．外来通院中に高血糖高浸透圧症候群を2回繰り返しました．夫はいったん在宅療養を希望しますが，疲労もあり最終的に介護療養型医療施設へ転院しました．事例の施設入所中は，夫は一人暮らしとなります．

追加で必要となる一般情報には，事例の要介護度と認知症の程度，夫の年齢，基礎疾患と健康状態，世帯の収入など経済状況，キーパーソンとなる別居家族の有無などがあげられます．事例のケアマネージャー，病院地域連携室の保健師，地域包括支援センターの保健師，自治体の介護担当部門の保健師が連携・協働して支援すべき事例です．

■医学情報から考えること

高齢糖尿病患者で認知症があり在宅療養中の血糖コントロールが悪いことから，医師の指示通りの薬物療法を行い高血糖高浸透圧症候群の予防をするためにも施設入所は妥当です．

■本症例・事例に関する考え方，役割など

家族の課題は事例の施設へのスムーズな転院と介護療養生活の継続，高齢の夫の健康管理と介護予防となります．地域連携室の保健師は服薬の飲み忘れの予防について本人・家族へ説明し，服薬カレンダーなどの工夫を検討します．また認知症であり環境変化による症状悪化を予防するため，ケアマネージャーと協力し丁寧な医療・介護経過のサマリーを作成し療養施設へ申し送りをします．

地域包括支援センターの保健師は，自治体介護予防担当部門と連携し，独居の夫の健康状態やADLのアセスメントを行い，介護疲れへの精神的支援や状況変化のモニタリングのために定期的な訪問を行います．高齢男性であり，高血圧などの基礎疾患があっても配慮した食事の調整は難しいため，惣菜の選び方やバランスのよい弁当の配食サービス利用などを含め具体的な保健指導を行い，介護者である夫自身の体調を悪化させないことが重要です．

［大谷喜美江］

診療情報管理士

■一般情報から考えること

主訴は発熱，食意不振，歩行困難，意識レベルの低下，既往歴には2型糖尿病（経口糖尿病薬，インスリングラルギンの併用）（発症年齢：60歳），認知症があります（発症年齢：76歳）．

医療上の問題点として，糖尿病に対する食事療法が守られていないこと，尿失禁があることがあげられます．

■医学情報から考えること

本症例の主傷病名は2型糖尿病・高血糖高浸透圧症候群（E11.6）で，併存症には糖尿病性腎症，多発性ラクナ梗塞，尿路感染症，高Na血症，白内障，単純網膜症があります．

問題指向型診療記録より問題リストとして，①意識レベル低下，②発熱，③歩行困難があげられます．

■本症例・事例に関する考え方，役割など

①入院中：一般情報および医学情報より，2型糖尿病（糖尿病性ケトアシドーシスを除く）と判断し，DPCコード（100070xxxxxxxx）を付与します．

当該DPCコードにおける全国の平均在院日数（15日）および出来高算定に切り替わる在院日数（29日以降）について，本症例の退院に向けた目安として，医師，看護師，医療ソーシャルワーカーなどへ情報提供します．

DPCコードの変更を伴う診療行為の実施や合併症などが発症した際は，変更後の在院日数情報を調査し，医師，看護師，医療ソーシャルワーカーなどへ情報提供することが望まれます．

②退院後：診療記録および退院時要約の監査を行います．その際，主傷病名（2型糖尿病・高血糖高浸透圧症候群），血糖管理の経過，次回外来受診日などが適切に記載されていることを確認します．

診療記録を参照し，在院日数，診療報酬請求点数などの診療情報をデータベース化します．その際，救急車による搬送，入院中の他診療科への受診歴（眼科：

白内障，単純網膜症），退院後の在宅療養（食事療法，週1回の訪問看護）などを漏れなく登録します．

　診療情報の分析を行い，その結果を病院管理者，医師などへ情報提供します．その際，糖尿病に起因した合併症を有する症例の在院日数は，全国の平均在院日数よりも長期化する可能性が高いことに留意しながら分析します．（本事例では，2014年4月版の診療報酬点数などを用いました）［桜澤邦男，滝澤雅美，山本康弘］

介護福祉士

　本症例は糖尿病（高血糖）のある高齢者で，療養施設（医療型療養病床）に入院している事例です．事例における考察の部分ですでに指摘されているように，適切な医療と多方面からの療養指導が中心であり，介護福祉士との関連性は高いとはいえません．今後"チーム医療"の段階から介護福祉士も関わっていく段階である"チームケア"に移行したときに，介護福祉士としての具体的役割が生まれます．

　ただし，現段階でもまったく介護福祉士が携わる理由がないわけではありません．HbA1cはやや高めではあるが，厳格なコントロールは避けるべきとの方針であり，糖尿病に対する医学的な対応を医療職が実施する中で，どのように生活の中で食事や運動に楽しみを感じてもらえるように支援するのかは一つの着眼点でしょう．また，褥瘡，筋力低下，脱水，関節症などの合併症に対する生活の中での支援も必要です．さらに，詳細な症状等の記載はないものの認知症も発症しているため，どのような能力が残されているのかを情報収集しながら進行予防をしたり，BPSDの危険因子を常日頃より取り除いていく対応が重要です．

　入院中より，療養施設を退院した後の生活を想定した支援，家族介護者へのフォロー（介護指導を含む）を検討していくことも必要です．［小林雅彦，藤江慎二］

相談援助職

　①支援のポイント：糖尿病の治療には，食事療法，運動療法，薬物療法および患者教育がありますが，いずれも継続的に行う必要があり，服薬やインスリン自己注射を患者本人ができない場合，家族等の支援が必要になります．その場合，単に家族の有無だけでなく，適切に役割を果たせるかどうかを判断するための家族の詳細な情報収集が必要です．そして，仮に各種の在宅サービスを活用しても在宅での対応が困難であれば，施設入所も検討することとなります．

　②必要な一般情報：前述の通り，家族に関する情報が特に重要です．一般には，家族のもっている理解力や協力姿勢，具体的な知識や技術がポイントになります．本症例では当初，夫が世話をし薬の管理も行っていましたが食事療法は守られていませんでした．この場合，夫が食事療法の必要性自体を理解できないのか，必要性は理解できているが何らかの理由でできないのかといった点についてのさらなる情報収集が必要であり，それにより支援方法を絞ることができます．また，本症例では「出産歴2回普通分娩」のみの記述なので現在の子どもの所在や関係は不明ですが，仮に近くに住んでいれば子どもから支援を受けられる可能性もあることから，同居家族以外の家族や親族の情報も収集する必要があります．

　一方，糖尿病では長期間継続して費用負担が必要なことから，本人や家族の経済状態に関する情報を収集し，必要に応じて公費助成の活用を検討する必要があります．仮に経済状態が豊かであれば，費用を自己負担して民間の宅配サービスによる糖尿病食を活用しながら食事療法に取り組める可能性があり，その点でも経済状態の把握は重要です．

　③福祉サービスなどの利用にあたって：本症例では，ホームヘルプと訪問看護を利用していることから，服薬状況や全身状態の確認が期待できます．このように，各種の在宅サービスは家族の役割を一定程度代替できることから，これまでの在宅サービスの利用状況に関する情報も必要です．これまで利用したことがなければ，当該地域の在宅サービスに関する情報を収集する必要があります．また，患者はおむつを継続的に使用していますが，おむつ購入費用の補助制度を独自に設けている市町村もあることから，地元自治体の独自制度に関する情報収集も必要です．　　　　　［小林雅彦］

事例 4 アルツハイマー病

症例1　アルツハイマー型認知症

【症　例】79歳男性（昭和8年2月生まれ）
【家族構成など】東京巣鴨生まれ．生家は鉄工所．妻とともに長男家族（長男夫妻と孫2人）と同居．
【教育歴】大学卒．小学校以来の成績を「中」と答える．
【職　歴】会社員（ビニール製品販売：営業担当），その後妻経営の化粧品店手伝い．
【既往歴】大病なし．2年前脱肛で地域基幹病院受診．

1	お歳はいくつですか？（2年までの誤差は正解）			0 ①
2	今日は何年何月何日ですか？何曜日ですか？（年月日，曜日が正解でそれぞれ1点ずつ）		年 月 日 曜日	⓪ 1 0 ① ⓪ 1 ⓪ 1
3	私たちがいまいるところはどこですか？ （自発的にできれば2点，5秒おいて家ですか？病院ですか？施設ですか？の中から正しい選択をすれば1点）			0 1 ②
4	これから言う3つの言葉を言ってみてください．あとでまた聞きますのでよく覚えておいてください．（以下の系列のいずれか1つで，採用した系列に○印をつけておく） 1： a)桜　b)猫　c)電車 2： a)梅　b)犬　c)自動車			0 ① 0 ① 0 ①
5	100から7を順番に引いてください． （100－7は？，それからまた7を引くと？と質問する．最初の答えが不正解の場合，打ち切る）		(93) (86)	0 ① ⓪ 1
6	私がこれから言う数字を逆さまからいってください． （6-8-2, 3-5-2-9を逆にいってもらう，3桁逆唱に失敗したら，打ち切る）		2-8-6 9-2-5-3	⓪ 1 ⓪ 1
7	先ほど覚えてもらった言葉をもう一度言ってみてください． （自発的に回答があれば各2点，もし回答がない場合以下のヒントを与え正解であれば1点） a)植物　b)動物　c)乗り物			a: ⓪ 1 2 b: ⓪ 1 2 c: ⓪ 1 2
8	これから5つの品物を見せます．それを隠しますのでなにがあったか言ってください． （時計，鍵，タバコ，ペン，硬貨など必ず相互に無関係なもの）			0 1 2 3 ④ 5
9	知ってる野菜の名前をできるだけ多く言ってください． （答えた野菜の名前を右欄に記入する．途中で詰まり，約10秒間待っても出ない場合には，そこで打ち切る） 0〜5＝0点，6＝1点，7＝2点，8＝3点，9＝4点，10＝5点			0 1 2 3 4 ⑤
			合計得点	17

図1　改訂長谷川式簡易知能評価スケール（HDS-R）
○評価は症例1の検査結果．

表1　Demographic characteristics of all subjects

	CDR 0 (normal)	CDR 0.5 (questionable AD)	CDR 1 (mild AD)	CDR 2 & 3 (moderate & severe AD)
n (male/female)	26 (20/6)	33 (22/11)	30 (21／9)	20 (16/4)
age (year)	70±8.3	72.6±9.1	77.0±6.3	74.6±:8.6
MMSE	27.4±1.5	24.1±2.0	20.9±1.9	14.8±3.0
HDS-R	24.8±5.7	21.4±4.6	16.3±4.4	11.5±2.8

(注) mean ± SD, CDR : clinical dementia rating, MMSE : mini mental state examination, HDS-R : The revised version of Hasegawa dementia scale, AD : Alzheimer disease

［橋爪敏彦，アルツハイマー病の重症度と痴呆テストバッテリーの意義．慈恵医大誌，119：41-50，2004 を改変］

■ 初診時所見

受診時の1年前から物忘れが出現した．受診当月の初めに長男家族と同居のためI町からE市へ転居した．これを機会に認知機能低下が顕在化．物の置き忘れ，日付・曜日を間違える，朝食のメニューを思い出せないなどの症状を家族が心配し，長男の発案で知人に勧められて2012年7月末に認知症疾患治療センターを受診する．初診時，清潔な甚平姿で妻と長男夫妻と受診（キーパーソン：長男）．

最近の物忘れに家族が驚いているが，本人は物忘れを深刻には認識していない様子で他人事のように話を聞いている．戸締りの不安，火の不始末はない．物を失くすが物盗られ妄想はない．やや緊張の面持ちではあるが，機嫌は良く，うつ状態なし．

■ 検　　査

血圧：188/107，脈拍72整．
身体症状：胸腹部理学所見に異常なし，神経学的異常所見なし．

認知症評価テスト（図1）：HDS-Rスコア17/30点．失見当識と記名力低下が目立つ．

初期診断を中等症[注1]（表1）のアルツハイマー病とした．確定診断のため，MRI，脳血流検査を行った．

MRI所見（図3,4）：右優位の海馬～海馬傍回萎縮．

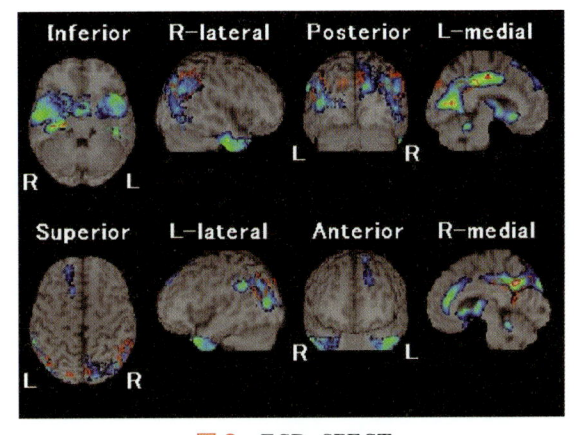

図2　ECD-SPECT

表2　疾患特異領域解析結果

1. 疾患特異領域（後帯状回，楔前部，頭頂）の血流低下程度（Severity）	2.19

〔疾患特異領域内のz＞0のみのzスコア〕
疾患特異領域における血流低下の程度を表す指標の1つ．松田ら[1]の健常者40例とアルツハイマー型認知症40例のMCI時期での^{99m}Tc-ECD SPECTによる検討では，閾値を1.19としたときに両群の識別能の正診率は85%．

2. 疾患特異領域（後帯状回，楔前部，頭頂）の血流低下領域の割合（Extent）	59.82%

〔疾患特異領域内のz＞0のボクセルの割合〕
疾患特異領域における血流低下の程度を表す指標の1つ．松田ら[1]の健常者40例とアルツハイマー型認知症40例のMCI時期での^{99m}Tc-ECD SPECTによる検討では，閾値を14.2としたときに両群の識別能の正診率は86%．

3. 疾患特異領域（後帯状回，楔前部，頭頂）の全脳の血流低下領域の割合の比較（Ratio）	4.87倍

〔全脳の血流低下を1とした場合〕
脳血流低下側において，全脳で$z≧2$のボクセルが占める割合に対する疾患特異領域内で$z≧2$のボクセルが占める割合の比．松田ら[1]の健常者40例とアルツハイマー型認知症40例のMCI時期での^{99m}c-ECD SPECTによる検討では，閾値を2.22倍としたときに両群の識別能の正診率は80%．

(注) 解析結果は，影像条件や被検者のバイアスなどの各種条件により変動するものであり，あくまでも参考値．

1) Matsuda, H. et al., Automated discrimination between very early Alzheimer's disease and controls using an easy Z-score imaging system for multicenter brain perfusion SPECT. AJNR Am J Neuroradiol., **26**：735-6, 2002.

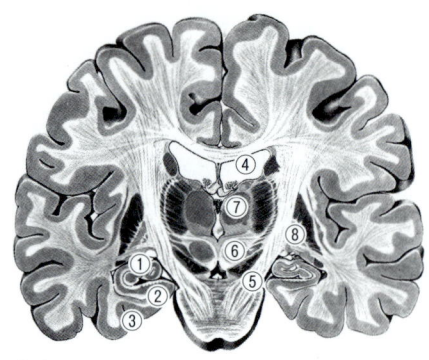

①海馬体，②海馬傍回，③側副溝，④側脳室
⑤黒質，⑥赤核，⑦視床，⑧レンズ核

図3　MRI所見（海馬体・海馬傍回の萎縮，側副溝の開大，側脳室の拡張などがAD所見）
［水野昇ら訳，図説中枢神経系第2版，医学書院，1999］

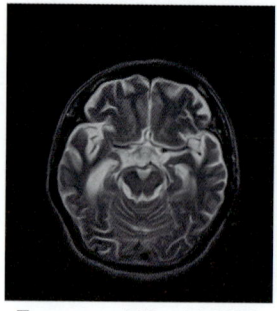

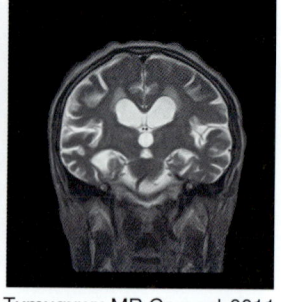

Txmxgxwx MR axial-0008　　Txmxgxwx MR Coronal-0011

図4　海馬～海馬傍回の萎縮

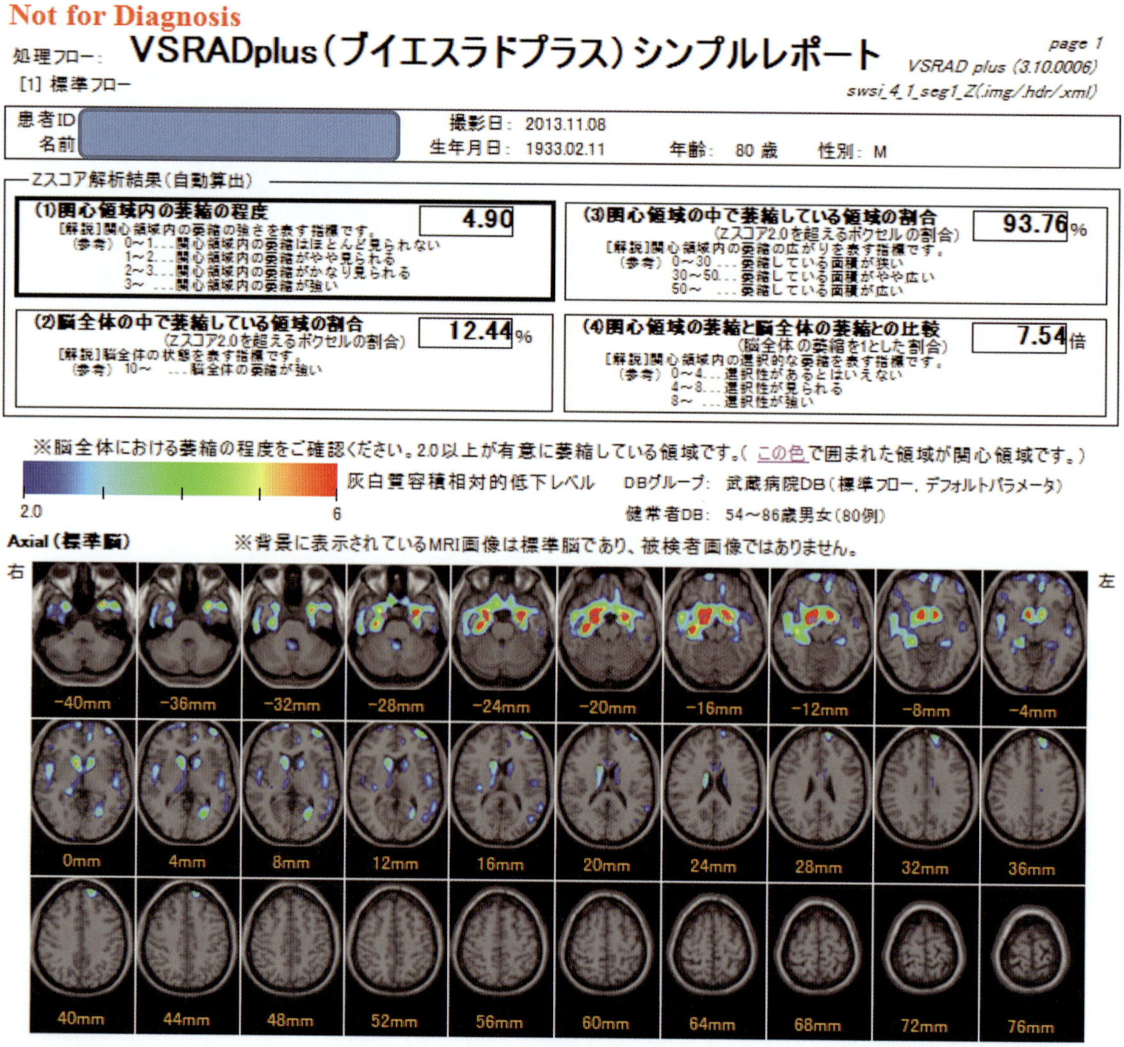

図5　VSRAD

VSRAD（図 5）Z-Score－＝4.90（7.54 倍）．左右対称性脳室壁周囲白質の Leucoensephalopathy．明らかな脳血管性病変，全般性脳萎縮，脳幹萎縮は認めない．

脳血流検査（図 2）：ECD-SPECT．帯状回後部，頭頂部，側頭葉前部の血流低下を認める．診断支援 eZIS 解析（表 2）結果でも矛盾しない結果である．

以上，評価テスト結果と画像検査所見からアルツハイマー病の診断が確定．未申請であった介護保険申請をしてサービス需給準備を整える．

Mini-Mental State Examination（MMSE）

得点：30 点満点

検査日：200　年　月　日　曜日　　施設名：

被験者：　　　男・女　　生年月日：明・大・昭　年　月　日　歳

プロフィールは事前または事後に記入します。　　検査者：

	質問と注意点	回答	得点
1（5点）時間の見当識	「今日は何日ですか」　＊最初の質問で、被験者の回答に複数の項目が含まれていてもよい。その場合、該当する項目の質問は省く。	日	0　1
	「今年は何年ですか」	年	0　1
	「今の季節は何ですか」		0　1
	「今日は何曜日ですか」	曜日	0　1
	「今月は何月ですか」	月	0　1
2（5点）場所の見当識	「ここは都道府県でいうと何ですか」		0　1
	「ここは何市（＊町・村・区など）ですか」		0　1
	「ここはどこですか」（＊回答が地名の場合、この施設の名前は何ですか、と質問をかえる。正答は建物名のみ）		0　1
	「ここは何階ですか」	階	0　1
	「ここは何地方ですか」		0　1
3（3点）即時想起	「今から私がいう言葉を覚えてくり返し言ってください。『さくら、ねこ、電車』はい、どうぞ」＊テスターは3つの言葉を1秒に1つずつ言う。その後、被験者にくり返させ、この時点でいくつ言えたかで得点を与える。＊正答1つにつき1点。合計3点満点。「今の言葉は、後で聞くので覚えておいてください」＊この3つの言葉は、質問5で再び復唱させるので3つ全部答えられなかった被験者については、全部答えられるようになるまでくり返す（ただし6回まで）。		0　1　2　3
4（5点）計算	「100から順番に7をくり返しひいてください」＊5回くり返し7を引かせ、正答1つにつき1点。合計5点満点。正答例：93　86　79　72　65　＊答えが止まってしまった場合は「それから」と促す。		0 1 2 3 4 5
5（3点）遅延再生	「さっき私が言った3つの言葉は何でしたか」＊質問3で提示した言葉を再度復唱させる。		0 1 2 3
6（2点）物品呼称	時計（又は鍵）を見せながら「これは何ですか？」鉛筆を見せながら「これは何ですか？」＊正答1つにつき1点。合計2点満点。		0 1 2
7（1点）文の復唱	「今から私がいう文を覚えてくり返し言ってください。『みんなで力を合わせて綱を引きます』」＊口頭でゆっくり、はっきりと言い、くり返させる。1回で正確に答えられた場合1点を与える。		0　1
8（3点）口頭指示	＊紙を机に置いた状態で教示を始める。「今から私がいう通りにしてください。右手にこの紙を持ってください。それを半分に折りたたんでください。そして私にください」＊各段階毎に正しく作業した場合に1点ずつ与える。合計3点満点。		0 1 2 3
9（1点）書字指示	「この文を読んで、この通りにしてください」＊被験者は音読でも黙読でもかまわない。実際に目を閉じれば1点を与える。	裏面に質問有	0　1
10（1点）自発書字	「この部分に何か文章を書いてください。どんな文章でもかまいません」＊テスターが例文を与えてはならない。意味のある文章ならば正答とする。（＊名詞のみは誤答、状態などを示す四字熟語は正答）	裏面に質問有	0　1
11（1点）図形模写	「この図形を正確にそのまま書き写してください」＊模写は角が10個あり、2つの五角形が交差していることが正答の条件。手指のふるえなどはかまわない。	裏面に質問有	0　1

9.「この文を読んで、この通りにしてください」

「目（め）を閉（と）じてください」

10.「この部分に何か文章を書いてください。どんな文章でもかまいません」

11.「この図形を正確にそのまま書き写してください」

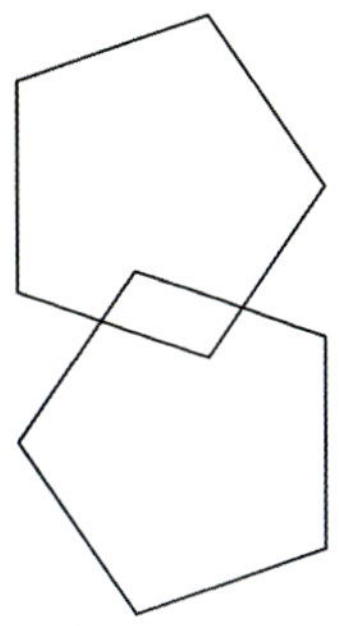

図 6　DMMSE

■外来通院経過

治療：ドネペジール塩酸塩口腔崩壊錠（アリセプト®）を3 mg/日から漸増し，消化器症状など副作用がないことを確認して10 mg/日に増量．間もなくしてムカつきと食欲低下を訴える．同じコリンエステラーゼ阻害剤であるリバスチグミン経皮吸収型製剤（リバスタッチパッチ®）に切り替えた[注2]．ゆっくり漸増して18 mg/日を維持量とする．高血圧に対してバルサルタン（ディオバン®）80 mg/日併用．降圧不十分なためアロチノロール（アルマール）10 mg/日を追加して安定．

介護保険申請の結果要介護1の認定．週2回のデイサービスを利用開始．順調な経過，秋には犬を飼った．孫2人を含めて賑やかな家族の中で生活．10か月後の2013年5月に認知症再評価：MMSE（図6）を行ったところ，25/30とやや改善を示した．

2014年5月の認知症評価ではHDS-Rは15/30でやや悪化を認めた．CDT（時計描画テスト）はほぼ正確．しかし妹が訪ねてきても翌日には忘れている．2015年2月物忘れがひどくなったとの妻の指摘あり．徐々に見当識障害も目立ち，当日の日付・曜日，受診病院名，年齢の質問に「わかんない」あるいは不正解となる．唯一生年月日のみ正答．

この頃から入浴を嫌がる．健忘，整容への無関心などが出現している．これまで認知評価も中等症以下に収まってきたことは，賑やかで温かな家族に囲まれて平穏に過ごし，デイサービス利用でリハビリテーション，他人とのコミュニケーションを図ってきたことで，これまでの症状の進行増悪・退行はゆっくりで，目立ったBPSD[注3]もなく過ごしてきたが，画像検査からは中等症以上の障害なので発症から4年を経過してこれからがより慎重な対応が必要となるであろう．

[横地正之]

[注1] HDS-R　評点と重症度
- 非痴呆　　24.27 ± 3.91
- 軽　度　　19.10 ± 5.04
- 中等度　　15.43 ± 3.68
- やや高度　10.73 ± 5.40
- 非常に高度　4.04 ± 2.62

[注2] 現在発売中の薬剤
現在使用されているアルツハイマー病の治療薬は大きく分けて2種類に分かれる．

① **コリンエステラーゼ阻害薬**：ADでは主にマイネルト基底核から投射される神経伝達物質であるアセチルコリンの活性が低下しており，これを分解するコリンエステラーゼの活性を阻害する薬剤である．現在日本では以下の3種類の薬剤が供与されている．
- ドネペジル（Donepezil　アリセプト®）
- ガランタミン（Galantamine　レミニール®）
- リバスチグミン（Rivastigmine　リバスタッチパッチ® イクセロンパッチ®．経皮吸収の貼り薬）．

② **NMDA阻害薬**：メマンチン（Memantine メマリー®）
その他，より根本治療薬として以下が臨床研究中である．
- Aβ（アミロイドベータ）ワクチン療法
- 抗Aβモノクローナル抗体療法

[注3] BPSD（behavioral and psychological symptoms of dementia; 認知症の行動・心理症状）
健忘や失見当識などの中核症状に対して周辺症状と呼ばれる．不眠，易怒性，幻覚，妄想などの症状を呈し，介護に支障をきたす．

文　献

1) 公益財団法人長寿科学振興財団，http://www.tyojyu.or.jp/hp/page000000300/hpg000000217.htm
2) Meguro, K. *et al*, Prevalence of dementia and dementing diseases in Japan：the Tajiri project. *Arch Neurol*., 59：1109-1114, 2002.
3) 熊谷 亮ほか：順天堂東京江東高齢者医療センターにおける精神科病棟入院患者の現状．順天堂医学，**54**：468-473, 2008.

臨床推論の要点

薬　剤　師

■一般情報から考えること
剤形の選択は患者の状態で，その人に合っている薬剤を選択すべきです．さらに，薬の飲み合わせも考慮に入れる必要があります．

■医学情報から考えること
アルツハイマー型認知症（病）（AD）の治療薬物としては，アセチルコリンエステラーゼ阻害薬（AChEI）（ドネペジル，ガランタミン，リバスチグミン）とNMDA受容体拮抗薬（メマンチン）がある．三つのAChEIの治療効果に明確な差はないとされます．そのなかでドネペジルは日本において1999年以降長年の使用経験があり，ADの軽度から高度まで適応があります．また，半減期も70～80時間と長く1日1回の内服投与が可能です．ガランタミン（半減期約7時間）

認　知　症

認知機能とは，五感（視る，聴く，触る，嗅ぐ，味わう）を通じて外部から入ってきた情報から物事や自分の置かれている状況を認識したり，言葉を自由に操ったり，計算したり，何かを記憶したり学習したり，問題解決のために深く考えたりといった，いわば人の知的機能を総称した概念である[1]．

認知症（dementia）とは，正常に発達し，一度獲得した認知機能（cognitive function）・知能が後天的な脳の器質的障害により不可逆的に低下する状態を来たし，日常生活や社会生活に支障をきたすようになった状態をいう．もちろん意識障害やせん妄はない状態が前提である．

認知症には病変の首座による分類や成因による分類などから多数の疾患が列挙されるが，大脳皮質病変を主座とするものに前頭葉・側頭葉前方部障害の前頭側頭型認知症（frontotemporal dementia：FTD）があり，頭頂葉，側頭葉，後頭葉を首座とするアルツハイマー病（Alzheimer's disease：AD），レビー小体型認知症（dementia with Lewy bodies：DLB）がある．

症例1で呈示するADは，1906年ドイツの医師Alois Alzheimer（図1）が報告し，1910年には精神医学の教科書に「アルツハイマー病」と記載されたのに始まる．

ADの神経病理学的特徴は，脳萎縮，老人斑，神経原線維変化である（図2）．

認知症の病型分布（図3）上段[2]は地域疫学統計，下段は一病院統計（文献3）を改変．

近年認知症のなかで比率が増えて2番目（図3下段）に多いといわれるレビー小体型認知症（DLB）を対照例として症例2に簡略に提示する．受診時主訴が「物忘れ」で共通するが，中核症状の違い，検査結果の違いによる鑑別診断に注目すること．

[横地正之]

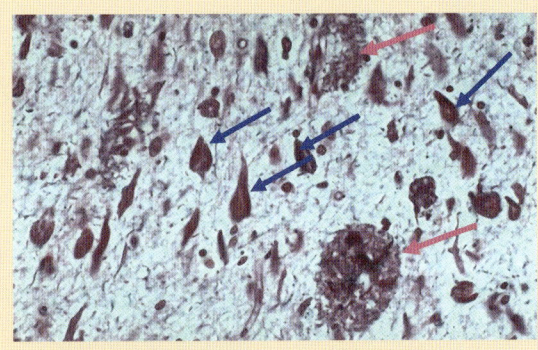

青：①老人斑（主成分：アミロイド・ベータ蛋白（Aβ）），
　　②神経原線維変化（主成分：異常リン酸化タウ蛋白），
桃：③神経細胞の脱落

図2　アルツハイマー型認知症の脳病変の特徴
　　　メセナミン-Bodian染色［アルツハイマー病研究会スライドキットより．原図：金沢大学神経内科　山田正仁］

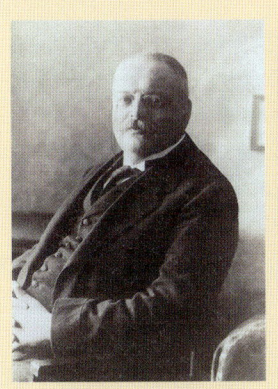

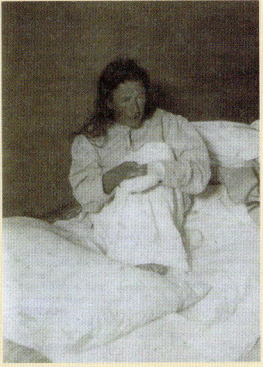

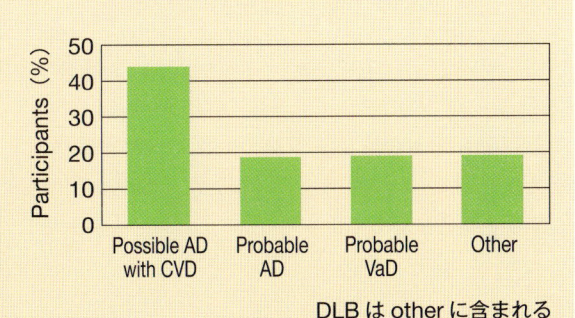

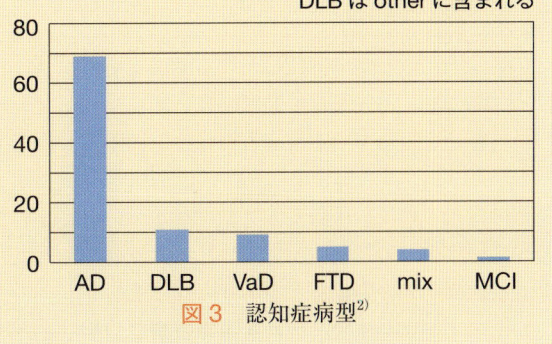

図1　Alzheimer博士［アルツハイマー病研究スライドキットより］

DLBはotherに含まれる

図3　認知症病型[2]

およびリバスチグミン（半減期約3時間）（両薬剤とも2011年発売）は軽度〜中等度ADに適応を有しています．リバスチグミンはADに対する唯一の貼付薬であり，薬物の血中移行がより緩徐で持続的なため経口剤で多くみられる消化器症状の出現が少ない利点があるとされます．しかし，レビー小体型認知症にはガランタミンおよびリバスチグミンは適応がありません．

メマンチン（2011年発売）はADの軽度〜中等度には効果が低く，中等度〜高度に効果があるとされるNMDA受容体拮抗薬（半減期約70時間）です．とくに高度ADにおけるメマンチンとAChEIとの併用が有効とされ，併用療法は認知・行動・ADL機能・興奮・攻撃性・易刺激性・食行動異常などの認知症の行動・心理症状に有効であることが報告されています．

これらの薬剤は，現在のところ進行を少しでも抑える程度の効果しかありませんので，効果が認められないケースでは漫然と使わないようにすべきです．

■ **本症例・事例に関する考え方，役割など**

この症例におけるドネペジルでの消化器症状の出現は，AChEIであるドネペジルにより，末梢のムスカリン受容体へのアセチルコリン作用が増強したために発現したと考えます．薬を切り替えて対応しましたが，減薬して経過観察も一つの選択肢だったと考えます．また，AChEIには徐脈の副作用があるため，徐脈が起きないかもチェックしていく必要があります．また，他のAChEIとの併用をしないようにチェックしていく必要もあります．そのほか，AChEIの重篤な副作用として心ブロック，失神，肝障害があります．また，ARBであるバルサルタンやα・β遮断薬であるアロチノロールを服用しているので，この副作用にも留意する必要があります． ［天野 託］

診療放射線技師

アルツハイマー病の診断における画像診断の役割には，①認知症において最も頻度の高いアルツハイマー病の前駆期とされている健忘型の軽度認知障害の段階での早期診断，またはそれ以前での診断，②軽度認知障害の段階での予後予測，③アルツハイマー病と他の認知症性疾患との鑑別，④アルツハイマー病の進行度評価と治療効果の判定などがあげられます[1]．

初期のアルツハイマー病は前頭側頭型認知症などと比較しても一般的に意識レベルや注意集中力の変動は少ないとされています．しかし，進行すると気分や性格に変化が現れることがあり，ちょっとしたことで怯えたり不安がったりすることがあります．MRIや脳血流SPECTなどは比較的長い時間静止していなければならない検査であるため，検査中は常に患者の様子に気を配り観察している必要があります． ［樋口清孝］

文 献
1) 松田博史．アルツハイマー病の画像診断．日本老年医学会雑誌，**49**（4）：425-430，2012．

視能訓練士

■ **一般情報・医学情報から考えること**

①年齢（79歳）：年齢的に近見視力の低下，白内障による視力低下が考えられます．

②物の置き忘れ：注意力の低下だけではなく，視覚的問題が潜んでいる可能性があります．

③MRI所見（海馬，海馬傍回の萎縮）：海馬傍回は視覚性記憶の神経基盤として重要な部位であり，視覚記銘力の低下が想定されます．

④頭頂葉，側頭葉の血流低下：頭頂葉は視空間運動認知，側頭葉は色覚・物体認知に関わる脳領域であり，これらの機能低下が想定されます．

③と④は視知覚・視覚認知検査を行い，視覚特性を明らかにすることが可能です．現在作業療法士や言語聴覚士が実施することが多いですが，今後視能訓練士が積極的にかかわるべき検査といえます．

■ **本症例・事例に関する考え方，役割など**

この症例では視機能の検査所見および本人の困り感もありませんが，生活状況のなかで本人の行動について家族から情報収集します．たとえば，物が見えにくい症状がある，探し物や物の見落としが多い，よく物にぶつかるなどの症状の有無を確認し，想定される視機能障害の診断や治療に必要な検査を実施します．物の置き忘れの原因が見えないことによるものか，注意力の低下によるものなのかを検査で明確にしていく必要があります．年齢的なことやアルツハイマー病の特性を考慮すると，自覚的な訴えがなくても他覚的検査によって視覚的問題が明らかになる場合があります．アルツハイマー病の視覚的問題として読書障害，物の見落とし，奥行き・視空間認知障害，運動知覚障害，色覚障害が認められることが知られています．これらの症状は屈折矯正がきちんとなされていないために生じている場合もあり，眼科受診によって眼鏡調整など

を行うことで改善されることがあります．このように視覚入力系の問題を除外し適切な視環境を整えることが，視能訓練士として最も重要な役割といえます．この事例においても眼鏡使用状況を確認します．度数の合っていない眼鏡をかけていたり，装用方法が適切でないために見えにくいと訴えたりする場合も多いです．屈折矯正で視力が向上しない場合は白内障や網膜疾患であることが想定され，白内障の場合は手術を受けて視力が回復すると，認知症状が改善する事例や介護者の負担軽減につながる場合が少なくありません．また近年，網膜画像診断（OCT）検査を用いた評価がアルツハイマー病の診断に有用であると報告があり，患者への負担が少ない他覚的検査法として注目されています．

[内山仁志]

理学療法士

■一般情報から考えること

　身体機能を運動・動作から捉える専門家である理学療法士にとって，ほかに既往のない純粋な認知症患者は認知機能にだけ問題があるため専門外である，あるいは身体機能のリハビリテーションを実践しようにも認知機能障害では指示が入らないために難しいとして認知症患者を理学療法の対象から外して考えることは早計です．運動が脳機能に良い影響を与えるという複数の報告が国内外であり，理学療法士としても認知症患者の中核症状の維持，BPSDの維持・改善を目的とした運動療法を検討する場合があることを知っておくべきです．しかし，認知症患者の運動機能の向上は同時に徘徊行動をも促進するといった負の面も持ち合わせているため，認知症患者に対する運動療法の正負両面の効用を念頭に置いておくべきです．

■医学情報から考えること，本症例・事例に関する考え方，役割など

　症例情報にあるように，初診時（2012年7月）から再診時（2015年）まで目立ったBPSDはなく，さらに国際生活機能分類（ICF）の活動レベルに大きな問題はなく経過してきた経緯があります．また，再診時（2015年5月）も入浴を嫌がる，整容に対する関心の低さというように認知機能を原因とした活動レベル上の問題点が出現しているものの，ICFの心身機能・身体構造レベル，あるいはそれを原因とした活動レベル上の問題点は見当たりません．このため，この時点で理学療法士のすべきこととしては

① 現時点での心身機能・身体構造レベルの再評価
② ①項を原因とする活動・参加レベルの再評価，ならびに家族の介護負担の検討
③ 脳機能の維持・改善を目的とした運動療法プログラムの立案

があげられます．この際，本人の理解力を勘案するため認知機能評価を実施している医師，作業療法士，言語聴覚士ならびに活動レベルの状況の把握のために家族，デイサービス・スタッフ（看護師，介護職，ドライバーなど）との情報と目標の共有がなされなければなりません．

[下井俊典，久保　晃]

作業療法士

■一般情報から考えること

　症例は79歳で大学卒業との学歴から大学進学率の低い時代の大卒者で，本人の弁よりも知的レベルは高かったと予測します．また，営業職という職歴や退職後も妻の経営する化粧品店を手伝っていたという経歴から，他者との交流を好む性格であった可能性が考えられます．キーパーソンである長男は，病院の受診を勧める，同居をするなど症例に対して関心をもっており，家族の関係性も良好であることがうかがえます．

■医学情報から考えること

　受診時には，失見当識と記銘力低下がありましたが不安や火の不始末はなく問題行動はありませんでした．Alzheimer病の診断後，薬物療法に加えてデイサービスを利用することで外出の機会を確保できたこと，家族との関係性が良好であったことが認知機能の維持につながったと考えられます．2014年5月時点でのHDS-R結果やCDT結果から，記憶・見当識障害の進行が認められるものの，視空間認知は比較的保たれている可能性が示唆されます．

■本症例・事例に関する考え方，役割など

　作業療法では，現状の認知機能を把握するために，MMSEやHDS-Rなどこれまで実施されてきた検査による再評価を実施します．症例は物忘れの認識が乏しく，受診目的を十分に理解していない可能性があるため，検査施行時には丁寧な説明が必要になります．認知機能評価に加え，家庭やデイサービスにおける日常生活活動，社会参加や興味・関心について本人や家族から聴取し，症例の生活像を把握していきます．また，状況判断力の低下による転倒の予防や認知症の進行をできる限り抑制するためにも，本人の活動状況や

運動機能を評価し活動性の維持向上を図ります．

　発症から約4年後の現在，入浴拒否や整容への無関心などセルフケアにも問題が生じているため，家族および介護者の負担についても聴取しておくことが重要です．症例に対する具体的な接し方を介護者と話し合っていくことに加え，E市における地域資源（認知症の家族会や認知症カフェ）があれば参加をすすめ，本人・家族が孤立せず社会交流の機会をもてるように援助します．

[五味幸寛，小賀野 操]

言語聴覚士

■一般情報から考えること
　事例は本来知的レベルは高く，社交性が高かったと考えられます．性格，家族関係，日中の過ごし方，趣味などの情報も得ます．

■医学情報から考えること
　脳画像から認知機能障害（とくに健忘，地誌的見当識障害，意味機能障害，言語障害）を呈する可能性があります．

■本症例・事例に関する考え方，役割など
　言語聴覚士はデイサービス利用開始時から支援を行います．初診時のHDS-Rスコアは17/30で失見当識と記銘力低下を認めますが，この情報のみでは保たれている認知機能と障害されている認知機能を把握することは困難です．記銘力を例にとると，エピソード再生能力あるいは再認能力の程度を知ることは，家族や支援者が事例と適切なコミュニケーションをとり，日常生活における支援内容や方法を理解するうえで欠かすことができません．そのため言語聴覚士は神経心理学的評価，行動・コミュニケーション評価を行い，これらを正しく把握して家族や支援者に情報提供し，具体的な支援方法についてアドバイスを行います．その際，事例の障害された機能だけでなく保たれた機能を見つけることが重要です．また，家庭やデイサービスで継続できる役割を評価し，周囲の者による過介護の予防に努めます．

　とりわけコミュニケーション面の支援は重要です．AD患者の多くは老人性難聴や言語，記憶といった認知機能の低下によるコミュニケーションの問題を併せもちます．コミュニケーションの疎通性が低下し互いの心が通わない状況は人間関係を破綻させ，BPSD（behavioral and psychological symptoms of dementia, 行動や心理的側面の周辺症状）を引き起こす最大の要因となります．周囲の者が事例の認知機能を正しく知り支援に反映させることによって，事例は自尊心を保ち安心して普段の生活を維持することができます．

　本事例の摂食・嚥下機能については現時点では大きな問題がないようですが，認知機能と併せて評価を行い，誤嚥性肺炎予防，内服管理，および栄養管理に役立てます．

　ADの一部には失語症状が前景に立つ事例が少なからず存在し，この場合には病院の外来やデイケアにおいて支援します．また，物忘れ外来などで言語聴覚士が神経心理学的評価を実施し，家族や支援者に情報提供してコミュニケーション指導を行うこともあります．ADは進行性の疾患であるため，定期的に評価しながら症状に合わせた支援のあり方を検討する必要があります．

[小森規代，城間将江]

看護師

■一般情報から考えること
　認知機能の低下から，症状や経過を患者から正確に聴取することは難しいこと，家族環境や職業，日常生活状況などが認知機能の経過に影響することがあるため家族構成（キーパーソン）や職業，家庭における役割などの情報を分析することが必要です．また，年齢も認知機能に影響するため発達の特徴も分析する必要があります．さらに，喫煙習慣，便秘などは，高血圧などの発症に影響する情報です．

■医学情報から考えること
　脳血管性認知症は，高血圧，糖尿病，脂質異常症，脳動脈硬化などの危険因子として発病することがあるため観察します．また，上記病態の原因となる日常生活習慣や嗜好品などがあるため関連性を分析し，患者や家族に対する教育的介入が必要になります．

　認知症の程度に応じた看護介入が必要であるため，認知症評価の情報が重要になります．

■本症例・事例に関する考え方，役割など
　本症例の主な看護問題は以下の2点です．

　①2年前脱肛，高血圧，認知機能低下に関連した非効果的自己健康管理：2年前脱肛があること，認知症に伴う食事の摂取量や偏った食事による便秘が予測されます．また，症例は降圧剤を服用しています．排便時の努責は血圧の上昇を招き脳出血のリスクにつながりやすく認知機能にも影響するため，食事に対する介入が必要です．降圧剤やアルツハイマー病治療薬を服

用中ですが，認知の低下により服薬アドヒアランスの低下が予測されるため，家族を含めて治療薬の必要性について教育する必要があります．認知症の患者のケアでは，パーソン・センタード・ケアを考慮することが大切です．

②認知症の進行に伴う家族の負担：家族の介護負担なども予測されるため，家族の困っていることを傾聴し，必要に応じてケースワーカー，ケアマネジャーと情報を共有し，心理面や人的環境におけるサポートを行うことが必要です．

［糸井裕子］

保健師

■一般情報から考えること

事例は79歳男性，アルツハイマー病で外来通院中，要介護1でデイサービス利用中です．特記すべき既往歴はないため訪問看護の必要性は低く，また要介護認定とサービスの利用を開始していることから，担当ケアマネジャーが事例に必要な介護サービスを組み合わせた支援計画（ケアプラン）の立案と調整を行っています．外来通院中の高齢者ですから，地域で暮らしています．家族構成は把握されており，長男がキーパーソンです．追加で必要な一般情報には，家族の疾患への理解度，介護負担感の有無，家族の希望や思いなどがあります．

■医学情報から考えること

アルツハイマー病の発症後4年を経過し，画像検査結果で中等度以上の障害を認め，入浴拒否や整容への無関心も出現しています．これまでは症状の進行増悪がゆっくりでしたが，今後もし記憶機能や認知機能の低下がさらに進んだ場合，事例のさらなるADLの低下や地域での徘徊・帰宅困難，身体・精神症状の出現やいずれは寝たきりになることも考えられ，同居家族の精神的・身体的負荷が増加することが予想されます．

■本症例・事例に関する考え方，役割など

事例のADLと要介護度から考えるアセスメント，サービスの導入・調整とモニタリングはケアマネジャーによってすでになされています．今後の病状変化のモニタリングと，病状変化から予測される家族を含めた健康課題の検討・支援が保健師の役割です．病院地域連携室の保健師は病状に関する本人・家族の認識を確認しながら，定期的な見守り支援や行政保健師との連携を行います．また，自治体保健師は家族の思いや意向を確認しながら精神的な支援を行い，負担を抱え込みすぎないように配慮します．具体的には，短期入所やデイサービスなどのレスパイトサービスの利用や認知症患者家族会の紹介・利用推奨を行います．認知症は高齢者虐待のハイリスクですから，深刻な状態になる前に介護負担感を軽減するための支援が必要です．

［大谷喜美江］

診療情報管理士

■一般情報から考えること

主訴は物忘れ，既往歴には高血圧と脱肛（2年前）があります．

■医学情報から考えること

本症例の主傷病名はアルツハイマー病（G30.1†F00.1*）で，併存症に高血圧があります．

本症例ではSPECTを行っています．

問題指向型診療記録より問題リストとして，①物忘れと②高血圧があげられます．

■本症例・事例に関する考え方，役割など

本症例は，外来での経過観察を行っている症例です．本稿では仮に，入院による加療が必要となった場合を想定し，以下，本項目として記載することとします．

①入院中：一般情報および医学情報より，認知症（アルツハイマー型認知症）と判断し，DPCコード（010210xxxx1x0x）を付与します．

当該DPCコードにおける全国の平均在院日数（16日）および出来高算定に切り替わる在院日数（35日以降）について，本症例の退院に向けた目安として，医師，看護師，医療ソーシャルワーカーなどへ情報提供します．

DPCコードの変更を伴う診療行為の実施や合併症（肺炎，腎臓または尿路の感染症など）などが発症した際は，変更後の在院日数情報を調査し，医師，看護師，医療ソーシャルワーカーなどへ情報提供することが望まれます．

②退院後：診療記録および退院時要約の監査を行います．その際，主傷病名（アルツハイマー病），投薬治療の経過，認知症に対する評価などが適切に記載されていることを確認します．

診療記録を参照し，在院日数，診療報酬請求点数などの診療情報をデータベース化します．その際，介護保険の申請状況などを漏れなく登録します．

診療情報の分析を行い，その結果を病院管理者，医師などへ情報提供します．その際，SPECT検査，中

心静脈注射，人工腎臓，人工呼吸，の実施を有する症例の在院日数は，全国の平均在院日数よりも長期化する可能性が高いことに留意しながら分析します．（本事例では，2014年4月版の診療報酬点数などを用いました）

［桜澤邦男，滝澤雅美，山本康弘］

介護福祉士

本事例における介護福祉士の役割は大きいといえます．アルツハイマー型認知症（以下，認知症と略記）の高齢者で，現在は妻および長男家族と同居しながら在宅サービス（週2回デイサービス）を利用し，在宅生活を継続している事例です．認知症の症状では見当識障害が顕著にみられ，かつ入浴拒否や整容等への無関心といったいわゆる意欲低下も出現し始めています．他方，ストレングス的な視点でみれば，デイサービス利用に対しての拒否などはなく，他者との交流を図り，家族との関係も良好で平穏な日常を過ごしている状況（環境）にあり，これらを継続・強化しながら，在宅での生活をより良いものにしていくことが重要でしょう．

しかし，一般情報や生活情報，詳しい日常生活上の認知症状，これまでの本人の生活状況（なじみの視点等），本人や家族の考え・思い，本人や家族が生活している地域（E市）の情報等の記載がないため，本事例の記述だけで介護福祉士の役割を示すことは難しいといえます．換言すれば，上記の情報を収集しながら，本人および家族の望む在宅生活はどのようなもので，介護福祉士としてどのように携われるのかを検討していくことになります．特に見当識障害の悪化，入浴の拒否，意欲低下といった症状が出現し始めている現状を考えると，今後は日常生活上でBPSDの出現も十分に予測することができ，それらを予防していく非薬物療法が必要になってくるのではないでしょうか．具体的には，上記の不足している情報を収集しながら，本人の生活に即した認知症への対応や，回想法，RO（リアリティ・オリエンテーション），音楽療法，ユマニチュード，タクティールケアなどの検討が必要になってきます．また，在宅生活を継続することで家族の介護負担も増えていくため，家族支援の方法（レスパイトケアの導入，家族介護者教室や認知症カフェへの参加など）の検討も必要不可欠です．さらに，地域情報を収集し，地域のインフォーマルなサービスの有無や，それが本事例に活用可能なのかなど，検討も必要でしょう．

［小林雅彦，藤江慎二］

相談援助職

①支援のポイント：認知症を示すアルツハイマーの患者の支援では，生活環境の継続や安定が特に重要であり，変化が不安や混乱を増幅することを念頭におく必要があります．認知症の患者は日常生活の中で徘徊や不潔行為，大声などの周辺症状を示すことがありますが，これらの行為の一つ一つに意味があり，患者のこれまでの人生とつながっていることを前提に対応を検討する必要があります．終わりが見えない中での認知症患者の介護は，家族に精神的，肉体的に大きな負担を強いることから，家族の負担を十分考慮しながらの支援が必要となります．また，近年注目されている若年性認知症の患者の場合，仕事や収入等の面にも着目した支援が必要です．

②必要な一般情報：前述の通り周辺症状の意味や対応策を検討するうえで，生活歴（生育歴，結婚歴，職業歴）や住まいの状況，地域の環境，友人関係等の情報は必須です．仮に，今落ち着いた状態であればそれを継続するためにも生活歴を知っておく必要があります．次に，退院を検討する際には家族の状況や居住環境の情報が必要です．家族がいなければ自宅での一人暮らしは困難であり，老人保健施設などの入所を検討することになります．一方，家族がいても直ちに在宅での生活が可能となるわけではなく，大きな負担を伴う介護を現実に担えるかどうかを，本人や家族の意向を尊重しつつも十分慎重に見極める必要があります．本症例のように家族が複数・多世代揃っている場合はリスクが大きくありませんが，たとえば夫婦2人だけあるいは親子2人だけの生活で介護を続ければ，各種の在宅サービスを活用したとしても，共倒れや虐待のリスクが高まります．また，患者は危険回避行動が困難になるので，在宅生活を送る場合には生活環境の情報を入手し，あらかじめ予防策を講じる必要があります．

③福祉サービスなどの利用にあたって：若年性も含め，介護が必要であれば介護保険の対象になることから，手続きの有無を確認する必要があります．また，判断能力が著しく低下した場合，必要な契約行為を自ら行うことができないため成年後見制度の利用の検討が必要になりますが，利用の申し立てには原則として4親等内の親族の協力が必要になるので，親族に関する情報の収集も必要となります．

［小林雅彦］

症例2　レビー小体型認知症（DLB）（参考）

【症　例】87歳男性
【合併症】脂質異常症，高血圧で内科通院中．
【現病歴】2012年に物忘れを指摘され，介護保険予防給付を受けてデイサービスを利用していたが，夜間夢を見て嬌声を上げることが頻繁となりケアマネジャーが同行して2013年9月末に認知症疾患治療センターを受診．最近は夜半トイレに起き妻も一緒に起こしてしまう．夜半「暗い，暗い」と訴えて妻を困らせるなどの行動が指摘された．いわゆるレム睡眠期行動異常（RBD）の典型と思われる．明らかな幻覚は本人は否定するが，視覚異常（違和感）がある．また表情の乏しさ，固縮，上肢巧緻動作の障害，動作緩慢，小歩症によるちょこちょこ歩きなどのパーキンソン症状を認める．上肢肢節運動失行も観察された．見当識障害はなく，ニュースへの関心も旺盛で，MMSEは27/30であった．認知症疾患のうち，近年ADに次いで多いとされるDLBを疑い検索を行った．

■ 所　見
- ADAS-Cog 11.6/70．
- VSRAD：Z-Score 1.52（1.70倍）．
- ECD-SPECT（図1）：DLBに特徴的な後頭葉の血流低下．
- MIBG心筋シンチ（図2）：H/M＝1.14（delay）で著明低下．

以上の所見からDLB診断が確定し，せん妄に対して眠前にミアンセリン（テトラミド®），パーキンソニズムに対してL-Dopa（メネシット®），幻覚体験，RBDに対してドネジール（アリセプト®）と抑肝散Rを順次処方した．現在のところ身体症状，精神症状とも軽減ないし消失し順調な経過をたどっている．

［横地正之］

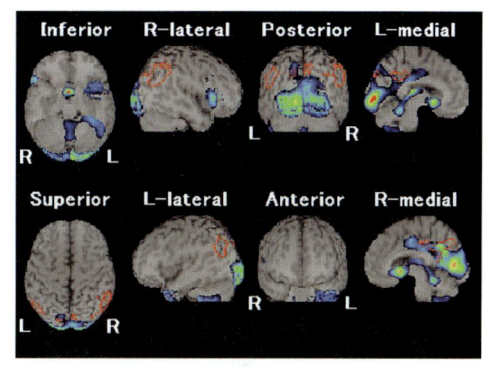

図1　ECD-SPECT（1）

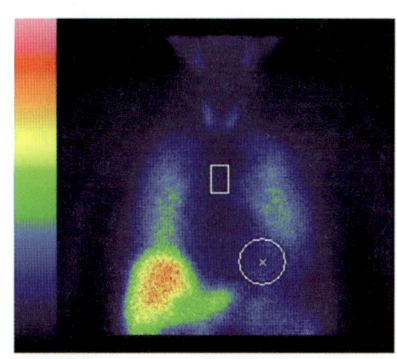

Heart　　　　32.0 count/pixel
Mediastinum　21.2 count/pixel

	H/M	正常参考値
施設条件	1.50	2.1以上
		核医学会（LME/ME）

(a) early

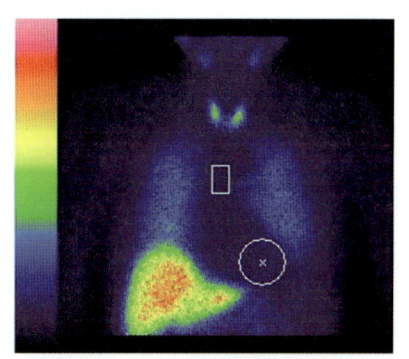

Heart　　　　14.6 count/pixel
Mediastinum　12.8 count/pixel

	H/M	正常参考値
施設条件	1.14	2.3以上
		核医学会（LME/ME）

(b) delayed

washout rate（BC＋DC＋）80.6%
核医学会（LME/ME）22%以下

図2　MIBG心筋シンチグラフィー

事例 5 食道がん

【症　例】75 歳男性．
【職　歴】高校卒業後，家業である農家を継いで 55 年．
【家族構成】妻，息子夫婦，孫と暮らしている
【生活歴】喫煙は 50 年以上のヘビースモーカー（40 本/日）．毎日焼酎を飲んでいる大酒家（3 合/日以上）．
【臨床所見】4 か月前からの食後のつかえ感を自覚していたが放置していた．最近，嗄声（声のかすれ）も出現したため近医を受診した．精査・治療目的に当院を紹介受診となった．
【既往歴】高血圧，肺気腫で内服，吸入治療中．

■ 検査所見

上部消化管内視鏡（図 1）：切歯 35 cm の胸部下部食道に 3 cm 大の腫瘍性病変を認めた（A, B）．narrow band imaging（NBI）では brown spot は腫瘍に一致していた（C）．ルゴール染色でも不染部は腫瘍に一致した（D）．なお，矢印は病変部を示している．

胸腹部造影 CT 検査（図 2）：縦隔リンパ節の腫大は認めなかった（①）．胸部食道内に造影効果のある腫瘍を認めた（②）．肝臓に腫瘍性病変は認めなかった（③）．肺野に気腫性変化を認めるが，結節影は認めなかった（④）．

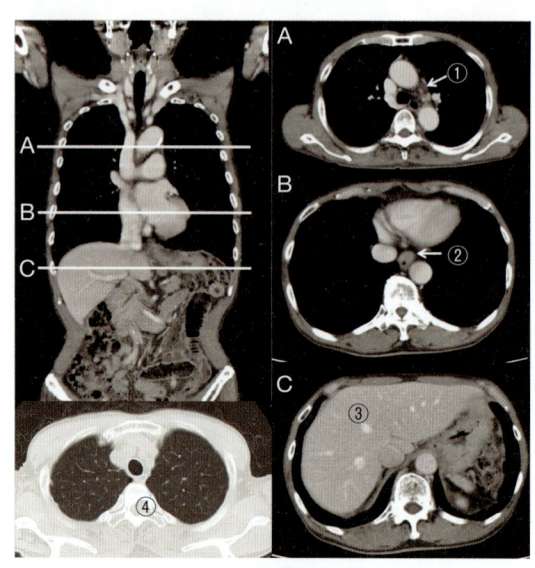

図 2　胸腹部造影 CT 画像

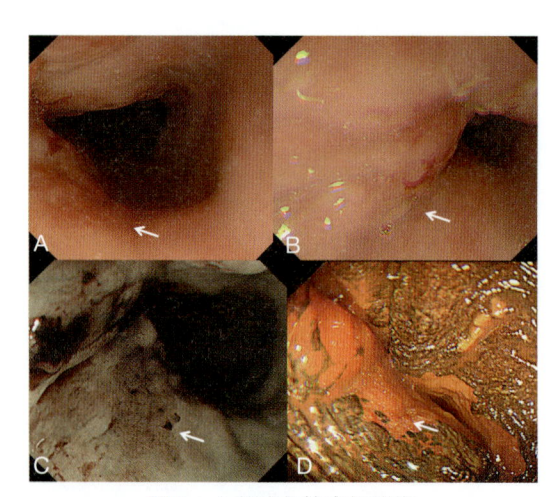

図 1　上部消化管内視鏡像

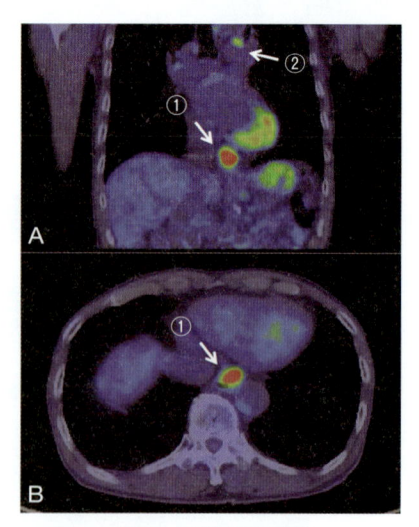

図 3　PET/CT 画像

PET 検査（図 3）：胸部下部食道に強い集積を認めた（①）．CT 検査では腫大のなかった縦隔内リンパ節に集積を認めた（②）．

■ 診　断

本症例は飲酒，喫煙歴のある高齢者に発症した食後のつかえ感，嗄声である．飲酒，喫煙は食道がんの重

要なリスク因子である．嗄声は食道がんの好発転移部位である反回神経周囲リンパ節（#106rec）の転移による反回神経麻痺のための症状と考えられた．

上部消化管内視鏡では食道内に 3 型腫瘤（潰瘍浸潤型）を認め，病理組織検査で扁平上皮がんと診断された．胸腹部造影 CT，PET 検査では胸部食道内に腫瘍に一致する集積を認めたが，周囲に浸潤する所見は認めなかった．また，PET 検査でリンパ節転移と考えられる集積を認めた．以上より，胸部下部食道がん（T2-3N2M0 → cStage Ⅲ）と診断した．

■ 治　療

切除可能な Stage Ⅱ・Ⅲ胸部食道がんに対する，術前化学療法＋根治手術は食道がんガイドライン（2012年）では標準治療とされている．本症例でも術前にFP 療法（5-FU/シスプラチン）を 2 クール施行した．術前化学療法により腫瘍は若干の縮小を認めた．胸腹鏡視補助下食道がん根治術（食道全摘，頸部胃管再建，後縦隔経路，3 領域郭清）を行った．術後病理診断は中分化扁平上皮がん，T3N2M0, pStage Ⅲであった．

術後は手術合併症である左反回神経麻痺を生じ，誤嚥性肺炎を発症した．

気管支鏡検査では気管内に喀痰が大量に溜まっており，貯留した喀痰により気管支が閉塞することもあった（図 4）．

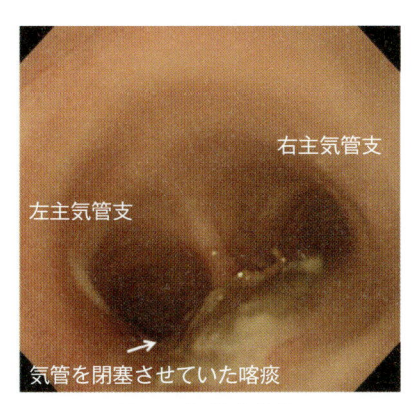

図 4　気管支鏡像

嚥下内視鏡検査を行うと，左声門の動きはあるも弱く，左反回神経麻痺の所見であった（図 5）．また，ゼリー嚥下を行うと咽頭内の残留はなく咽頭クリアランス（排泄能）は良好であった．嚥下反射や咽頭反射は保たれており，ゼリーやとろみ付きの液体は摂取可能と判断された．リハビリテーション科，耳鼻咽喉科の共同でリハビリテーションを行ったところ，嗄声は

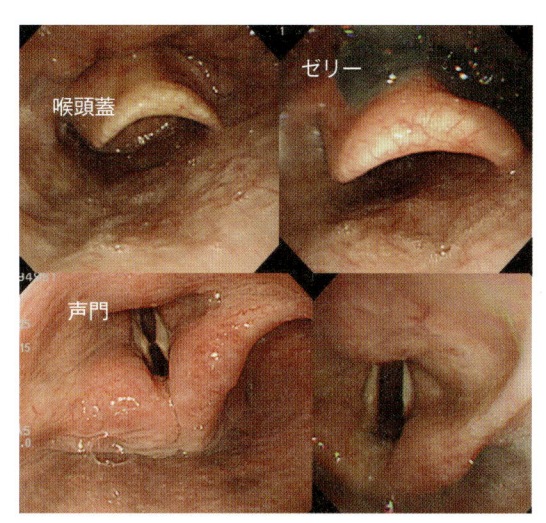

図 5　嚥下内視鏡像

改善し，誤嚥性肺炎を起こすこともなくなった．

■ 治療後経過

術後 6 か月でいったん改善した嗄声の悪化を認めた．PET 検査では縦隔内リンパ節再発が疑われた（図 6）．再発食道がんに対する治療に確立されたものはないが，本症例では積極的治療を希望されたこと，手術では切除困難な部位であったことから，化学放射線療法を行うこととなった．DCF 療法（ドセタキセル/シスプラチン/5-FU）を 2 クール，根治的放射線療法に準じて 58 Gy（2 Gy × 29 回）の照射を行った．現在は化学放射線療法後に外来経過観察中であるが，再発なく経過している．

［鈴木　裕］

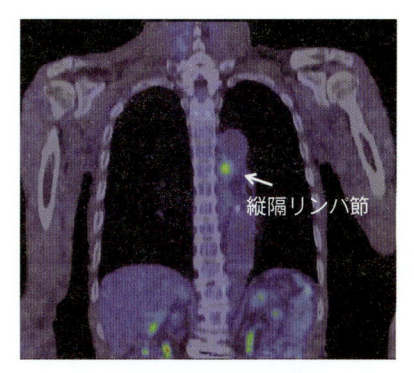

図 6　PET/CT 画像

文　献

1) 日本食道学会，食道癌診断・治療ガイドライン（2012年 4 月版），金原出版，2012.
2) 日本食道学会，食道癌取り扱い規約（第 10 版），金原出版，2008.

臨床推論の要点

薬剤師

■ 一般情報から考えること

まずは患者が75歳と高齢であることから、抗がん剤の投与量に注意しなければなりません。加齢に伴い薬物の代謝、排泄能が低下している可能性があるので、副作用発現には注意が必要です。毎日40本以上喫煙するヘビースモーカーであることから、禁煙指導が必要になりますので、患者が禁煙できるよう支援します。患者の治療に対する積極性や薬識を確認しながら、必要な支援を行います。

■ 医学情報から考えること

既往歴に肺気腫があり、現在も吸入治療中であることから、禁煙指導が必須です。また、本症例では術後に誤嚥性肺炎を起こしており、感染症などにも十分注意が必要です。嚥下機能が不安定であり、放射線照射による食道炎や疼痛で経口摂取困難が懸念される時期には使用薬剤の剤形への配慮も必要になります。

■ 本症例・事例に関する考え方、役割など

術前のFP療法（5-FU/シスプラチン）は、高度催吐リスクかつ腎毒性リスクのあるレジメンであるため、それに対応した制吐剤や補液の十分な前投薬を確認しておかなければなりません。制吐剤としては$5HT_3$拮抗薬にステロイド薬、さらにNK_1受容体拮抗薬アプレピタントの投与が推奨されています。このほかに口内炎、下痢、骨髄抑制に対する副作用モニタリングと副作用対策支援を行います。術後のDCF療法（ドセタキセル/シスプラチン/5-FU）では、FP療法と同様の前投薬確認が必須となります。また、このレジメンも口内炎のリスクが高いものです。二次的な口内炎予防のために口腔ケアなどが必要であり、看護師や歯科衛生士と協力してブラッシングや口腔内を清潔に保つ指導をするとよいでしょう。さらに、FP療法と比較して、骨髄抑制が増強される確率が高いと考えられます。骨髄抑制時期には手洗い・うがいの慣行、外出時のマスクの着用や、人混みを避けるなど感染症対策を強く指導します。

［八木秀樹］

診療放射線技師

食道がんは臨床的にT2（癌腫が固有筋層にとどまる病変）と診断されていても、すでにリンパ節へ転移している可能性が非常に高いです。CT検査では所属リンパ節や周囲臓器への浸潤を見逃さないような画質を担保することが必要です。なお、最近はPETを併用して早期に転移巣を発見することも可能になっています。

本症例ではリンパ節再発の病巣に対して化学放射線療法が行われています。この患者は肺気腫により肺機能が低下していることを考えると、放射線肺炎による障害リスクを最小にするための放射線治療計画が重要になります。なお、リスク臓器は肺だけでなく、脊髄の耐容線量も考慮する必要があり、照射方向を途中から変更する場合もあります。実際の照射では、診療放射線技師がその計画通りに照射を完遂することになりますが、毎回の照射における患者の固定精度が重要になってきます。また、照射中および照射後は、皮膚障害が必発なので医師や看護師との協力も欠かせません。放射線治療中の患者は日々の体調が変化し、それに伴い気分の浮き沈みもみられます。さらに、抗がん剤だけでなく放射線による有害事象もみられるため、診療放射線技師として少しでも不安を解消できるような事前説明や相談に応じるよう心がけることが必要です。そのためにも、病棟看護師からの申し送りやカルテにある看護記録で病棟での様子やその他の治療記録などを確認しておくことが望まれます。なお、医師からの病状説明がどこまで行われ、患者自身がどこまで理解し、納得できているかについて、担当医や担当看護師との情報共有が重要になります。

［樋口清孝］

視能訓練士

一般情報にあげられている高齢、喫煙、飲酒は眼疾患に関連します。一方、食道がんによって直接的に視覚障害を生じることはなく、本症例は視能訓練士の業務との関連性が低いと考えられます。ただし、抗がん剤には眼に対する副作用があるため治療中の眼症状に留意する必要があります。

年齢的に老視による近見の視力低下と、白内障および加齢黄斑変性による視力低下を考えます。また、喫煙は白内障および加齢黄斑変性の危険因子としてあげられることから、これらの眼疾患を念頭に置く必要が

あります．

　抗がん剤の副作用には，視力の低下，変視症（物が歪む），羞明（光を眩しく感じること），視野障害といった視覚障害のほかに，涙道障害に伴う流涙，角膜障害，結膜炎を来す場合があります．本例で投与されているシスプラチンは視神経に炎症を生じさせることにより，視力障害と視野障害の原因となります．自覚症状がある場合は眼科受診し，視力低下の原疾患を特定する必要があります．眼症状と抗がん剤の副作用との関連が認められる場合には休薬を検討しますが，抗がん剤の治療計画もありますので主治医とよく相談する必要があります．

[四之宮佑馬]

■ 理学療法士

■ 一般情報から考えること

　飲酒と長い喫煙歴をもつ後期高齢者で，すでに肺気腫を発症している食道がん症例です．入院前のADL，IADL，活動性，QOLに関する情報収集を本人および家族から念入りに行い，ニーズやホープの把握をしましょう．治療の経過次第で刻々と社会復帰，家庭復帰への状況が変化することを念頭におきます．

■ 医学情報から考えること

　術前，術後を通して反回神経麻痺への対応がリハビリテーションの柱の一つとなります．また，食道がんは侵襲の大きい手術に位置づけられます．肺気腫を併存しているため術後の呼吸，栄養，感染症管理が難しく，術前の体力への回復には難渋することが予想されます．

■ 本症例・事例に関する考え方，役割など

　理学療法の立場から，まず，術前から現在に至る体重や体格，ADL，IADLの経過を評価します．続いて体格やADLなどの現状況に問題があれば，それが肺気腫による息切れを主体とした呼吸器障害に立脚しているのか，反回神経麻痺の影響や食道がん根治術後に起こった栄養障害（エネルギー・蛋白摂取不足）によるものか，術後の活動性の低下（廃用）によるものかの三つの視点で，なおかつこれらの問題点が単独要因なのか複合的なのかを掘り下げて分析してみましょう．

　そのために，会話や運動前後の動脈血酸素飽和度を含むバイタルサインの変化や息切れの程度を聴取，観察します．スパイロメーターによる肺機能評価に加えて痰の有無や呼吸筋，呼吸補助筋の状態を呼吸パターンの観察とともに把握しましょう．四肢や体幹の筋力（筋量や体組成測定を含む），胸郭拡張差や四肢周径の測定，持久性評価としての6分間歩行距離などをまず評価して三つの視点を整理します．

　これらの所見をもとにして今後の理学療法の方針を立てましょう．維持や改善が期待できる場合には，抵抗運動や持久力増強運動が適応となります．悪化が懸念される場合には，抵抗運動や持久力増強運動は逆に消耗をもたらすので廃用症候群の予防を目的にプログラムを実施しましょう．

[久保 晃]

■ 作業療法士

　食道がんの根治手術後の廃用症候群に対して作業療法が処方されることがあります．術後に病棟でのADLを評価・確認し，筋力・耐久性の低下に対して強化を図ります．本症例の場合には左反回神経麻痺を生じ嚥下障害を認めましたが，そのほかのADLには問題がなかったと推測されます．

　摂食嚥下について言語聴覚士が関与するのであれば，この点について作業療法士が介入することは少ないですが，退院後に患者が55年間続けてきた農業へ復帰することが可能となるよう，心理的な支援とともに身体機能の回復を目指すことに関与することができます．

[五味幸寛，小賀野 操]

■ 言語聴覚士

■ 一般情報から考えること

　咳嗽力の低下が考えられます．事例がリハビリテーションに意欲的に取り組めるかについても評価します．

■ 医学情報から考えること

　術後合併症として反回神経麻痺が考えられ，声質や嚥下機能に障害が出る可能性は否めません．現在の栄養状態，術後の栄養管理予定，がん告知のされ方などについても情報収集します．

■ 本症例・事例に関する考え方，役割など

　術前は声質を中心とした発声発語機能，呼吸機能，咳嗽能力を含めた摂食・嚥下機能と簡易な認知機能評価を行って全体像を捉え，術後の訓練目標，訓練方法の資料とします．また，術後に起きうる障害とそれへの対応方法，リハビリテーションがどのように展開されるかをあらかじめ伝え，事例自身が見通しをもって

術後の治療に取り組めるようにします．

　術後の嗄声症状に対しては，声の衛生について指導し不適切な発声法の定着を予防します．嗄声が一過性ではなく残存することが予想された場合は音声訓練を行います．また本人の嗄声が重度であるにもかかわらず，周囲の者が高齢で，かつ難聴を伴う場合には，コミュニケーションの際に頻回に聞き返しを求められることがあり，事例のフラストレーションが高まったり心理的落ち込みの引き金になったりすることがあるため，注意が必要です．このような場合には，直接的訓練・指導だけでなく，家族に対して会話の仕方，読話や書字の併用についてアドバイスを行います．摂食・嚥下機能については，嚥下内視鏡検査で少なくともゼリーのクリアランスは良好でした．言語聴覚士は嚥下内視鏡検査に同席し専門職の立場から咽頭・喉頭機能を評価します．評価にあたっては嚥下障害の有無，重症度や誤嚥が生じるメカニズムだけではなく，誤嚥予防にどのような代償的嚥下法が有用であるかについて，姿勢や認知機能を含め総合的に判断します．

　本事例は食道全摘と頸部胃管再建をしており，食道入口部を超えた食物が逆流するなど食道期の問題も生じる可能性があります．嚥下造影検査が必要な場合は医師に提言します．これらの情報と発声発語機能評価の結果，非内視鏡下での嚥下機能評価結果を統合し，嚥下訓練，代償的嚥下法の指導や嚥下に関する教育を行います．退院後の生活を見据え，家族には適切な食形態や誤嚥しやすい食物の特徴などを指導します．

　本例のような食道がん術後の嚥下障害は，咳嗽力，咳嗽時の疼痛，安全な水分摂取，服薬，栄養摂取，食べる楽しみの維持，逆流を含めた食道期の問題など多面的支援の必要があります．多職種が情報を共有し，相談しながらチームで支えます．　［小森規代，城間将江］

看護師

■一般情報から考えること

　食道がんの治療を継続しながら仕事が継続できるのかなど，患者は将来に対する不安をもちます．また，食道がんの手術前後は呼吸器機能，嚥下や消化吸収機能，発声に影響を及ぼし，年齢や嗜好品が症状を左右することもあります．この症状は職業継続に影響します．また社会復帰やQOLの向上のためには，支援体制の一つである家族構成が重要です．

■医学情報から考えること

　がんの進行度や術式，化学療法，放射線療法の内容および呼吸器機能，消化器機能に関連した既往歴などが，機能障害や日常生活活動，精神面の程度に影響します．これらを分析し，程度に応じた看護介入の方向性を導きます．

■本症例・事例に関する考え方，役割など

　本症例の周手術期の主な看護問題は以下の3点です．

　①50年以上のヘビースモーカー，肺気腫で内服と吸入治療中，全身麻酔，人工呼吸器使用，胸腹腔鏡視補助下食道癌根治術，左反回神経麻痺に関連した肺合併症のリスク：喫煙は，煙に含まれるニコチンやタールなどによって気管支の線毛運動の低下や分泌物の粘稠度を高め，喀痰喀出を妨げます．また，75歳と高齢であるため呼吸機能の低下が考えられます．さらに，肺気腫で内服と吸入治療中，全身麻酔，人工呼吸器使用，胸腹腔鏡視補助下食道癌根治術であることから，無気肺・肺炎のリスクが考えられます．予防のために禁煙，痰の咳嗽法，深呼吸の方法，口腔内微生物の増殖を予防するための含嗽法を教育します．

　②化学療法に伴う白血球減少，悪心，食欲不振に関連した感染と食欲不振のリスク：抗がん薬として5-FU，シスプラチンが投与されています．主な副作用は，白血球減少です．減少時は，手洗い，うがい，外出時マスク着用などの感染予防の教育を行います．また，悪心，食欲不振の際は，栄養士と連携して食べやすい食事や環境を整える支援を行います．

　③放射線療法に伴う腹部不快感，悪心，嘔吐，食欲低下，下痢，皮膚障害などに関連した食欲不振，苦痛感のリスク：下痢に対しては，肛門部の清潔法について教育します．また皮膚障害時は，主治医，放射線治療医やがん放射線療法看護認定看護師と連携しケアを行います．

　がんの再発や症状の苦痛感，職業の継続に関する心理的苦痛に対しては，緩和ケア認定看護師，精神科医などで構成される緩和ケアチームと連携して，患者とともに問題を解決します．　　　　　　　［糸井裕子］

保健師

■一般情報から考えること

　本事例は75歳，農業従事者の高齢ヘビースモーカー・大酒家の男性です．食道がんと肺気腫がありま

した．食道がんの手術後に再発が疑われ化学放射線療法を行い，その後は外来経過観察中となり地域で暮らしています．追加で必要となる一般情報には，事例の居住地域と利用可能な社会資源，禁煙や節酒に対する本人の意思や考え方，事例の IADL と ADL などがあげられます．また，具体的な農作業から普段の身体活動量を把握します．

■医学情報から考えること

再発予防のための禁煙や節酒など生活習慣の見直しと，高齢であり手術などで低下した体力の回復と要介護状態の予防（体力づくり，介護予防）が事例の健康課題です．病院の禁煙外来や保健指導室の保健師，自治体介護予防担当部門の保健師の支援対象者です．

■本症例・事例に関する考え方，役割など

保健師の保健指導では話をよく傾聴し，情報収集と信頼関係の構築に努めます．事例の場合，長年の喫煙・飲酒習慣は簡単には改善されないため，単純な禁煙や節酒の呼びかけでは改善は見込めません．保健行動実践の意欲など本人の準備段階（行動変容ステージ）をアセスメントし，段階に応じた丁寧な支援を行います．たとえば禁煙の意思がまったくない段階では，事例の趣味や興味に関連づけた喫煙知識の提供や，喫煙者と禁煙者の肺を比較した模型モデルを利用した喫煙の害や禁煙のメリットを視覚的に実感する感情的経験などを行います．これは病院の保健師，行政保健師の支援に共通します．

また自治体介護予防部門の保健師は，事例のように要介護認定の基準には該当しないが体力が低下した，いわゆる虚弱な高齢者を把握し，健康状態のアセスメントを行い支援計画の立案，実施，評価とモニタリングを行う役割があります．事例の場合における保健師の家庭訪問では，家業の農業に可能な範囲で参加しながら，行政で開催される介護予防教室やボランティアが運営する高齢者サロン，地域で行われている自主的な体操サークルの利用を勧めます． ［大谷喜美江］

診療情報管理士

■一般情報から考えること

主訴は食後のつかえ感と嗄声，既往歴には高血圧と肺気腫（内服，吸入治療中）があります．

また，本症例の生活歴は，ヘビースモーカー（喫煙40本/日，50年以上），毎日焼酎を飲んでいる大酒家であり，医療上の問題点として喫煙，飲酒があげられます．

■医学情報から考えること

本症例の主傷病名は胸部下部食道がん（C15.1）中分化扁平上皮がん（M8070/3）であり，併存症にリンパ節転移，反回神経麻痺，誤嚥性肺炎があります．

治療は，術前化学療法と胸腔鏡下食道悪性腫瘍手術が行われています．

問題指向型診療記録より問題リストとして，①食後のつかえ感と②嗄声があげられます．

■本症例・事例に関する考え方，役割など

①入院中：一般情報および医学情報より，食道の悪性腫瘍（頸部を含む）と判断し，DPC コード（060010xx01x4xx）を付与します．

当該 DPC コードにおける全国の平均在院日数（72日）および出来高算定に切り替わる在院日数（133日以降）について，本症例の退院に向けた目安として，医師，看護師，医療ソーシャルワーカーなどへ情報提供します．

DPC コードの変更を伴う診療行為の実施（放射線療法など）や合併症などが発症した際は，変更後の在院日数情報を調査し，医師，看護師，医療ソーシャルワーカーなどへ情報提供することが望まれます．

②退院後：診療記録および退院時要約の監査を行います．その際，主傷病名（胸部下部食道がん），治療内容（胸腔鏡下食道悪性腫瘍手術，化学療法など），がんに関連する情報（病理組織，進行度など），次回外来受診日などが適切に記載されていることを確認します．

診療記録を参照し，在院日数，診療報酬請求点数などの診療情報をデータベース化します．その際，主傷病名，手術名に加えて，化学療法の実施，入院中の他診療科への受診歴（リハビリテーション科，耳鼻咽喉科）などを漏れなく登録します．

本症例はがん症例であるため，患者属性，がんの診断日，がんの発見経緯，がんの種類および進行度などをがん登録情報としてデータベース化します．

診療情報の分析を行い，その結果を病院管理者，医師などへ情報提供します．その際，誤嚥性肺炎などの合併症やリハビリテーション実施を有する症例の在院日数は，全国の平均在院日数よりも長期化する可能性が高いことに留意しながら分析します．（本事例では，2014年4月版の診療報酬点数などを用いました）

［桜澤邦男，滝澤雅美，山本康弘］

介護福祉士

　本症例は75歳男性，食道がんの事例ですが，現時点では通院治療中であり介護福祉士との関連性は低いと考えます．一方，仮に末期がんとして余命6ヶ月以内と診断されれば介護保険の給付対象になり，また，末期がんでなくても，要介護と認定されれば介護保険の給付対象になることから，いずれにしても今後介護福祉士の役割が求められる可能性があります．その際，介護福祉士は本人およびその家族に対して生活支援をする対人援助職であることから，具体的な生活に関する情報が得られた段階で支援内容を検討することとなります．

　支援が必要となった場合，一般情報にあるヘビースモーカーや大酒家であるという食道がん発症の要因と考えられる情報の解釈が生活支援においても重要となります．つまり，煙草，お酒を好む生活を送ってきたわけであり，そうであれば本人や家族から聞き取りをして，嗜癖行動の背景や要因について把握しておく必要があります．嗜癖行動は，今後の本人の健康や家族（関係）の生活に影響を及ぼす要因となるため，介護福祉士としてもアセスメントが重要であり，医師の指示も踏まえた適切な対応が必要です．また，日常生活での嚥下状態を確認しながら，生活内で実施可能な嚥下訓練や誤嚥性肺炎の予防をしたり，労作時等の呼吸状態を把握しながら他専門職との連携を図り，本人の日常生活を支援していく必要があります．以上の支援は家族の協力も必要不可欠なことから，支援に当たっては家族の状況や理解，協力の程度に関する情報も必要になります．

〔小林雅彦，藤江慎二〕

相談援助職

　①支援のポイント：がんの症状は種類や部位，転位の有無によって異なり，生存率は上がっているものの，多くの人にとっては「死」をイメージする病気です．治療法は自分の状態を正確に認識したうえで，自分で選択する事が基本です．高齢者であれば，手術を避けて緩和医療を中心に選択することもあるだろうし，若年であれば，仕事や幼い子どものことなどの周囲の状況も考慮する必要があります．がん治療の入院は短期化しており，外来を利用しながら自宅で療養したり社会生活を送る場合が多くなっています．患者や家族の不安や心情を丁寧に受け止めながら，治療方法の選択や社会生活の安定のための支援をする必要があります．

　②必要な一般情報：がんに関しては，市販の本やインターネットなどでさまざまな言説が流布しており，それに影響されて患者や家族が誤った認識をしている場合があります．医師がインフォームド・コンセントをした場合，患者や家族がその内容を正確に受け止めているかということとともに，そこで生じている不安が，たとえば治療の副作用のことなのか，在宅で痛みが緩和できるのか，費用のことなのか，仕事のことなのか，死に対する恐怖なのかなど，その内容を具体的に知る必要があります．また，その時の反応を医師からも聞いておく必要があります．

　このように「患者や家族の理解度」や「不安の内容」がガン患者の支援に必要不可欠な一般情報です．そして，不安に対応しながら治療法の選択を支援することになり，その際には現在の仕事や社会的役割，家族の状況，経済状態，家族以外の人間関係等の情報が必要であり，また，人生観や信仰している宗教について知っておくことも大事です．

　③福祉サービスなどの利用にあたって：末期がん（余命6ヶ月以内との医師の意見書必要）は介護保険の対象になっていることから，該当すると思われる場合には手続きの有無を確認する必要があります．また，脊椎への転移によって麻痺が生じていれば身体障害者手帳を取得して障害者サービスを使う方法もあり，同様に確認が必要です．相談に当たっては，がん患者が自宅に帰った場合に利用可能なこれらのサービスが，実際にその地域にどの程度整備されているかの情報も知っておく必要があります．

〔小林雅彦〕

索　引

■欧　文

ADL（activities of daily living）　123

BPSD（behavioral and psychological symptoms of dementia）　208

CTCAE（Common Terminology Criteria for Adverse Events）　102

DPC 制度　160

ICD（International Statistical Classification of Deseases and Related Health Problems）　160
ICF（International Classification of Functioning, Disability and Health）　14, 45, 126

MRI 検査　37, 104

PBPM（protocol-based pharmacotherapy management）　98
PET　106
POMR（problem oriented medical record）　58
POS（problem oriented system）　58

QOL（quality of life）　123
QOV（quality of vision）　114

RI 検査　37

SOAP 形式　58
SPECT　106
SQ（semantic qualifier）　139

TDM（therapeutic drug monitoring）　98

X 線 CT 検査　37, 104
X 線造影検査　103

■あ　行

アイソトープ検査　37

医学情報　31

医行為　132
医　師　7, 38, 69, 94
一般情報　2
一般情報の内容　4
医療ソーシャルワーカー　27, 60, 88, 162, 175
医療保険　67, 69, 70
インターベンション　140
インテーク　140
インフォームド・コンセント　96

ウイルス検査　33

■か　行

介護福祉士　22, 55, 84, 147, 181, 189, 199, 210, 218
介護保険　67, 69
核医学検査　37, 105
画像診断　103
家族歴　32
課題分析項目　23, 57
看護過程　132
看護行為　132
看護師　17, 50, 79, 131, 180, 188, 197, 208, 216
カンファレンス　96
鑑別診断　31

既往歴　32
疑義照会　70, 99
筋電図　36

ケアマネジャー　23, 57, 85, 151, 175
ケース目標　23
血液検査　33
血　算　33
血清検査　33
健康増進事業　73
言語聴覚士　15, 48, 78, 128, 180, 187, 197, 208, 215
現病歴　31

公的扶助　67
後発医薬品　71
項目間相関チェック　112
高齢者医療制度　88
高齢者福祉　67
呼吸機能検査　36

国際疾病分類（ICD） 160
国際生活機能分類（ICF） 14, 45, 126
個人歴 32
雇用保険 67

■さ 行

作業療法士 14, 47, 76, 123, 179, 187, 196, 207, 215

ジェネリック医薬品 71
磁気共鳴撮像 104
視機能障害の分類 44
児童福祉 67
視能訓練士 43, 74, 113, 178, 184, 195, 206, 214
社会福祉 67
社会福祉士 20, 53, 82, 138, 175
社会保険 67
社会保障制度 64
主治医 94
主 訴 32
守秘義務 3
腫瘍マーカー 33
ジョイニング 168
障害者総合支援法 70
障害者福祉 67
障害分析 120
症候分析 120
傷病者 131
初期評価 123
職業歴 32
じょく婦 132
心音図 36
診 察 32
身体所見 32
診 断 31
心電図 35
診療記録 58
診療情報管理士 24, 58, 87, 157, 181, 189, 198, 209, 217
診療放射線技師 10, 40, 72, 103, 178, 184, 195, 206, 214
診療録 24
診療録記載指針 25, 58

生育歴 5
生活保護 67
生活歴 5, 32
精神保健福祉士 21, 54, 83, 142, 175
成年後見制度 5
生理検査 35
前回値チェック 110

相談援助職 182, 190, 199, 210, 218
ソーシャルワーク 138

■た 行

単純X線撮影 36, 103

中核3条件 167
中間評価 97
超音波画像検査 36, 105

デルタチェック 110

投 薬 37
特定健診 73
特定疾病 61
特定保健指導 73

■な 行

内分泌検査 33

ニーズ 152
日常生活自立支援事業 5
尿検査 33

年金保険 67

脳 波 36

■は 行

培養検査 35
パニック値 109

便検査 33

包括医療費支払い制度 160
放射線治療 107
保健師 18, 52, 80, 135, 181, 188, 198, 209, 216
ポリファーマシー 102

■ま 行

メタボリックシンドローム 73
免疫検査 33

問 診 31

■や 行

薬剤師 8, 39, 70, 98, 194, 204, 214

有害事象共通用語基準　102

■ら 行

ラポール　168

理学療法士　13, 45, 75, 118, 179, 186, 196, 207, 215
リハビリテーション・ゴール　127
リフレーミング　168

療養生活問題　88, 163
臨床検査　33
臨床検査技師　11, 42, 73, 109
臨床心理士　29, 62, 90, 166

労働者災害補償保険　67
ロジックチェック　112
ロービジョン　75
ロービジョンケア　114

総編集者略歴

北島 政樹(きたじま まさき)

1941年　神奈川県に生まれる
1966年　慶應義塾大学医学部卒業
　　　　Harvard Medical School & Massachusetts General Hospital（外科フェローとして2年間留学）
　　　　足利赤十字病院外科部長，杏林大学第一外科教授，慶應義塾大学病院副院長，慶應義塾大学病院病院長，慶應義塾大学医学部医学部長を経て
現　在　国際医療福祉大学学長，慶應義塾大学医学部名誉教授

元日本癌治療学会理事長，元日本創傷治癒学会理事長，元日本コンピュータ外科学会理事長，元日本内視鏡外科学会理事長，英国・米国・ドイツ・イタリア・ハンガリー・ポーランド，万国外科学会名誉会員，第3回・第7回国際センチネルノード学会会長，第6回国際胃癌学会会長，第42回万国外科学会会長，国際消化器外科学会会長，New England Journal of Medicine，World Journal of Surgery の編集委員，日本学術会議副部長等歴任．一般社団法人日本医工ものづくりコモンズ理事長．

保健医療福祉のための臨床推論
―チーム医療・チームケアのための実学―

定価はカバーに表示

2016年3月20日　初版第1刷

総編集　北　島　政　樹
発行者　朝　倉　誠　造
発行所　株式会社　朝倉書店

東京都新宿区新小川町 6-29
郵便番号　162-8707
電　話　03（3260）0141
FAX　03（3260）0180
http://www.asakura.co.jp

〈検印省略〉

© 2016 〈無断複写・転載を禁ず〉　　　　　悠朋舎・渡辺製本

ISBN 978-4-254-33505-7　C 3047　　　　Printed in Japan

JCOPY 〈（社）出版者著作権管理機構　委託出版物〉

本書の無断複写は著作権法上での例外を除き禁じられています．複写される場合は，そのつど事前に，（社）出版者著作権管理機構（電話 03-3513-6969，FAX 03-3513-6979，e-mail: info@jcopy.or.jp）の許諾を得てください．

化学一般

医療・薬学系のための
基礎化学

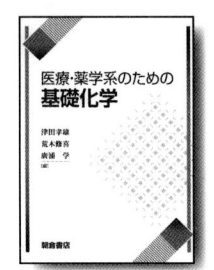

津田孝雄・荒木修喜・廣浦 学 編

A5／180頁　定価（本体2400円＋税）

14091-0

基礎からやさしく，わかりやすく解説する入門向け化学教科書．臨床工学技士をめざす学生，医療・薬学系で学ぶ学生に最適．

▶ 医療・薬学系の大学学部・専門学校生のための丁寧な解説で好評のテキスト．

【目次】
身近な化学：　さまざまな化学物質の構造，酸と塩基，気体の性質，分子運動と圧力・温度・移動，浸透圧，電磁波，放射性元素，溶液ほか
原子と分子：　原子の構造，分子の構造，電子の軌道，エネルギー準位，化学結合ほか
有機化学：　立体構造と光学活性，反応速度，糖，タンパク質，合成高分子，有機化合物
無機化学：　様々な結合と結晶，酸化と還元
熱力学：　化学反応と熱エネルギー，物質の内部エネルギー，発熱反応と吸熱反応，熱力学の3つの法則ほか
原子の構造：　電子軌道上での速度・回転半径，波動方程式の概要
$α$，$β$，$γ$線の発生：　核内エネルギーほか

生活・家政学

コンパクト公衆衛生学 第5版

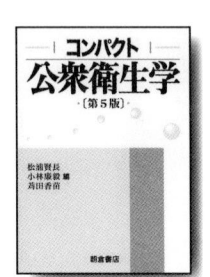

松浦賢長・小林廉毅・苅田香苗 編

B5／152頁　定価（本体2900円＋税）

64041-0

看護学，福祉学，人間科学，生活科学，保健体育学などの学生のための公衆衛生学のエッセンスを解説．

▶ 公衆衛生学の要点を簡便かつもれなく解説する定番教の改訂第5版．

【目次】
第1部　公衆衛生学の基盤
公衆衛生の課題／人口問題と出生・死亡／疫学的方法による健康の理解
第2部　環境・社会と健康
日常生活環境と健康／環境汚染と公害／公衆栄養・食品保健／感染症とその予防／社会経済的要因と健康
第3部　人々の健康
地域保健／母子保健／遺伝と健康／学校保健／産業保健／精神保健福祉／成人保健／高齢者保健・在宅ケア／災害と健康
第4部　公衆衛生のひろがり
保健と福祉／医療の倫理／医療制度と医療政策／国際保健

応用統計

看護を測る
―因子分析による質問紙調査の実際―

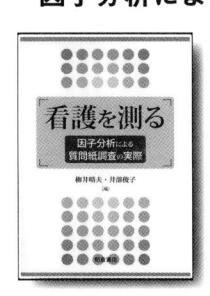

柳井晴夫・井部俊子 編

B5／152頁　定価（本体3200円＋税）

33006-9

心理測定尺度の構成をめざす学生・研究者へ向けて，因子分析の基礎および看護データを用いた8つの実例を通じて分析の流れや勘所を解説する．

▶ 実際の学位論文を題材に心理測定尺度の構成手順を詳しく示す実践的な手引き．

【目次】
PartⅠ　因子分析法とは何か
因子分析の基本原理／テストの妥当性と信頼性／実例：因子分析・主成分分析による生活習慣尺度の作成／尺度構成の手順
PartⅡ　看護測定尺度の実際
看護師長のマネジメントを測る／看護師の職業満足度を測る／「上司の承認」を測る／保健師の職業的アイデンティティを測る／助産師の教育力を測る／母親としての自信を測る／医師と看護師の協働を測る／妊婦の冷え症を測る

統計

すべての医療系学生・研究者に贈る
独習 統計学 24 講 —医療データの見方・使い方—

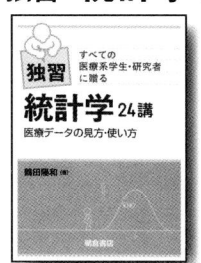

鶴田陽和 著

A5 / 224 頁　定価（本体 3200 円＋税）

12193-3

【目次】統計学とは／標本の選び方／医学研究のデザイン／データの型／標本の集計／母集団の表記方法／分布の特徴の指標／統計的な問題とは／重要な確率分布／推定／ほか

▶ 医療系の事例データを多く使い丁寧に解説した「独習者のための」テキスト．

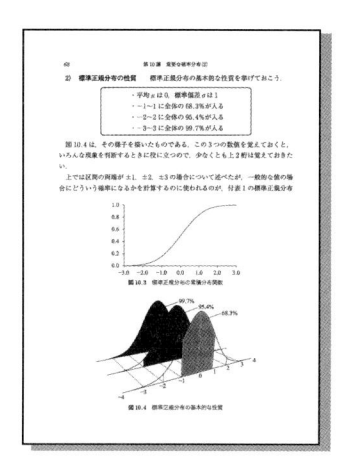

人文科学

日本語表現力
—アカデミック・ライティングのための基礎トレーニング—

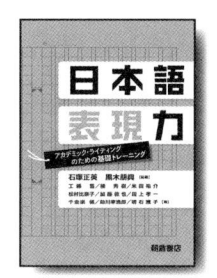

石塚正英・黒木朋興 編著

A5 / 184 頁　定価（本体 2500 円＋税）

51049-2

「小論文の書き方」「現代社会のキーワードと視点」「40の問題例・解答例」の三部構成によりコミュニケーション力・問題解決力を磨く．

【目次】
第1部　アカデミック・ライティング設計の仕方
客観的に記述するということ／意見を述べる／全体の構成〈イントロ・本論・結論〉／論理パターン／分析・提言型のパターン
第2部　アカデミック・ライティングの基礎知識
国家・国民・民族・人種／政治と国際関係／社会保障と雇用市場／地球環境とこれからの社会／科学技術とイノベーション／情報革命がもたらしたもの／人権と民主主義／医療と介護／グローバル社会における地域文化／学校と教育／ポスト・フォーディズム時代の芸術・文化／ICT時代のスポーツとアミューズメント
第3部　アカデミック・ライティングの実践
問題例と解答例

▶ 現代社会で必要とされるコミュニケーション力や問題解決力などを身につけるためのテキスト．

心理学

朝倉心理学講座 17
対人援助の心理学

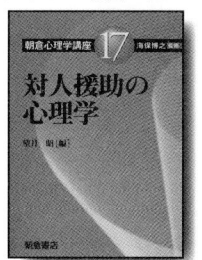

海保博之 監修／望月昭 編

A5 / 196 頁　定価（本体 3400 円＋税）

52677-6

看護，福祉，教育などの対人援助職において必要な，心理学的方法論や技法，課題を具体的な実践事例とともに紹介する．

【目次】
対人援助の心理学とは
看護場面における援助（パーソナル・スペース，食事指導，ターミナルケア等）
社会福祉領域における援助（ソーシャルワーク，視点とモティベーション等）
特別支援教育における援助（ユニバーサルデザイン，エンリッチメント，自己決定の促進等）
心理臨床における援助（精神医療福祉領域における心理臨床，精神科リハビリテーションとアセスメント等）
障害者就労面での援助（職リハサービス，職場適応促進等）
援助行動における利己性と愛他性（感情と援助行動，共感と援助行動）

▶ 対人援助者のよりよい実践をめざす心理的枠組みの追求．

[医学一般]

理学療法学生のための
症例レポートの書き方

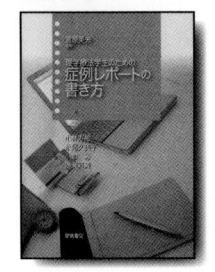

宮原英夫 監修

B5／152頁　定価（本体3200円＋税）
33501-9

理学療法学生の臨床実習の場で役立つ症例レポートの書き方の実践的手引き．レポート作成法，実際に学生が経験・作成した8編の症例レポートの紹介，各レポートの解説の3部から構成．

【目次】
総論：　本書の目的・内容・利用法／臨床実習の流れと症例レポートの役割／症例レポート作成の手引／事故の予防と処理（リスク管理）
客観的に記述するということ／意見を述べる／全体の構成〈イントロ・本論・結論〉／論理パターン／分析・提言型のパターン
各論：症例レポートの実例
左変形性股関節症に対し外反骨切り術を施行した一症例／大腿骨頸部外側骨折CHS術後の理学療法／右内頸動脈閉塞により左片麻痺を呈した一症例／左前頭葉脳梗塞により全失語を伴う右片麻痺を呈した一症例／小脳橋角部神経鞘腫摘出術後の理学療法／右総腸骨動脈閉塞による右大腿切断／急性心筋梗塞後のリハビリテーション／ほか

▶ 実症例に基づき症例レポートの書き方を解説．

[医学一般]

理学療法学生のための
続・症例レポートの書き方

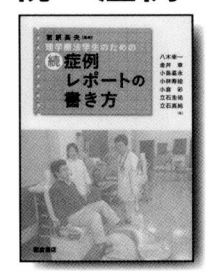

宮原英夫 監修

B5／128頁　定価（本体3200円＋税）
33504-0

好評テキストの続編．新たに8編の症例レポートを紹介，解説する．前著刊行以後の流れである理学療法士の職務範囲の拡大に対応した内容で構成．

▶ 質の高い症例レポートを作成する手引きとして好評のテキストの第2弾．

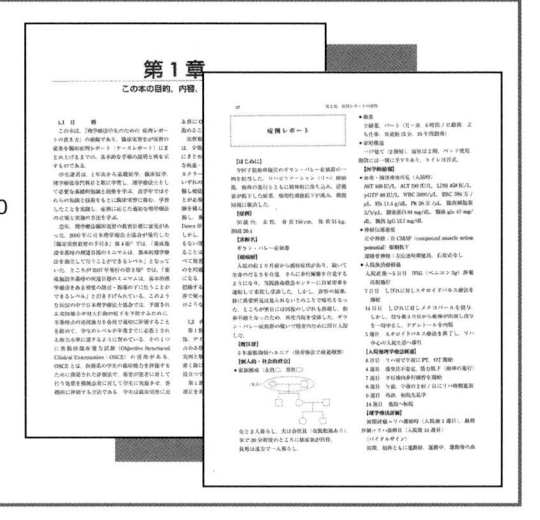

[医学一般]

人体のしくみとはたらき

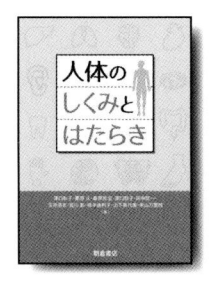

澤口彰子 他著

B5／164頁　定価（本体2500円＋税）
33008-3

人体の構造と機能をわかりやすい多数のイラストを用いて簡潔に解説．各項目が見開き読切りとなっていて学びやすい．
【目次】細胞と組織／骨格系／筋系／循環器系／造血器・リンパ系／消化器系／呼吸器系／泌尿器系／神経系／ほか

▶ 福祉・介護系学生のための解剖生理テキスト．

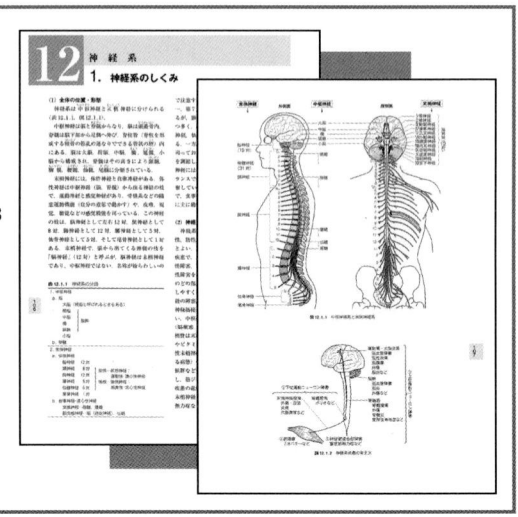

ISBNは「978-4-254-」を省略．上記価格（税別）は2016年2月現在